心血管權威醫師

胡大一

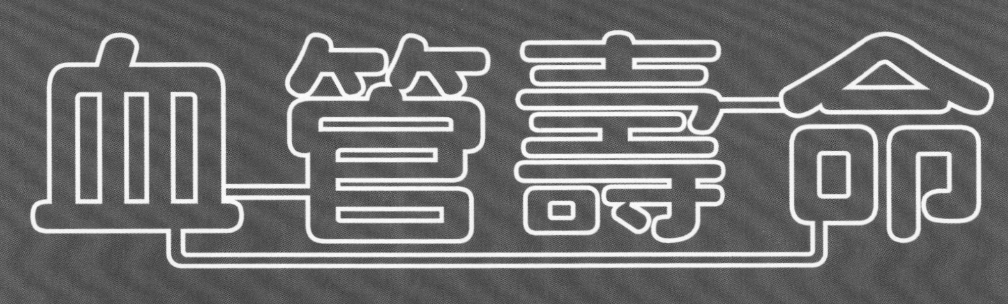

決定你的健康

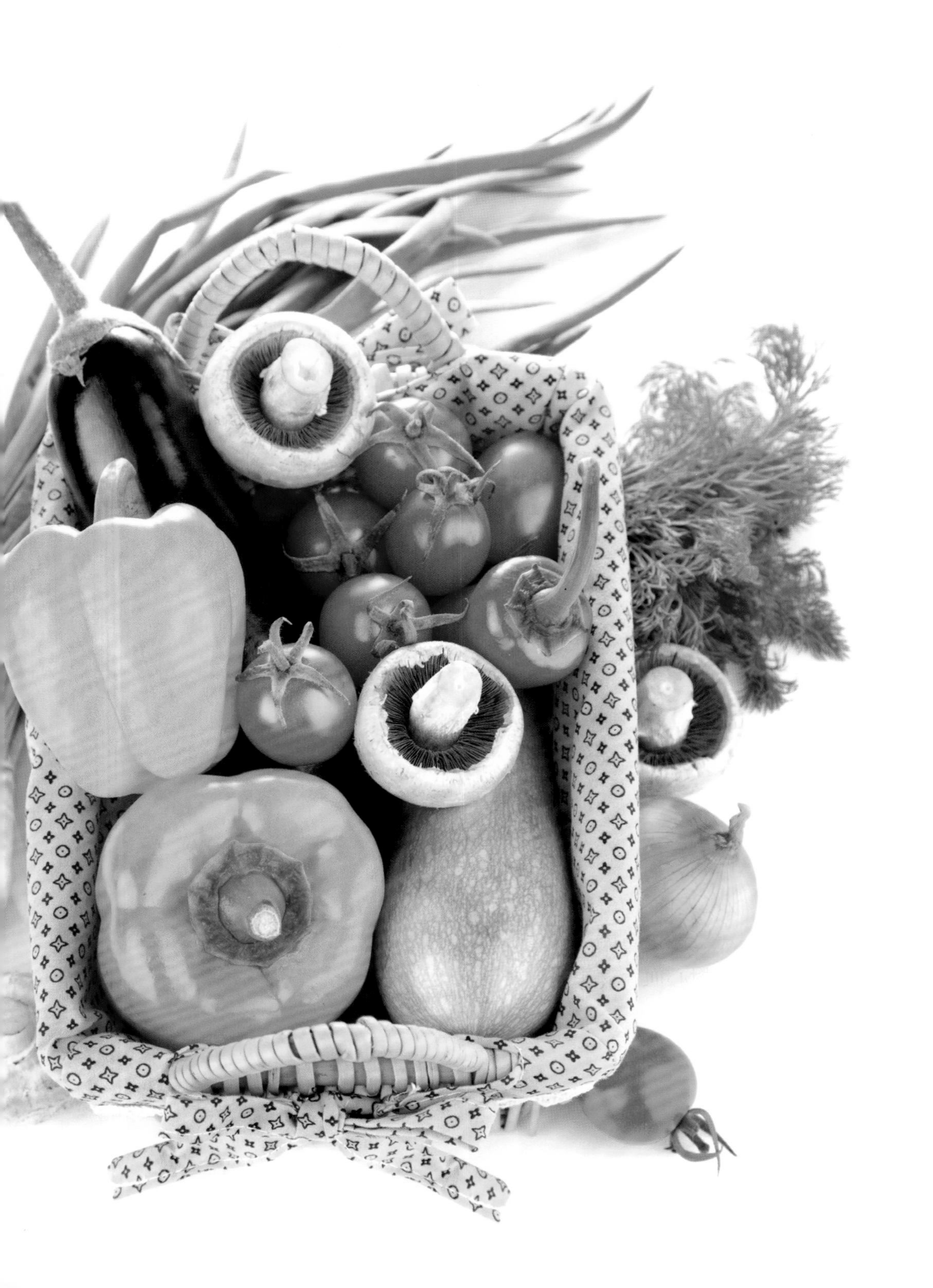

序

目前，臺灣平均每25分鐘就有一人死於心血管疾病。事實上，心血管疾病發生、發展幾十年，致死致殘一瞬間。所以說，心血管疾病防控的根本在預防。

人生最珍貴的東西莫過於健康。不少人在擁有健康時並未意識到這點，要到永遠失去之後才痛心疾首。在《韓非子・喻老》的〈扁鵲見蔡桓公〉中，扁鵲幾次見蔡桓公，希望幫他診治疾病，蔡桓公都沒有當回事，直到真的感覺身體不舒服去請扁鵲時，已經病入膏肓，無藥可醫。我們也是，等到家人或自己生病了才想起謀求改變，但往往為時已晚。

「上醫治未病」，治療疾病是十個醫生解決一個患者的問題，而教大家預防疾病則是一個醫生幫助成千上萬人解決未來的問題。從沒有發病的時候著手，未雨綢繆，打造或維持健康的體魄，好過身體出現故障再修修補補。

但是，當前我們醫療服務體系很像創辦了大量的工廠，生產成本很高的名牌汽車，但只賣汽車而不提供售後保固服務，偏愛利潤高的的技術，如做支架、冠狀動脈繞道手術，而出了院，愛來不來，患者愛上哪兒也不管，個別探訪也出於研究者想做研究，並不是真正為患者服務。

心血管高危險群和心血管患者應該統一管理：他們不僅僅需要藥物、支架、冠狀動脈繞道手術，更為重要的是，要為其立下營養、運動、戒菸、心理、藥物等「五個處方」，建立起以人為本、以團隊服務為模式的全方位管理服務體系。透過管理落實服務，實現關愛，而不是單純提供最貴的支架、最貴的藥物。

我呼籲，要盡可能大量開辦康復和健康管理的全方位醫學中心，對高危險群做好健康管理，對心血管病患者做好康復管理。其中最重要的是全程提供關愛與身心照護，要做好「五個處方」管理，從營養、運動、戒菸、心理、藥物這五個方面全面保護好心血管。

最後，祝大家心血管健康，長命百歲！

（胡大一）

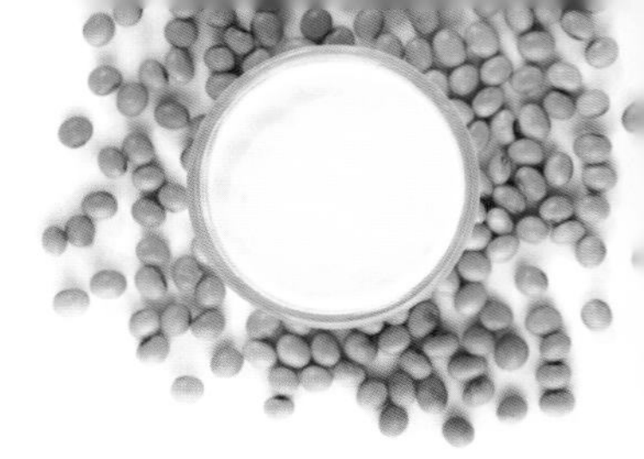

目錄 CONTENTS

概論 認識心血管

健康的心血管讓人長命百歲

PART 1 營養篇

01 養護心血管，從飲食顧根本

02 心血管要健康，營養素是好幫手

03 預防心血管壓力增加，避免高血壓、腦中風、心臟衰竭

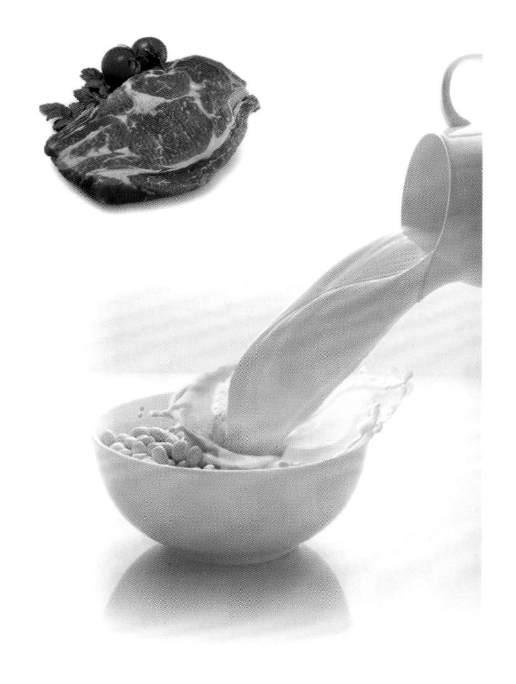

04

預防血液黏稠，避免冠狀動脈硬化、腦栓塞

05

預防累積血膽固醇，避免血脂異常

06

預防血糖升高過快，避免糖尿病及各種併發症

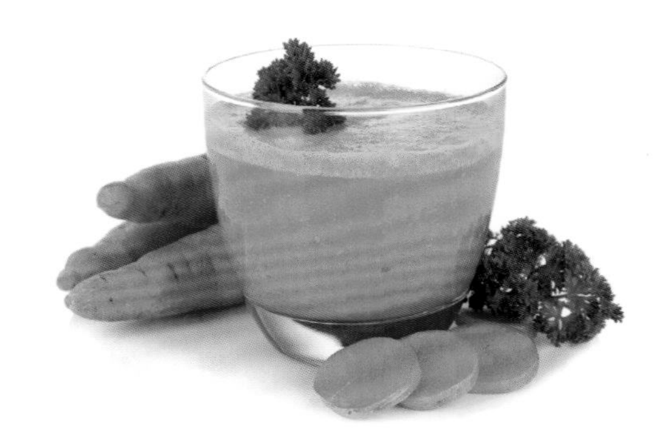

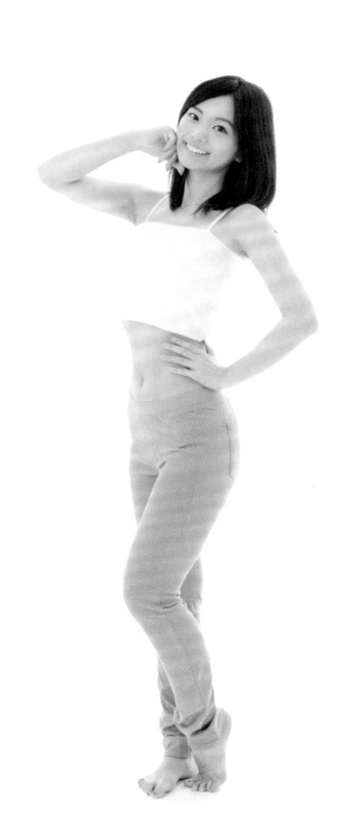

PART 3 戒菸篇

心理篇

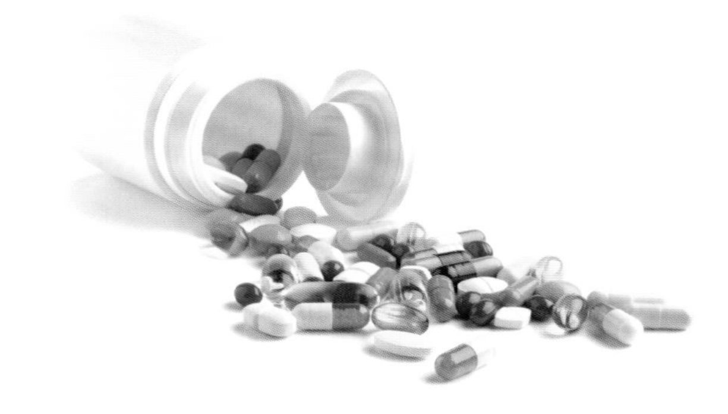

PART 5

用藥篇

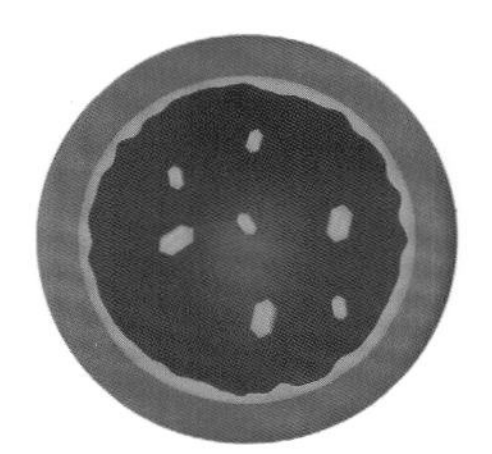

低血糖情況

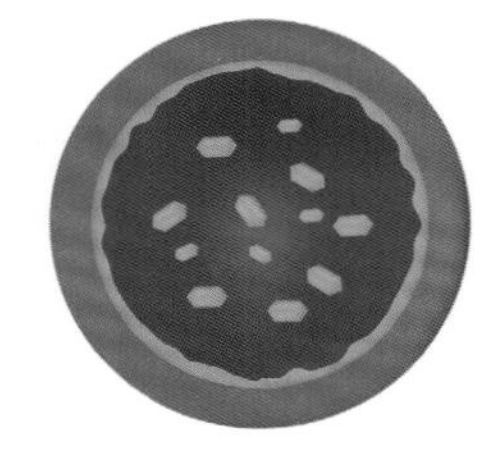

正常血糖情況

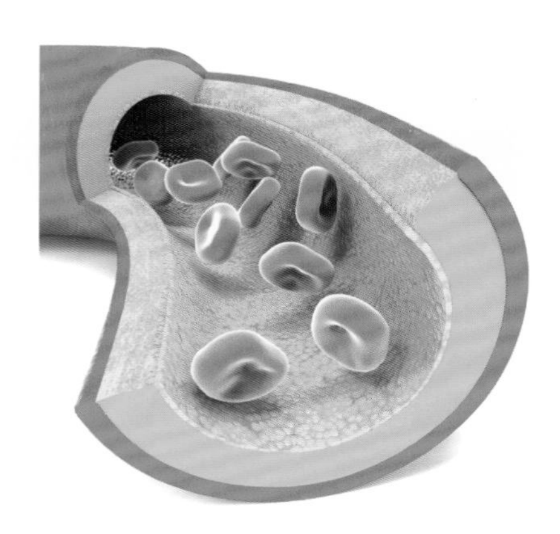

概論

認識心血管

INTRODUCTION

健康的心血管讓人長命百歲

保衛心血管就是在守護健康

心血管系統是人體最重要的系統之一。心血管系統狀況的好壞，直接影響全身各個系統健康與否。預防心血管疾病會帶來一石多鳥的效果：帶動癌症、糖尿病、阻塞性肺病、慢性腎臟疾病與視力障礙的預防控制。

健康從「心」做起，要想瞭解自己心血管系統的健康狀況，除了到醫院做檢查外，還可以憑自我感覺做初步判斷。

長期以來都認為心血管系統疾病是老年人的專利，現在則吃驚地發現許多中年人也面臨這個問題。其實心血管疾病就像河流一樣，是一個連續發展的過程，雖然表現在中老年，但源頭在青少年；所以不管是青少年還是中老年，都要特別重視心血管的養護。

全方位瞭解心血管系統

血管間和諧相處，維持身體平衡狀態

身體裡的血管家族有很多分支，包括動脈、靜脈和微血管。動脈和靜脈是輸送血液的管道，微血管是血液與組織進行物質交換的場所。動脈與靜脈透過心臟連通，全身血管構成封閉式管道。其中，動脈是運送血液離開心臟的血管，從心室發出，有很多分支，最後移行於微血管；而靜脈是導血回心的血管，起於微血管，止於心房。

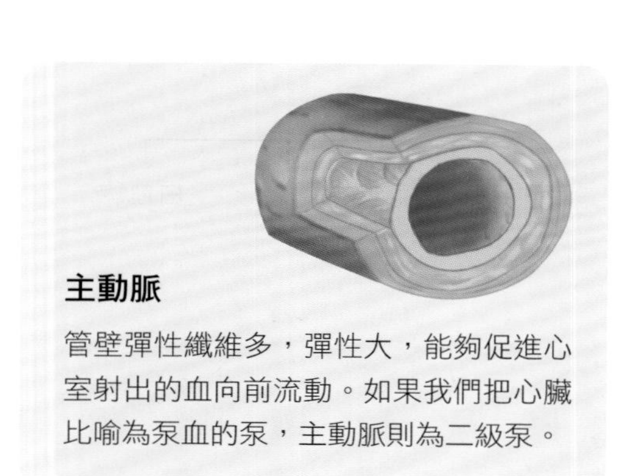

主動脈

管壁彈性纖維多，彈性大，能夠促進心室射出的血向前流動。如果我們把心臟比喻為泵血的泵，主動脈則為二級泵。

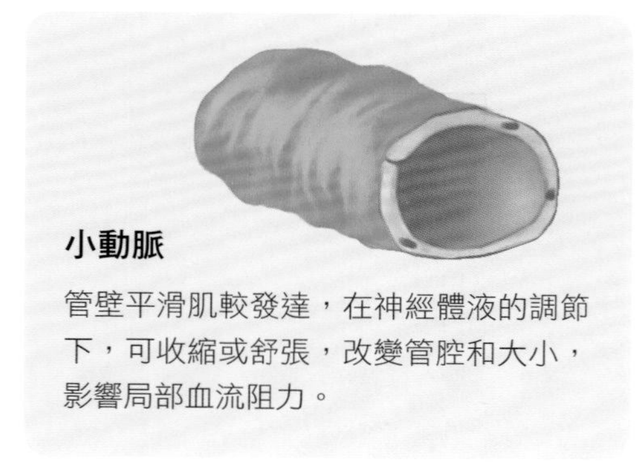

小動脈

管壁平滑肌較發達，在神經體液的調節下，可收縮或舒張，改變管腔和大小，影響局部血流阻力。

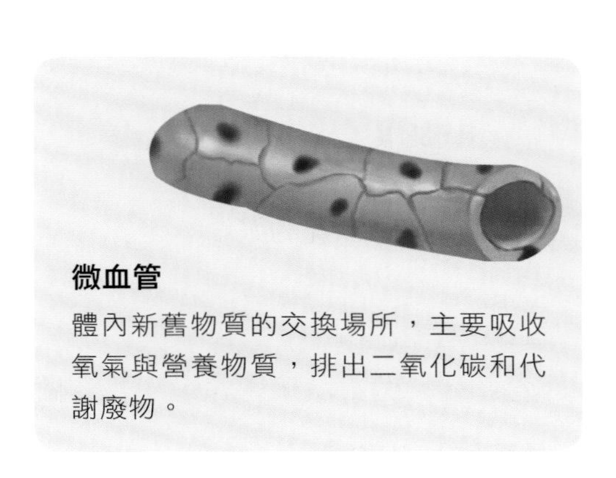

微血管

體內新舊物質的交換場所，主要吸收氧氣與營養物質，排出二氧化碳和代謝廢物。

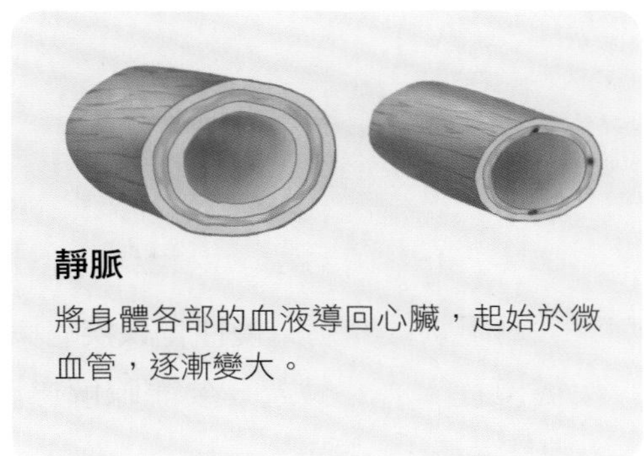

靜脈

將身體各部的血液導回心臟，起始於微血管，逐漸變大。

血液中存在功能各異的「運輸兵」

人體70%以上是由水組成的，而大部分的水都構成了血液。沒有水，人體就無法存在；同樣地，若沒有血液，血管、腦、心臟也就無用武之地了。血液是一個載體，擁有不同的作用（幫助排毒、調節體溫等）；為身體打造乾淨的血液，是心腦健康乃至身體健康的基礎。

血液大部分由水分組成，約占55%。血液離心後分成明顯的三層，最上層是較清澈的血漿，占50～60%，其中超過9成是水，另外包括一些血漿蛋白、電解質等物質；中層是一小部分白血球及血小板；最下層是紅血球，中層和下層兩者總和占40～50%。

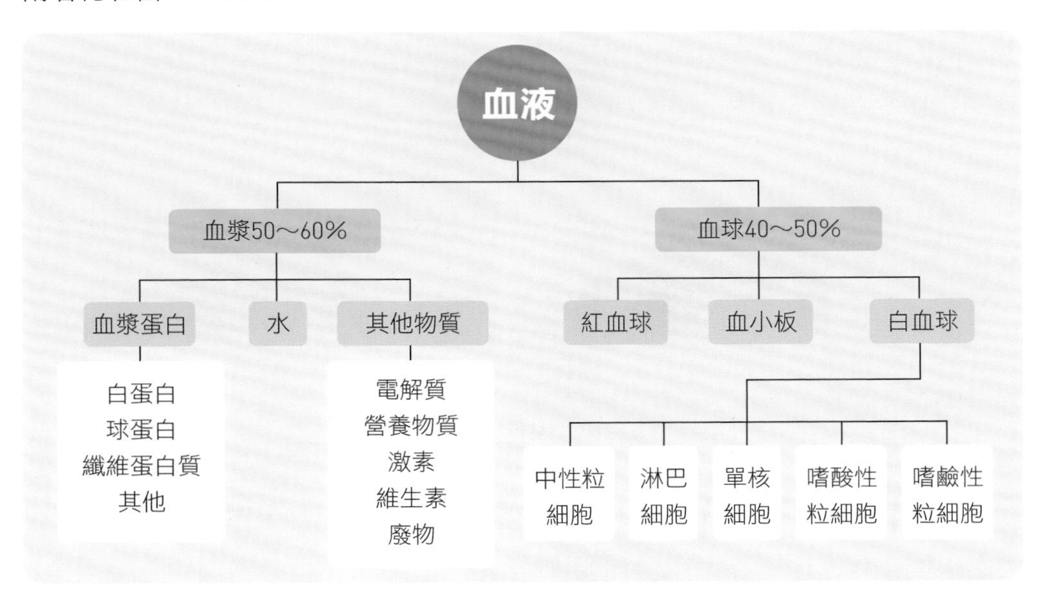

白血球種類	功能	異常原因
嗜酸性粒細胞	**特種兵**：結合體內的抗原，引起過敏反應，預防寄生蟲侵襲。	**增多**：過敏性鼻炎、哮喘等過敏性疾病；濕疹等皮膚病；風濕性疾病等。 **減少**：大手術、傷寒等過敏狀態。
嗜鹼性粒細胞	**調節員**：對抗嗜酸性粒細胞過多，參與減敏反應。	**增多**：慢性粒細胞白血病；慢性溶血等。 **減少**：過敏性休克、甲狀腺亢進等。
中性粒細胞	**先遣兵**：出現傷口時最先到達傷口，引起發炎反應，保護傷口。	**增多**：急性和化膿性感染；中毒，如酸中毒、尿毒症、鉛中毒等。 **減少**：傷寒、麻疹、放療；自身免疫性疾病等。
淋巴細胞	**狙擊手**：製造抗體，免疫系統的功臣。	**增多**：百日咳、病毒感染、淋巴細胞性白血病等。 **減少**：免疫缺陷、放射病等。
單核細胞	**預備軍**：必要時可以被激化，消炎。	**增高**：貧血、瘧疾、病毒性肝炎、敗血症、甲狀腺亢進等。 **減少**：急、慢性淋巴細胞白血病等。

心臟如何跳動泵血

心臟就像一個泵，將血液輸送到身體的每一個角落。正常的心跳會運作到心臟的肌肉、血管、瓣膜。

心臟的壁大部分是肌肉層（心肌層），因此心臟本身可以說是肌肉塊。成年人的心臟重量約占體重的0.5%，自己握緊拳頭就近似心臟大小。心臟分左心和右心，合計共四個部分（右心房、右心室、左心房、左心室）。

心肌每分鐘重複60～100次的收縮和鬆弛，因此需要很多氧氣和營養。如果得不到充足的氧氣和營養，或其他原因導致心肌收縮力下降，心臟的泵血功能就會下降。這種心臟功能下降的狀態稱為「心功能不全」。

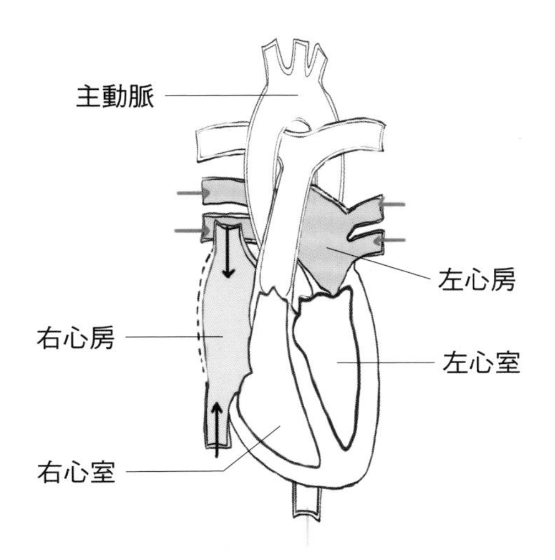

心室開始舒張，此時主動脈瓣和房室瓣（位於心房和心室之間，只朝向心室開，如二尖瓣、三尖瓣）處於關閉狀態，心室處於壓力不斷下降的等容封閉狀態。當心室舒張到室內壓低於房內壓時，房室瓣開放。

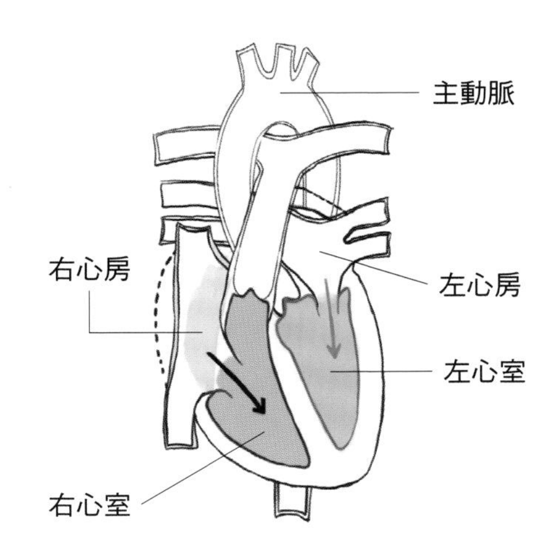

心室充盈初期，由於心室與心房壓力差較大，血液快速充盈心室；此時房室瓣處於開放狀態，動脈瓣處於關閉狀態。

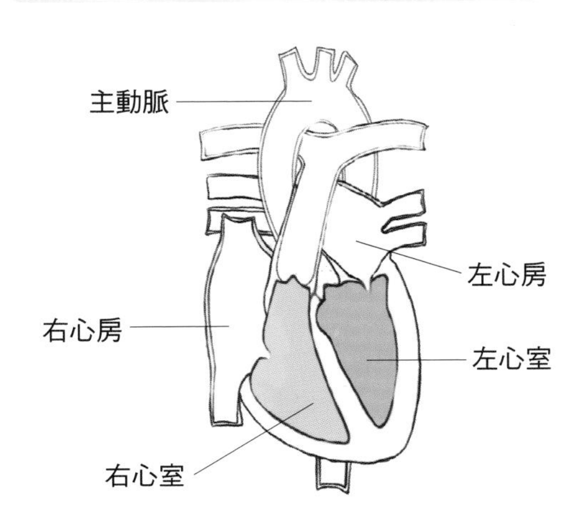

心室與心房壓力差慢慢減小，血液充盈速度逐漸變慢，房室瓣逐漸關閉，稱為減慢充盈期。

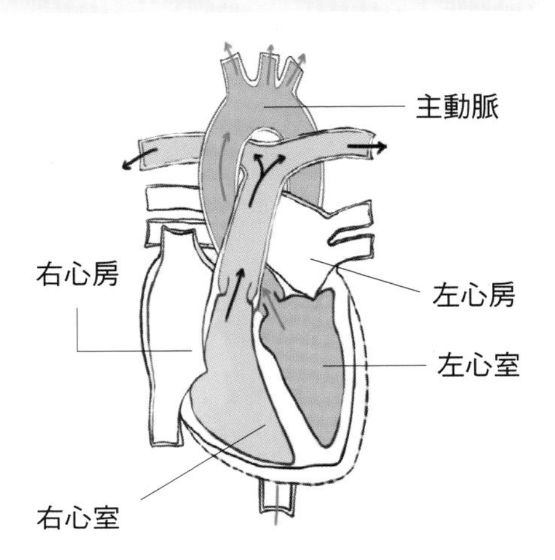

心室開始收縮，室內壓快速上升，當室內壓超過主動脈壓時，主動脈瓣開放，進入射血期，血液從心室射入動脈。

血液在人體內的旅行

● 血液在體內的循環

人體布滿了密密麻麻的血管，說出來讓人難以置信，如果將人體所有的血管接成一條線，成人的全身血管總長約為10萬公里，長度可以繞地球2圈半。正常情況下，血液在人體內只需50秒就可以走完全程。

心臟推送出來的血液，攜帶氧氣和營養物質，經過大動脈、中動脈、小動脈，再到全身的毛細血管；然後又由微血管經過小靜脈、中靜脈和大靜脈，最後返回心臟。血液按這個順序運行，速度非常快，在體內循環一次平均僅需50秒。動脈會在這50秒裡把血液和各種營養物質供給全身器官，以確保各系統正常運作。

● 動脈老化恐猝死

如果供應心臟的冠狀動脈老化，發生堵塞，心臟就得不到充足的血液供應。這樣一來，心臟肌肉就會發生缺血或壞死。與此同時，人會突然感到一陣陣胸痛、呼吸不暢，甚至出現冒冷汗等瀕死症狀或猝死。如果供應大腦的動脈發生病變，腦部缺血區域就會出現損壞，患者會喪失說話能力或肢體活動能力。腦細胞是全身對缺氧最敏感的細胞，缺血缺氧5分鐘就會出現不可逆轉的腦細胞死亡。

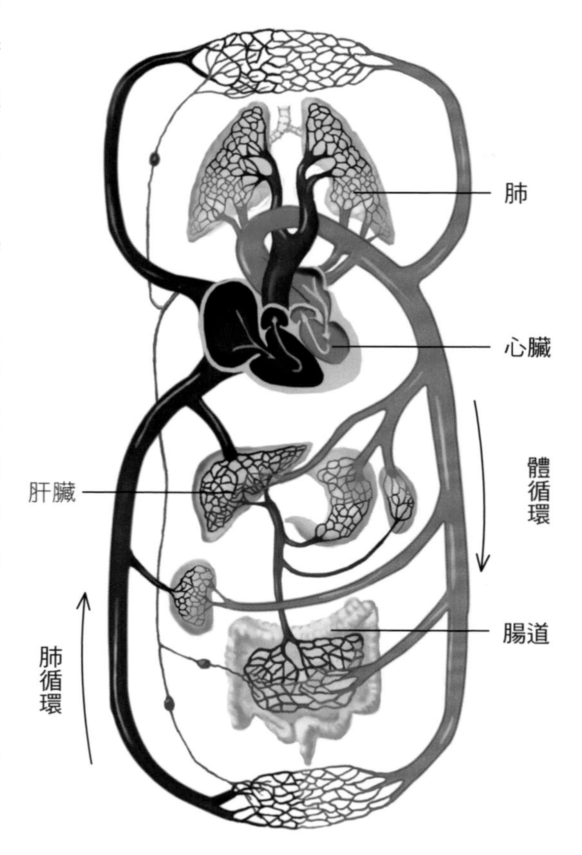

從心臟出來的紅色血管是動脈系統，回到心臟的藍色血管是靜脈系統。血液沿著動脈從心臟出來，沿靜脈再回到心臟。在動脈和靜脈之間，肉眼不可見的部分就是「微循環系統」，即微血管。動脈系統、靜脈系統、微血管構成了整個循環系統。

影響心血管功能的因素有哪些

體重

肥胖者患心血管疾病的危險性是普通人的2～3倍。肥胖是指超過標準體重20%以上，或BMI≧28。

BMI＝體重（公斤）÷身高的平方（公尺^2）。

膽固醇

主要是低密度脂蛋白膽固醇（LDL，壞的膽固醇），過高會導致冠狀動脈粥狀硬化，並使心臟出現缺血性改變。

血壓

血壓是心血管健康的晴雨表。血壓越高，心臟把血液送到全身各處的阻力就越大，會加重心臟和血管負擔，甚至誘發心臟衰竭。

血糖

血糖高會損害小血管，引起：眼底出血或腦出血；腎病甚至腎衰竭；動脈粥狀硬化。

飲食

高鹽、高糖、高脂肪等不良飲食習慣，增加罹患心血管疾病的風險。

吸菸

吸菸會以多種可能引發冠心病，還可以引發血管痙攣、心肌缺血、心律失常等。

飲酒

長期大量飲酒會影響心血管健康、增加心血管負擔、加重心肌缺血，誘發心肌梗塞、心律失常等。

運動

不運動的人患冠心病的風險，比運動的人高出2倍以上。

心理因素

長期心理壓力大會影響身體的發炎反應機制，進而導致心臟病等病情加劇。

好發於心血管系統的疾病

動脈粥狀硬化

動脈粥狀硬化最初起因是血液中含有異常高的多餘脂肪和膽固醇。這些物質能滲透動脈內膜，形成沉積而導致動脈粥狀硬化。動脈粥狀硬化可發生在身體任何部位的動脈，包括供給大腦血液的動脈。如大腦動脈發生粥狀硬化，很可能會導致中風。粥狀硬化的沉積逐漸加重，會形成凸向血管腔的硬化斑塊，造成血管狹窄甚至閉塞，如同自來水管或水壺嘴被逐漸堆積的水垢堵塞一樣。吸菸、血膽固醇含量升高、高血壓是引起動脈粥狀硬化的主要危險因素。

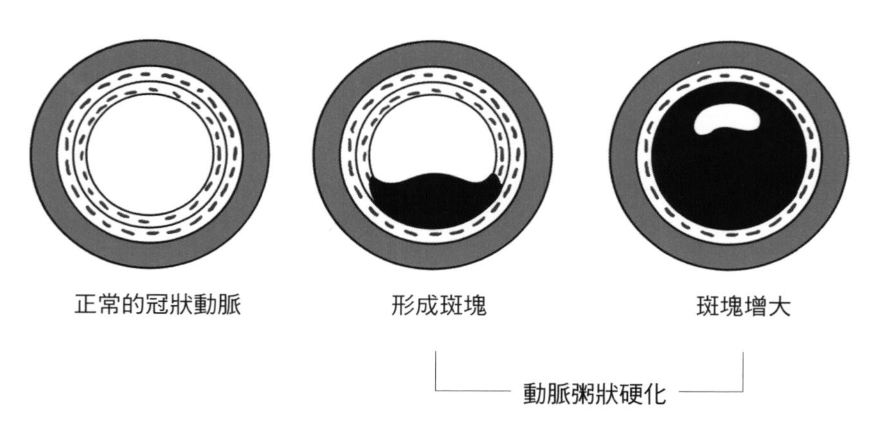

冠心病

冠心病是「冠狀動脈粥狀硬化性心臟病」的簡稱，是由於冠狀動脈粥狀硬化，使血管腔狹窄或閉塞，或因為冠狀動脈功能性改變，導致冠狀動脈痙攣，造成心肌缺血、缺氧或壞死而引發的心臟病。

心臟衰竭

心臟衰竭是各種心臟病的嚴重階段，根據發作情況分為失代償期和代償期。冠心病、高血壓、心臟瓣膜病、心肌缺血或壞死，最終都會發展至心臟衰竭。曾發生心肌梗塞又逃過一劫的人，10～15年後常發生慢性心臟衰竭。因為慢性心力衰竭預後差，花費巨大，已經成為全球性沉重的醫療負擔之一。急性心臟衰竭是由急性心臟病變引起，或感染等因素誘發心臟排血量急驟降低，不能滿足正常全身代謝對血流的需要，造成組織器官灌注不足和急性瘀血綜合症。急性心臟衰竭可能突然發病，也可能因慢性心臟衰竭而急性加重。

血脂異常

血脂是血液中所有脂類物質的總稱。它包括膽固醇、三酸甘油脂、磷脂及游離脂肪酸等。

血脂異常對身體的損害是隱匿性、漸進性和全身性的。在早期和輕度時幾乎沒有任何症狀，容易被忽視。但日積月累，血脂異常會造成「血稠」。脂類沉積在血管壁上，向血管腔內凸出，造成血管腔狹窄甚至閉塞，致使血液流通不暢，引發心腦缺血甚至壞死（心肌梗塞和中風）。

高血壓

在未服用降壓藥物的情況下，舒張壓≧90毫米汞柱和（或）收縮壓≧140毫米汞柱者，可診斷為高血壓。

高血壓是心腦血管疾病的重要危險因素。高血壓患者併發中風、心肌梗塞、糖尿病的相對危險，分別為血壓正常者的3.41倍、2.23倍和3.06倍。

而70～80％的中風患者有高血壓病史；血壓每增加5％，中風發病率增加50％以上。臺灣每年約5萬多人中風，其中75％以上留有不同程度的後遺症。

糖尿病

胰島素調節血糖在體內的代謝。葡萄糖進入血液成為血糖，胰島素如同火車站的總調度，決定血糖到身體哪個部位、發揮什麼作用：是立即吸收利用，提供細胞短期所需熱量；還是被儲存在脂肪、肝臟和肌肉，供身體長期利用。

當胰島素分泌減少或工作能力下降時，血糖調節就會異常，血糖升高，最終發生糖尿病。

胰島素如何運作

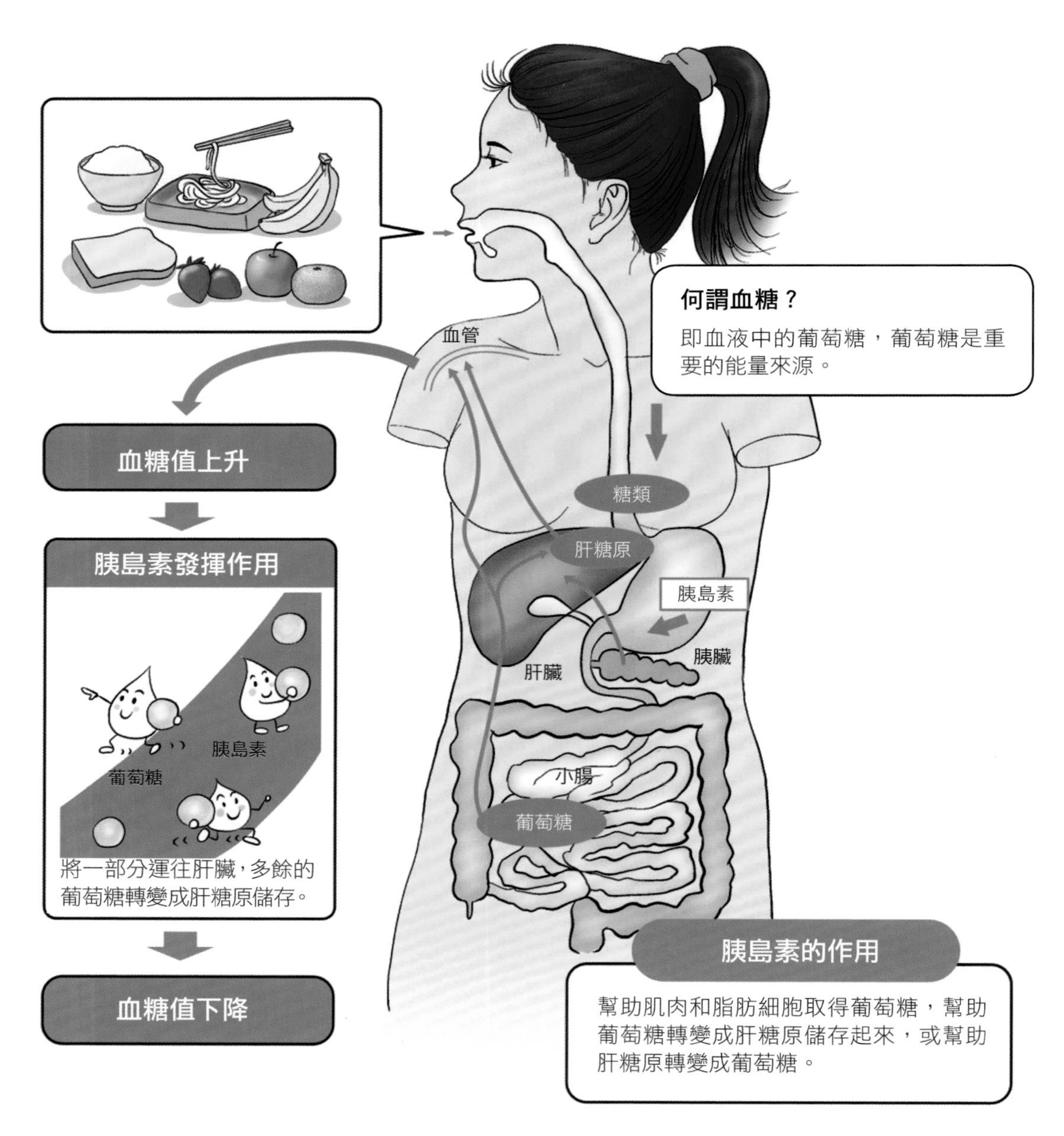

何謂血糖？
即血液中的葡萄糖，葡萄糖是重要的能量來源。
血管
血糖值上升
胰島素發揮作用
胰島素
葡萄糖
將一部分運往肝臟，多餘的葡萄糖轉變成肝糖原儲存。
血糖值下降
糖類
肝糖原
胰島素
胰臟
肝臟
小腸
葡萄糖
胰島素的作用
幫助肌肉和脂肪細胞取得葡萄糖，幫助葡萄糖轉變成肝糖原儲存起來，或幫助肝糖原轉變成葡萄糖。

五大處方守護心血管健康

營養

營養處方需要遵循因人而異的原則。心血管疾病患者必須從飲食上加以控制，堅持「低鹽、低脂、低糖」的飲食原則，減少病從口入的機會。臨床發現很多患者認為健康飲食就是「吃素」。事實上不需要完全拒絕富含蛋白質的肉類，患者可根據實際情況，量身打造營養選擇。

運動

在醫療豐富的現代，我們相信藥物和儀器能治療疾病，卻漸漸忽略了運動在治療和康復中的重要意義，忘記了有氧運動確實有降血壓、降血糖、舒解不良情緒、改善睡眠的功效。所以建議大家根據自身情況制訂個人化的運動方案。

戒菸

這是心血管疾病康復過程中最應該重視的環節之一。如果患者做完支架後不戒菸，效果將大打折扣，因為菸會與支架相互作用，增加支架形成血栓的風險。所以心血管疾病患者在康復過程中必須戒菸。

心理

很多心血管疾病患者不完全認識自身的病情，產生焦慮、不安。這對心臟康復極為不利，所以患者要與醫生充分溝通，請醫生簡明扼要地解釋一下自己的病情。

藥物

要注意三個方面：一是個體化用藥，每個患者的身體情況不同，良好的康復應根據個體差異選擇藥物類別，把握藥物劑量；二是考慮藥物不良反應，應嚴格遵循醫囑；三是把握藥物依從性(編註：病患按醫囑服藥或治療的順應行為)。長期服藥過程中要注意以下問題：哪些藥可以停用、哪些藥不能停服、哪些藥需要減少劑量、哪些藥不能輕易更改劑量。

醫生的關鍵叮嚀

七條理想健康標準

❶ 不吸菸，少喝酒。
❷ 每天堅持有氧運動。快走、慢跑、跳排舞、騎自行車都可以，每天運動不少於30分鐘，每週不少於5天，即每週確保做有氧運動150分鐘。
❸ 健康的飲食習慣。
❹ 理想的體重。男性的腰圍小於90公分，女性的腰圍小於80公分。盡可能縮短必須服用降壓藥、降血糖藥、降脂藥的時間。
❺ 血壓保持在120／80毫米汞柱以下。
❻ 血膽固醇保持在90毫克／分升以下。
❼ 空腹血糖保持在108毫克／分升以下。

這簡單的七條就是理想健康標準。大家可以評估自己夠不夠健康，如果符合以上標準千萬要堅持下去。

PART 1

營養篇

CARDIOVASCULAR CARE

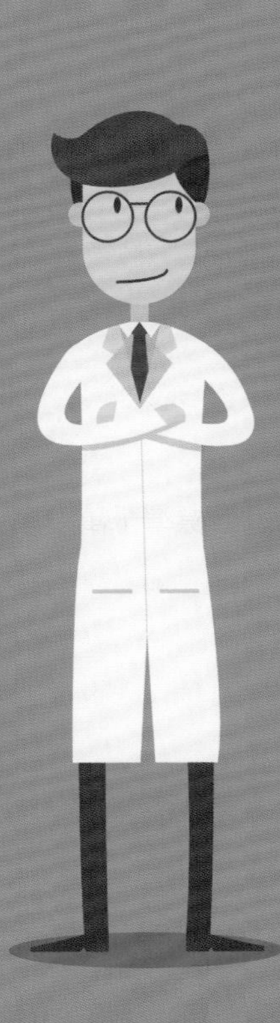

01 養護心血管，從飲食顧根本

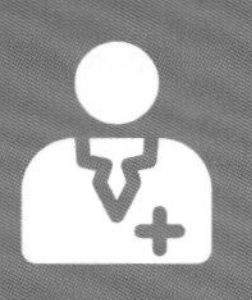

保護心血管，這樣吃才有效

均衡飲食是一種理想的的膳食習慣，不僅提供全面的熱能和各種營養素，還能保持膳食供給和人體需求的平衡，既不過剩也不欠缺，並能照顧到不同年齡、性別、生理狀態及各種特殊的情況，這也是養護心血管飲食的基礎。推薦大家根據營養師設計的原則來安排日常膳食，獲得更合宜的營養飲食方案。

水果類

每人每天應攝取200～350克

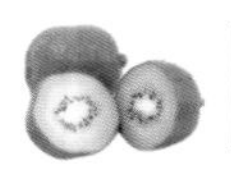

奇異果
2個，250克

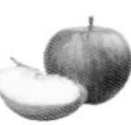
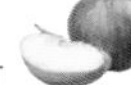

蘋果
可食用部分80克

五穀根莖類

每人每天應攝取250～400克

- 熱量的主要來源／粗細搭配
- 全穀物和雜豆50～150克
- 塊莖類50～100克

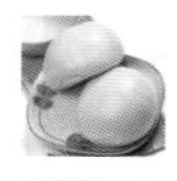

雜糧饅頭
麵粉50克+小米麵25克

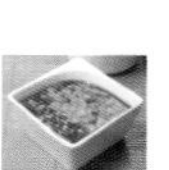

薏仁紅豆粥
薏仁15克+紅豆10克

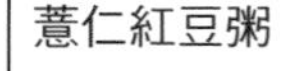
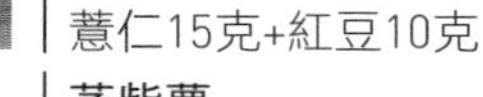

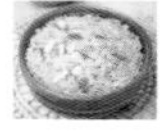

蕎麥米飯
白米70克+蕎麥30克

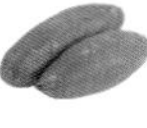

蒸紫薯
紫薯100克

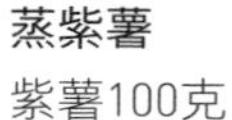

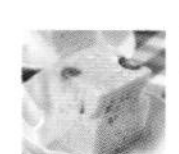

玉米發糕
玉米粉20克+白麵粉30克

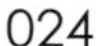

水 1500～1700毫升

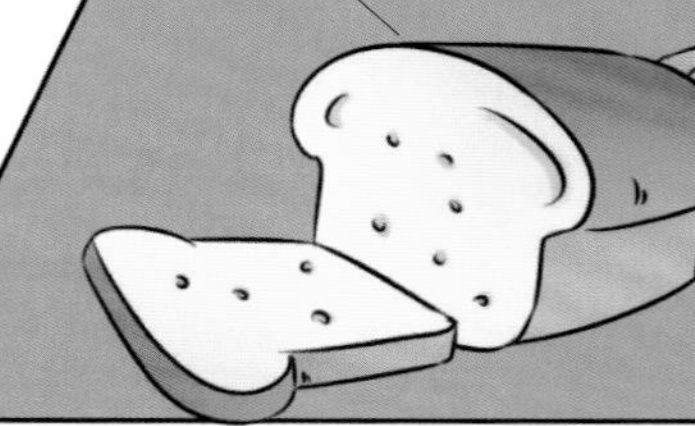

註釋：膳食金字塔推薦的每個類別，都有建議的食物和分量供參考。日常生活中可根據季節、喜好和地域，來挑選適合自己的食物。

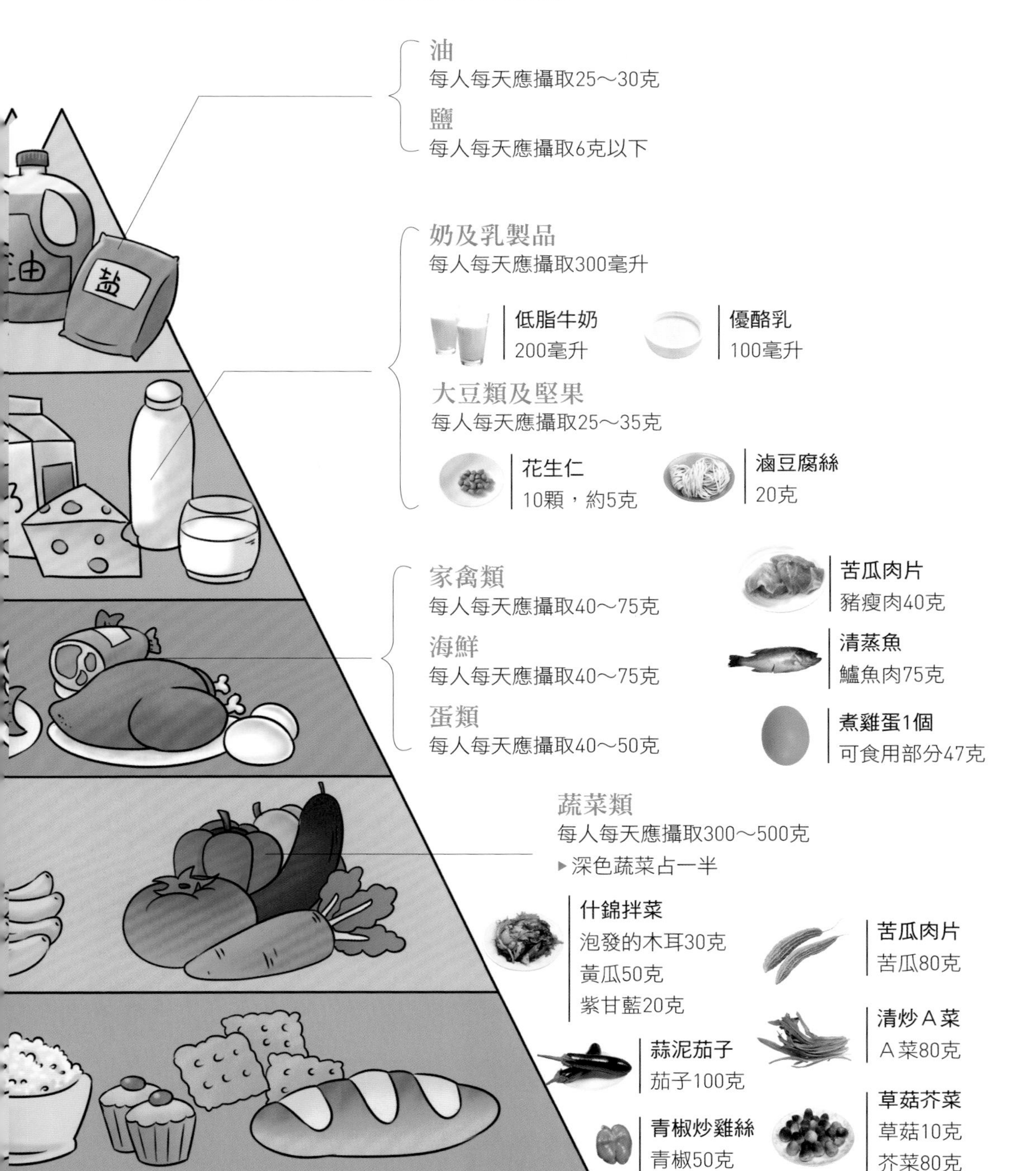

每天攝取多少熱量？

為了防止心血管疾病發生，應有效控制體重。研究指出，肥胖有增加心血管疾病發病的趨勢。但控制體重必須採取理性的態度和方法。盲目地過度控制飲食，攝取極低熱量或完全饑餓來達到迅速減重，是不建議的。

攝取熱量 ＝ **標準體重** × **實際活動強度下，每公斤體重所需的熱量**

標準體重（公斤）＝身高（公分）－105

成人熱量供給標準（單位：大卡／公斤）

活動強度	身體消瘦	體重正常	身體超重或肥胖
輕體力活動	35	30	20～25
中等體力活動	40	35	30
重體力活動	40～45	40	35

判定現有體重消瘦還是肥胖

BMI（身體品質指數）＝體重（公斤）÷身高的平方（公尺^2）

成年人體質指數標準

消瘦：＜18.5

正常：18.5～23.9

超重：24～27.9

肥胖：≧28

輕度體力活動：以站著或少量走動為主的工作，如教師、辦公室工作者等。

中度體力活動：如學生的日常活動等。

重度體力活動：如體育運動，非機械化的裝卸、伐木、採礦石等勞動。

下方舉例如何計算自己需要的熱量。

案例：中年人，身高170公分，體重75公斤，車間工人。

標準體重＝170（公分）－105＝65公斤。

BMI＝65（公斤）÷〔1.7（公尺）〕^{2}＝22.5，屬正常。

車間工人屬於中體力勞動。

按照成人熱量供給標準來看，應攝取35大卡／公斤。

每日所需總熱量＝65×35＝2275大卡～2300大卡。

計算每日三大營養素所占比例

根據營養學會推薦的正常成年人每日膳食中三大產熱營養素的產熱比來計算，三大營養素所占的比例分別為：蛋白質供給的熱量占總熱量的10～20%，脂肪占20～30%，碳水化合物占50～60%。

根據以上比例計算，前文提到的案例所需熱量如下。

蛋白質：2300大卡×（10～20%）＝230～460大卡
脂肪：2300大卡×（20～30%）＝460～690大卡
碳水化合物：2300大卡×（50～60%）＝1150～1380大卡

計算每日三大營養素所需分量

蛋白質、脂肪、碳水化合物三大營養素的產熱係數分別為：4大卡／克、9大卡／克、4大卡／克，所以全天所需蛋白質、脂肪、碳水化合物的重量如下。

蛋白質：蛋白質供給的熱量÷4＝蛋白質每日所需分量
脂肪：脂肪供給的熱量÷9＝脂肪每日所需分量
碳水化合物：碳水化合物供給的熱量÷4＝碳水化合物每日所需分量

上述案例每日所需的三大營養素如下：

蛋白質：（230～460大卡）÷4＝57.5～115克
脂肪：（460～690大卡）÷9＝51.1～76.7克
碳水化合物：（1150～1380大卡）÷4＝287.5～345克

由此可知正常成年人一天所需熱量，三大產熱營養素供能所占的比例及供給量。

一日三餐怎麼分配

先定主食量

主食即富含碳水化合物的食物，如白米、麵粉、玉米等，是全天食物中熱量的主要來源。可根據個人每日所需熱量來決定主食的食用量。

每日所需熱量	每日建議主食量	每日所需熱量	每日建議主食量
1200大卡	約為150克	1700大卡	約為275克
1300大卡	約為175克	1800大卡	約為300克
1400大卡	約為200克	1900大卡	約為325克
1500大卡	約為225克	2000大卡	約為350克
1600大卡	約為250克	2100大卡	約為375克

計算副食量

副食是指除了主食外的其他蔬菜、肉類、蛋、豆類及豆製品、奶及乳製品、水果、油脂等。每天需要的熱量減去主食量，即為副食量。

副食品	推薦食用量（大約）	副食品	推薦食用量
蔬菜	300～500克	奶及乳製品	300克
瘦肉	40～75克	水果	200～350克
蛋類	每天1個	油脂	不超過25克
豆類及豆製品	50～100克	—	—

早中晚熱量攝取比為「三四三」

合理搭配好每日三餐，對養護心血管健康是非常重要的。建議三餐各占全天總熱量的30％、40％、30％；可根據職業、勞動程度和生活習慣進行適當調整，還可以在三餐之中留一部分主食作為加餐食品。

搭配彩虹飲食，養護心血管

所謂的「彩虹飲食搭配」，是將食材按天然顏色大致分為紅色、橙黃色、綠色、紫黑色、白色五類，而每種顏色對於養護心血管都有不同的的營養功效。將多種顏色食材綜合搭配，不僅可以讓餐桌食物看起來像彩虹一樣豐富，還能獲得均衡營養。

紅色

預防動脈粥狀硬化

推薦食物：紅辣椒、枸杞子、山楂、番茄、西瓜、紅蘋果、紅棗、草莓、櫻桃、紅豆等。

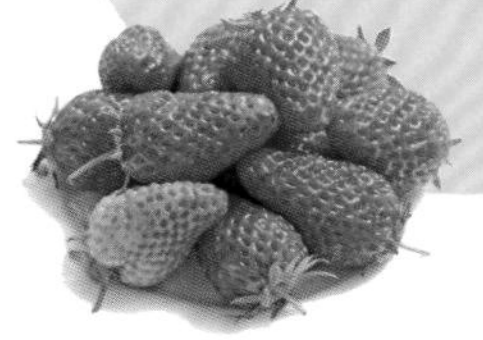

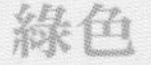

綠色

降血壓，保護心臟

推薦食物：菠菜、空心菜、芥藍、茼蒿、油菜、青花菜、青椒、韭菜、蔥、絲瓜、黃瓜、苦瓜、青豆等。

白色

潤肺，增強免疫力

推薦食物：白米、糯米、山藥、蓮子、杏仁、洋蔥、冬瓜、銀耳、白蘿蔔、百合等。

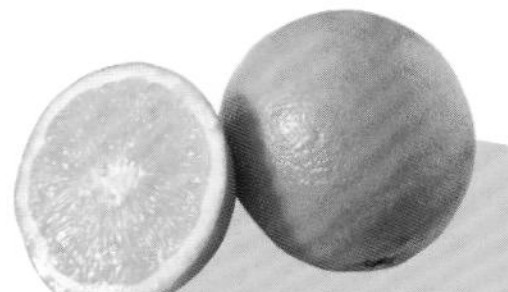

橙黃色

保護心血管、視力及腸胃，防癌抗癌

推薦食物：燕麥、糙米、花生、南瓜、玉米、韭黃、黃豆、檸檬、鳳梨、柳丁、木瓜、柑橘、枇杷等。

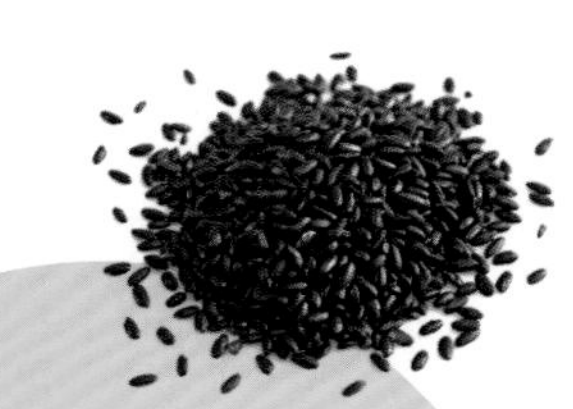

紫黑色

預防心腦血管疾病，延年益壽

推薦食物：黑米、黑芝麻、木耳、黑豆、紫菜、海帶、紫薯、香菇、黑棗、葡萄、桑葚、烏梅等。

鹽是調節血管硬度的關鍵

鹽對身體不可或缺

鹽是烹飪食物時必不可少的調味料，也是身體需要的元素。食鹽中的鈉離子和氯離子（食鹽的主要成分為氯化鈉）對於維持細胞外液的滲透壓，具有非常重要的作用。同時，氯離子參與胃酸合成，幫助消化、殺菌等。可見人體不能缺少鹽，但攝取過多又會給身體造成危害。

鹽分過多容易增加心血管負擔

鹽分攝取過多，血液中的滲透壓就會變高，血容量增大會增加心臟負擔。高鹽飲食導致血壓不易控制。研究指出，攝取高鈉會升高血壓，而降低鈉攝取量能有效降低高血壓患者的血壓。高鹽飲食還容易改變血壓晝高夜低，變成晝高夜也高。如此一來，發生心腦血管意外的危險性就大大增加。

醫生的關鍵叮嚀

鹽並不是越少越好

俗話說「過猶不及」，少吃鹽可預防心血管疾病，但並不是鹽越少越好，更不可不吃。人體攝取的鹽需保持在一定範圍（每天5克以下）。正常血鈉含量不低於2430毫克／分升，如果血鈉含量低於此水準，卻仍限制鹽的攝取，同樣不利於健康。低血鈉時會感到全身乏力、精神不濟。

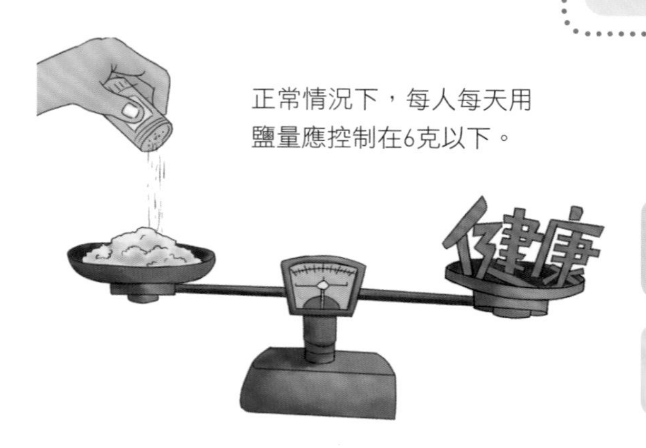

正常情況下，每人每天用鹽量應控制在6克以下。

如過高	增加心臟負擔，容易導致高血壓。
如過低	感到全身乏力，精神不佳。

小心舌尖上的隱形鹽

有很多鹽隱藏在加工食品和調味料中，一不小心就會攝取過多。

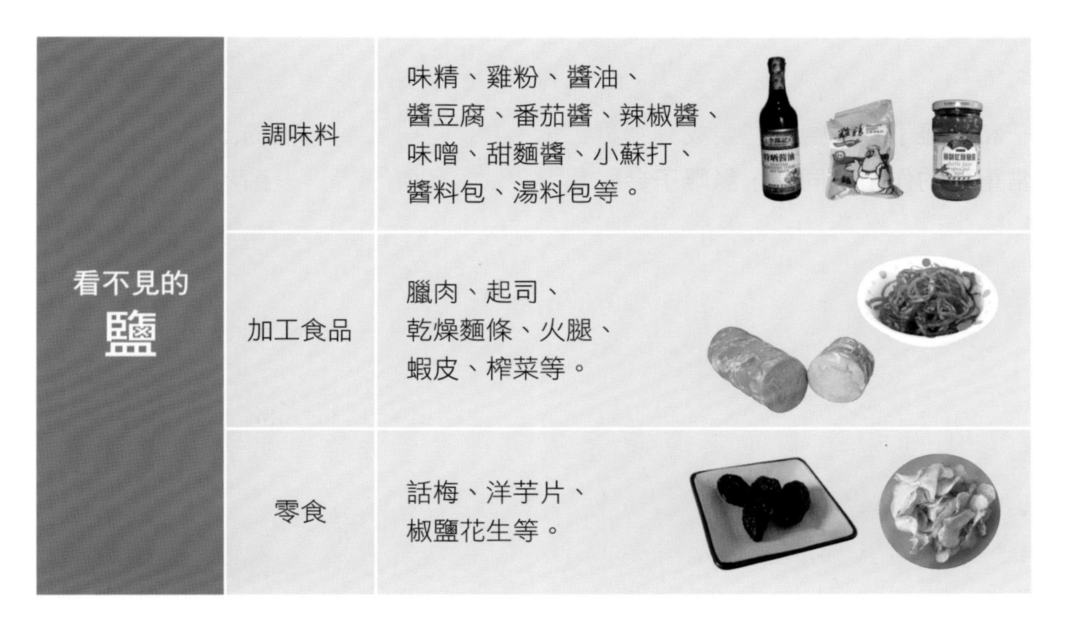

看不見的鹽		
	調味料	味精、雞粉、醬油、醬豆腐、番茄醬、辣椒醬、味噌、甜麵醬、小蘇打、醬料包、湯料包等。
	加工食品	臘肉、起司、乾燥麵條、火腿、蝦皮、榨菜等。
	零食	話梅、洋芋片、椒鹽花生等。

調味料和加工食品中的鈉含量

食品名稱	鈉（毫克／100克）	食品名稱	鈉（毫克／100克）
雞粉	18864.4	海苔	1599
味精	8160	五香豆乾	1577.0
豆瓣醬	6012	速食麵	400～800
醬油	5757	鹹餅乾	697
榨菜	4253	洋芋片	508
紅麴腐乳	3091	麥片	318
甜麵醬	2097	夾心餅乾	303

看清食物標籤，避開高鹽食品

由於民眾對健康飲食的要求越來越高，加工食品廠商對鹽的用量也隨之減少。那麼，怎麼知道食品含多少鹽呢？根據《食品標示及營養標示法規》規定，食品標籤的營養成分表需強制標明鈉含量。所以在購買加工食品時，只要找到「營養成分表」，就可以知道這份食品中的鈉含量有多少。一般而言，鈉超過30%NRV（營養素參考值）的食品要少吃。

營養標示		
每一份量24.9公克 本包裝含4份		
	每份	每100g
熱量	109.6大卡	440大卡
蛋白質	1.5公克	6.2公克
脂肪	3公克	11.9公克
飽和脂肪	0.3公克	1.1公克
反式脂肪	0公克	0公克
碳水化合物	71.0公克	76.9公克
糖	0.1公克	0.3公克
鈉	166毫克	668毫克

這份食品每100克含鹽量為668毫克，最好適量食用，不可多吃。

方便掌握用鹽量的計量法

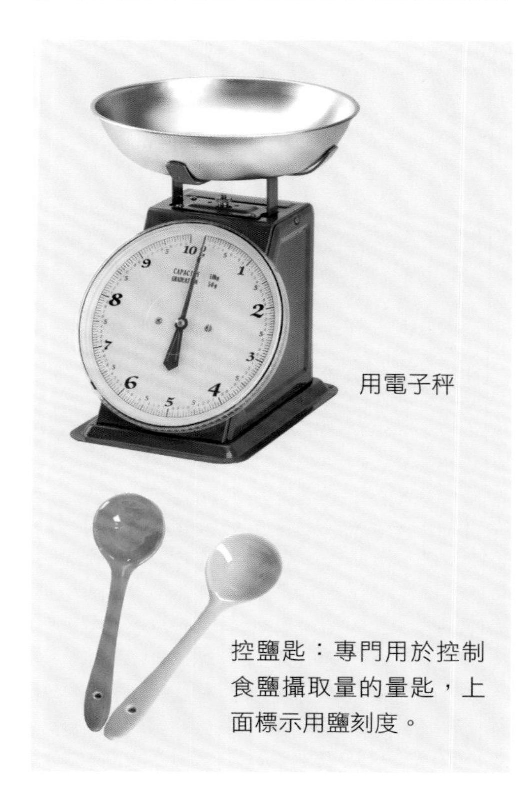

用電子秤

控鹽匙：專門用於控制食鹽攝取量的量匙，上面標示用鹽刻度。

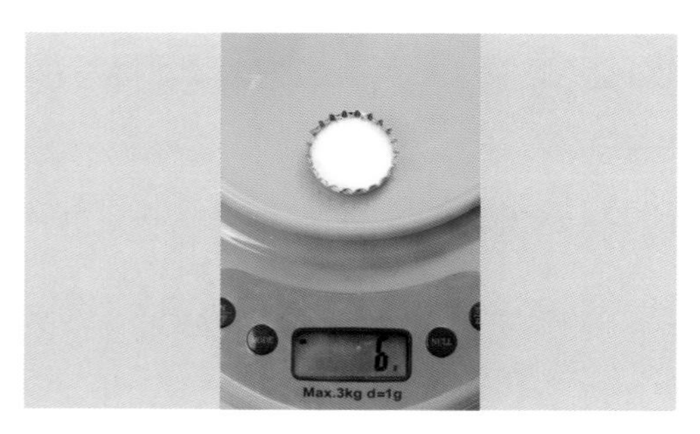

用啤酒瓶蓋，鹽約6克

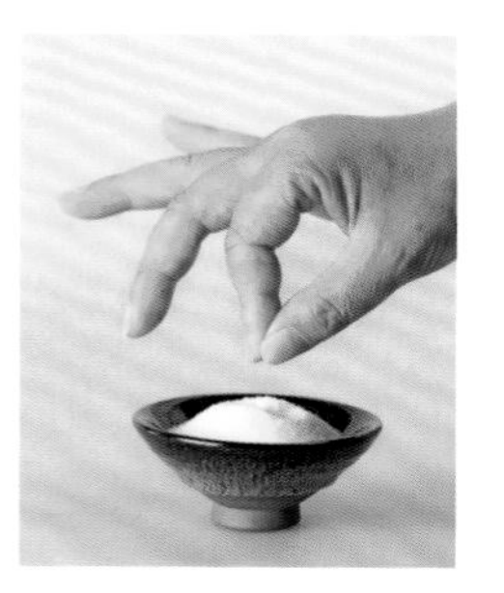

用食指和拇指捏起一撮鹽約0.3克

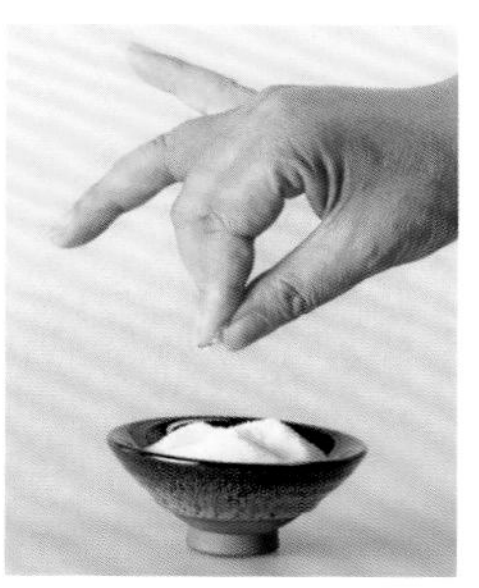

用食指、中指和拇指一起捏起一撮鹽，約0.5克

選擇植物油，進行低油飲食

控制食用油每天15～25克

根據營養師的建議，每人每天烹調用油量為25～30克。過量攝取油是造成民眾肥胖的主要原因。而對於心血管疾病患者及其潛在族群來說，每人每天用量應控制在15～25克。

慎用動物油

日常食用油包括植物油和動物油，兩者脂肪酸的種類不同，對健康的影響也不同。

動物油如豬油、牛油、雞油等，富含飽和脂肪酸和膽固醇，容易導致肥胖；而肥胖會降低胰島素的敏感性，使血糖升高，進而引發血脂異常。對於已經罹患糖尿病的族群來說，經常食用動物油更易引發併發症。因此，為了防治心血管疾病，要慎用動物油。

交替食用植物油

植物油種類繁多，由於單一油種的脂肪酸構成不同，營養特點也不盡相同。營養師建議應經常更換烹飪用油，食用多種植物油。一般來說，大豆油、花生油、菜籽油等都是很好的植物油，可交替食用。

醫生的關鍵叮嚀

首推橄欖油和茶籽油

目前，橄欖油和茶籽油已被世界衛生組織（WHO）推薦為「對人體心血管健康有益的保健型營養油」。

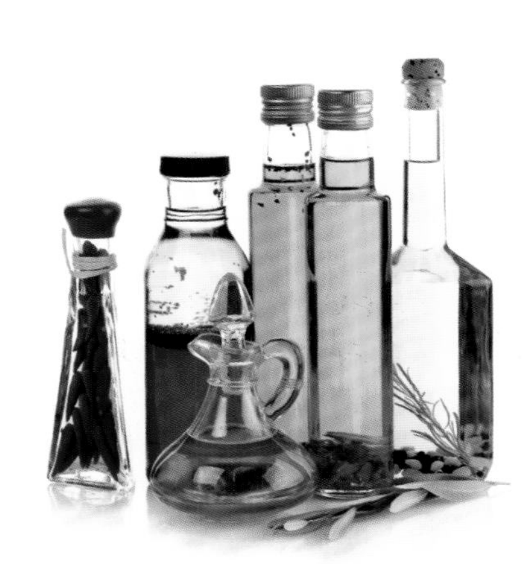

橄欖油

由橄欖果實榨成，被譽為「地中海的液體黃金」。所含的油酸（單元不飽和脂肪酸）是所有油類中最高的一類，約為75%。油酸能夠降低人體內低密度脂蛋白膽固醇（壞膽固醇），提高高密度脂蛋白膽固醇（好膽固醇）。

茶籽油

從山茶樹的油茶果中提取，含豐富的不飽和脂肪酸——油酸、亞油酸、亞麻酸等，有助於降低膽固醇。並含有甾醇、生育酚、茶多酚等活性物質，能增強人體免疫力，清除自由基，促進新陳代謝。

花生油

含有豐富的油酸、亞油酸、卵磷脂、維生素A、維生素D等，其中油酸含量約為53%，亞油酸約為25%，有利於降低血小板凝聚力，還可降低膽固醇。

沙拉油

以大豆為主要成分，是植物油中加工等級最高的食用油。特點是色澤澄清透亮，氣味新鮮清淡，加熱時不變色，無泡沫，油煙少，不含黃麴毒素和膽固醇。

葡萄籽油

含豐富的不飽和脂肪酸（如兩種必需脂肪酸——亞油酸和亞麻酸）、維生素E、維生素D，有利於提高人體免疫力。

調和油

由幾種植物油按照一定的比例混合調製而成，符合現代人對健康飲食的需求。

玉米油

提煉自玉米胚芽，不飽和脂肪酸含量高達80～85%，其中的亞油酸是人體自身不能合成的必須脂肪酸。由於維生素E的含量高於其他植物油，因此對血栓性靜脈炎、營養性腦軟化症均有預防作用。

葵花籽油

從葵花籽中提取，含豐富的亞油酸。此外，葵花籽油中生理活性最強的維生素E含量遠高於其他植物油，而且亞油酸含量與維生素E含量的比例比較均衡，便於人體吸收利用。是營養價值很高，有益於人體健康的食用油。

低油且不失美味的健康烹調法

將炒菜、紅燒菜改為蒸、煮、燉等烹調方法

炒菜時既想油少又想好吃，改變烹調方法是不錯的選擇。比如炒蛋改為蒸蛋，只需幾滴香油；紅燒魚改為清蒸魚，口感還更細膩；紅燒羊肉改為清燉羊肉；醬燒雞改為白斬雞，味道照樣鮮美；清蒸茄子、南瓜、四季豆，稍微沾點調味醬就很好吃。

以烤代替煎炸

能用煎炸處理的食材，如牛排、炸雞、排骨等，也可以用烤箱烤或用不沾鍋烤熟食用；將食材放入烤箱兩面烤，非常可口，而且脂肪含量可從油炸後22%降到8%以下。

炒菜後瀝油

炒好菜後，將炒鍋斜放2～3分鐘，讓菜餚裡的油流出來再裝盤。四季豆、青椒、荸薺、菜心等蔬菜不易吸油，很適合這種方法。瀝出來的油可以用來拌餡料。

涼拌菜最後放油

涼拌菜可以上桌前滴一點香油或橄欖油，馬上食用，這樣不僅能聞到油的香氣，食物也不會吸收過多油脂，能減少油的攝取量。

熬湯後去掉表層浮油

用雞、排骨、牛腩等熬湯時都會出油，食用前將表面的油脂刮除乾淨，喝湯時即可減少油脂攝取。

將肉煮至七分熟再炒

事先將肉煮到七分熟再切片或切絲，炒菜時等到其他原料半熟時，再放入肉片或肉絲，可以避免為了炒肉還單獨放一次油，也不影響味道。此外，烹煮時還會逼出一些肉本身所含的油脂，也就減少了肉裡的脂肪總量。

把需過油的材料改為汆燙

處理肉片時可以用滾水將肉片快速燙熟，因為肉類本身富含脂肪，加熱時必須迅速才能保持軟嫩口感。處理蝦子、腰子時，也可以用白灼代替過油；汆燙後的食材表面有一層水分，能隔絕油脂滲入，口感更清爽。

少放油，多放香辛料

調味時不能僅僅靠油來提味，可以多放一些濃味的調料，比如製作沾醬時可以多放些蔥、薑、蒜、辣椒碎等，也可以放些芥末；蒸燉肉類時放點香菇、蘑菇能增加鮮味；烤箱烤魚時放點孜然、小茴香、花椒粉等調味；燉菜時可以放點八角、丁香、草豆蔻等。如此一來，即使少放些油也一樣香氣十足。

利用分離出的脂肪做菜

炒菜時有些營養素，如胡蘿蔔素、番茄紅素、葉黃素、維生素A、維生素K等可能溶進油脂中，棄之不用很可惜，不如將瀝出來的油做涼拌菜，味道比沙拉油更香，或用來煮湯（最好一餐就用完，不要再次加熱）。對於熬湯時刮除的動物性脂肪，可以加點雞湯、肉湯，做成白菜燉豆腐、冬瓜湯等，味道會更鮮美。

少吃各種含油主食

除了饅頭和麵條，幾乎各種麵食製作時都會加入油脂，如煎餅、千層餅、燒餅等。一般來說，油放得越多，口感越酥香。米食中如炒飯、炒米粉、麻糬、炸年糕等也都含有油脂。心血管疾病患者應盡量少吃含油主食，改吃雜糧粥、米飯、饅頭、雜糧饅頭等不含油脂的主食，可降低飲食中油的攝取量。

02

心血管要健康，營養素是好幫手

水分能清理附著在血管上的「油汙」

充足的水分能防止心血管疾病

充足的水分能夠防止血管變厚、變窄，有助於保持血管彈性，防止廢物在血管壁停留以及血液中的「汙物」沉澱。水對預防血管疾病以及血液汙濁有舉足輕重的作用。

人體不具備有效感應脫水的能力，只是透過口渴發出信號；一旦感到口渴，說明機體已處於脫水狀態。脫水會減少體內水分，血液因此變得濃稠，血液循環也隨之減慢。這樣一來，壞膽固醇就容易堆積在血液中。時間一長，大大增加血栓、血脂異常、高血壓等血管疾病的風險。

飲水的最佳時間

飲水最佳時間是兩餐之間、夜間（指晚飯後45分鐘至臨睡前一段時間）和清晨（指起床後至早飯前30分鐘這段時間）。白天其他時間適當增加飲水量，少量多次比較好。每人每天水的攝取量確保在1500～1700毫升即可。

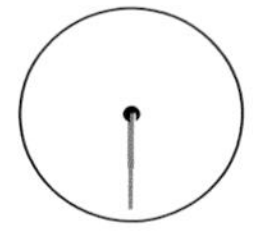

早上6點半有助於排毒。

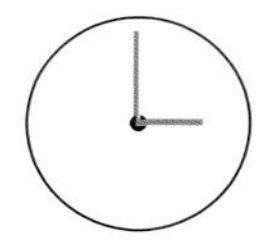

下午3點有助於消除疲勞感。

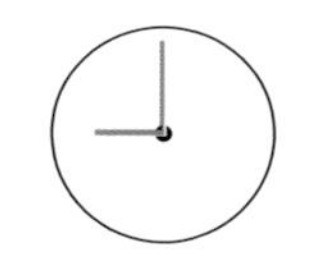

上午9～10點促進血液循環，提高活力。

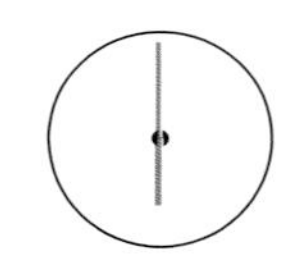

下午5～6點增加飽足感，防止晚飯過量。

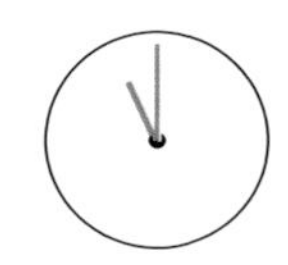

上午11點補充水分，放鬆神經。

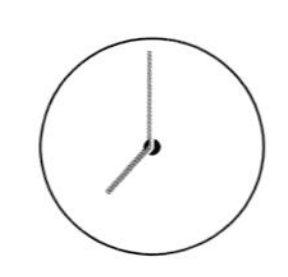

晚上7點有助於消化。

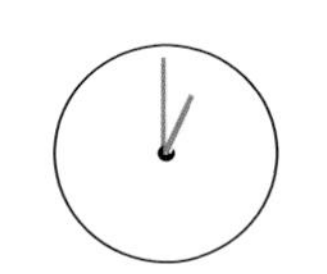

下午1點有助於消化。

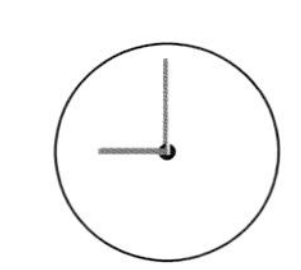

晚上9點補充夜晚需要。

優質蛋白質可有效改善血管彈性

蛋白質分為植物性蛋白和動物性蛋白，是構成細胞的重要物質，是生命活動的主要承擔者。可以說沒有蛋白質就沒有生命，可見蛋白質對身體的作用非常重要。

優質蛋白質可增加血管彈性和通透性

蛋白質是白血球的重要組成部分，如果人體缺乏蛋白質，不僅會造成免疫力低下，還會對紅血球產生負面影響，造成紅血球容易粘連，對血液流通不利。構成優質蛋白質的硫胺酸、離胺酸、脯胺酸及牛黃胺酸等胺基酸，能增強血管彈性和通透性，預防心腦血管疾病。

大豆蛋白可防止脂肪在血管壁沉積

人體的蛋白質大部分來源於動物性蛋白，比如肉、魚、蛋等，但是也不能小覷植物性蛋白的作用。植物性蛋白的代表是大豆蛋白。大豆富含保持血液清潔的營養素，比如大豆皂角苷可促進膽固醇排出體外、預防血小板凝聚；異黃酮可抑制膽固醇上升；卵磷脂可防止壞膽固醇附著在血管壁上。

均衡攝取多種蛋白質

補充優質蛋白質時，要均衡攝取肉類、蛋類、堅果及豆製品，才能保持營養均衡。食用豆類時可多選擇納豆，其富含納豆激酶，具有溶解血栓的作用，可幫助血液循環保持通暢。

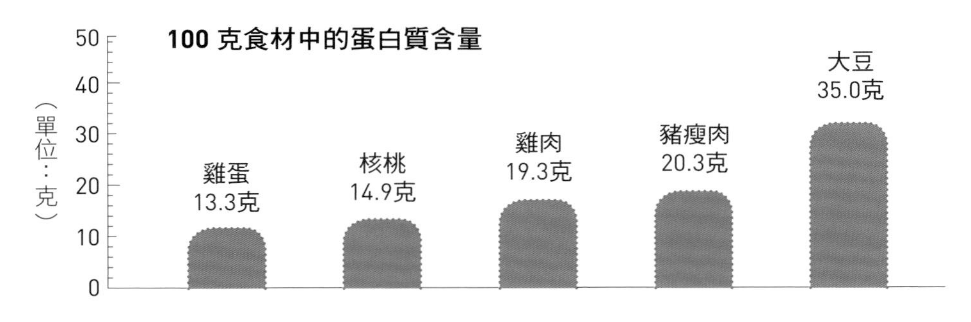

膳食纖維是血管垃圾的「清潔工」

膳食纖維是一種不易被人體消化的營養，可分為溶於水的「水溶性膳食纖維」、不溶於水的「非水溶性膳食纖維」。

膳食纖維可清除血液「汙垢」

水溶性膳食纖維主要存在於海藻等食材，可柔軟糞便、具通便作用、抑制膽固醇吸收、排出多餘的鈉以降低血壓。可促進排出膽汁酸，就能利用更多膽固醇生成新的膽汁酸，降低血液中多餘的膽固醇。

非水溶性膳食纖維吸收水分後會膨脹，增加排便量來幫助排便，同時還能增加腸道內的有益菌，健康的腸道可間接幫助血液淨化。膳食纖維的建議攝取量為每人每天攝取25～35克，過量攝取會導致腹瀉。

醫生的關鍵叮嚀

經常吃豆類補膳食纖維

可以多吃豆類，像是紅豆、綠豆、黃豆、黑豆都是不錯的選擇。最好以整粒烹調食用，比如做成紅豆粥、綠豆粥等，也可以打成豆漿飲用；打完豆漿的豆渣營養豐富，不要丟棄，可一起食用。

燉湯食用可提高膳食纖維的吸收

蔬菜、水果、豆類、莖類等食材中富含膳食纖維，且容易溶於水，燉湯食用可最大程度地吸收膳食纖維。但要注意湯中少加鹽，這樣連湯汁一起食用才最健康。

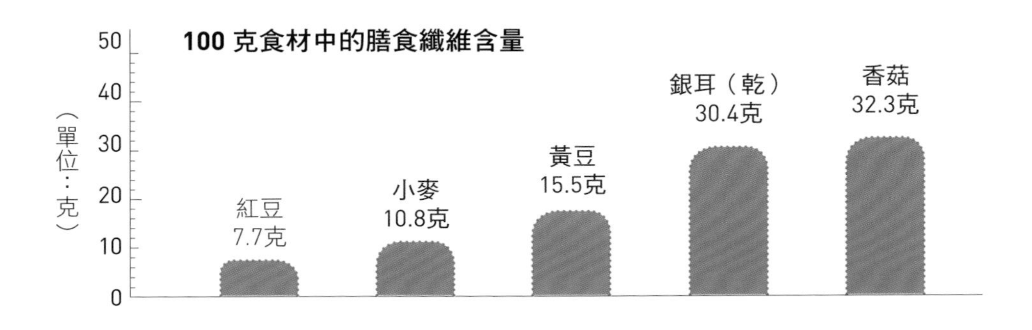

維生素C可以降低血管脆化率，預防血栓

維生素C可預防心臟病

維生素C參與膽固醇的代謝，有利於肝臟清除膽固醇，預防動脈粥狀硬化。維生素C的主要功能之一，是阻止壞膽固醇氧化損害，預防心臟病。同時還能減少血管內的斑塊聚集，減緩動脈硬化引起的心臟病。

維生素C提高鐵的吸收率

除了自身獨特的抗氧化作用，維生素C可維持血管彈性，穩定血壓，同時還有利於提高鐵的吸收率，預防貧血。每人每天攝取100毫克維生素C，即能滿足日常營養需要，攝取過量會被人體排出，不會吸收。

能生吃的蔬果最好生吃

生吃蔬果是攝取維生素C最有效的方法。維生素C是一種性質不穩定的維生素，容易氧化，食材切開或剝開後最好立即食用。同時蔬果要避免蒸煮、存放時間過長；或用銅、鐵等容器盛放，否則會破壞和損耗維生素C。

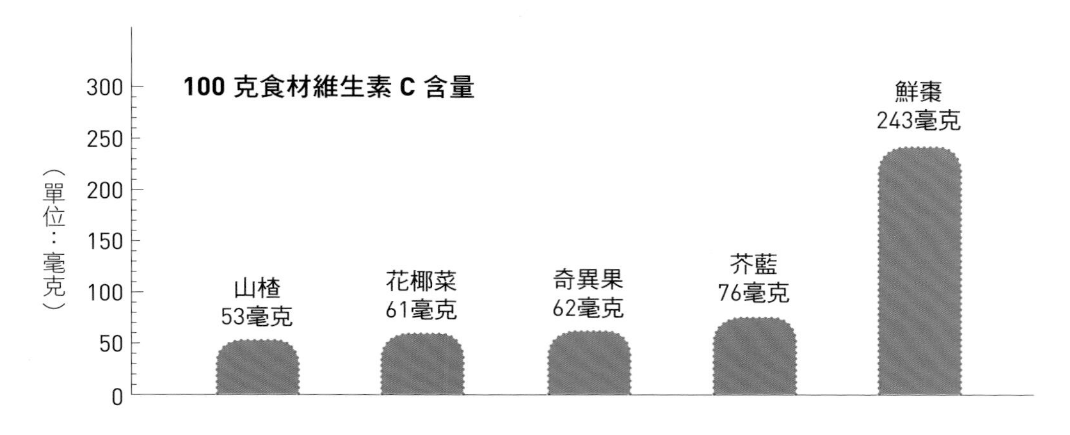

維生素E能防止血管老化

維生素E保護心腦血管組織

維生素E是人體主要的抗氧化營養素之一，可消除活性氧，分解體內的過氧化脂質，阻止因氧化壓力引起的細胞衰老，同時還能防止血液中脂肪氧化及沉澱，有利於血管通暢，保護心腦血管健康。

維生素E和維生素C是黃金搭檔

如果只攝取維生素E，也得不到很好的抗氧化效果。維生素C具有恢復維生素E活性的能力，能夠幫助維生素E持續發揮清除自由基的作用。所以維生素E最好和維生素C搭配食用。

正常膳食即可滿足人體對維生素E的需求

每人每天建議維生素E攝取量為14毫克。維生素E在自然界中分佈廣泛，人體每天從植物油、綠葉蔬菜、堅果中攝取，已足夠身體所需。膳食均衡的人一般不會缺乏維生素E。每天吃早餐的時候，不妨來杯豆漿加一碟花椰菜或一個奇異果，就能達到一天的需求量。

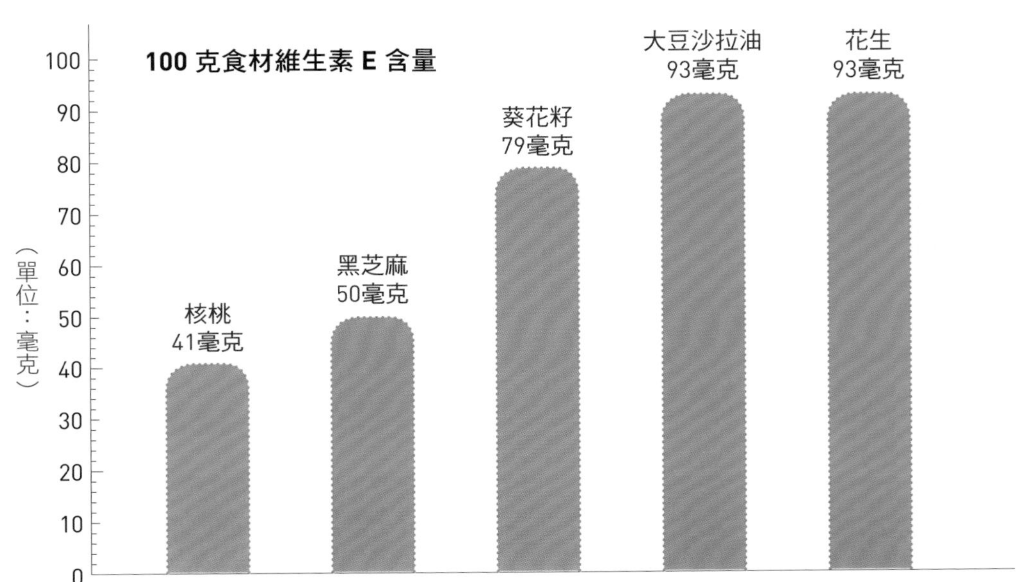

鈣讓血壓保持正常

鈣是人體最重要的礦物質，除了組成骨骼，對於神經傳導、細胞分裂、肌肉收縮同樣有重要作用。同時，鈣也是對血液和血管影響甚鉅的營養素。血液中的鈣需維持在一定水準，否則會向骨骼「借」鈣，以此維持正常濃度。

鈣能調節血壓

血液中的鈣具有調節血壓的作用。人體如攝取充分的鈣，能增加尿鈉排泄，減輕鈉對血壓的不利影響，有利於降低血壓。但不代表能過量補鈣。

鈣搭配維生素D，吸收率更高

鈣在腸道被吸收時離不開維生素D。如果人體缺少維生素D，就無法良好地吸收利用攝取的鈣。維生素D對調節鈣的代謝至關重要。成人每天的鈣攝取量以800毫克為宜。鈣的補充形式多樣，除食材外，還有多種補充劑，如片劑、膠囊、粉狀、液體等。適當曬太陽對補鈣有幫助。下午4點至5點是曬太陽補鈣的最好時機，照射紫外線可以促進腸道對鈣、磷的吸收，增強體質，促進骨骼鈣化。

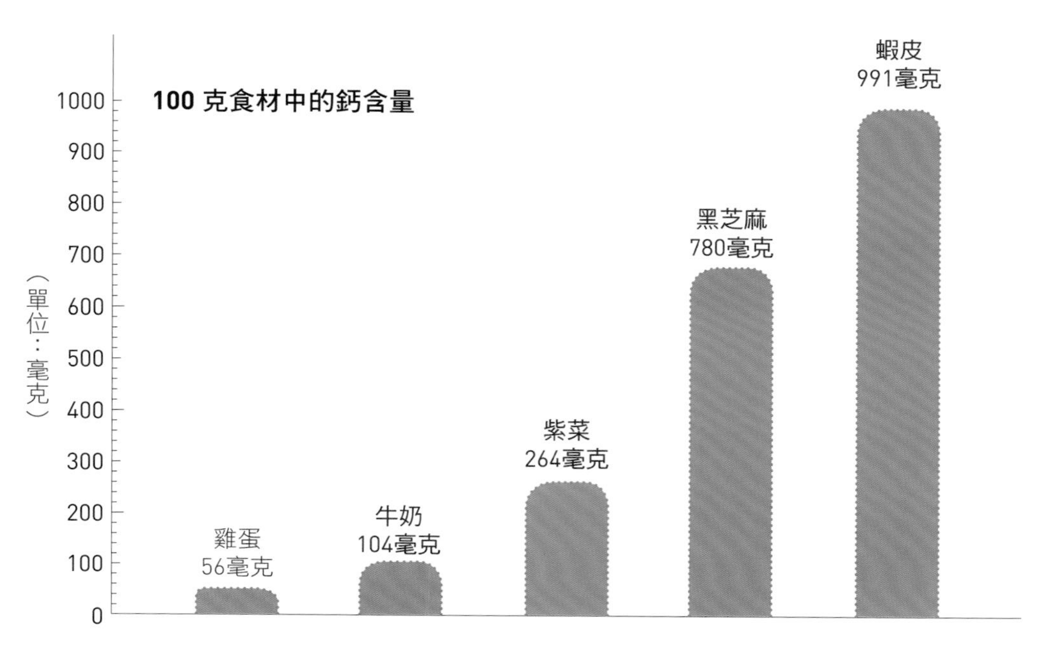

鎂是疏通血管的好幫手

鎂是參與人體代謝過程的常見元素，若不足可導致人體代謝發生改變，並造成不適，如焦躁不安、精神緊張，甚至引起心血管系統功能失常等疾病。

鎂能調節膽固醇，讓血管瘦身

鎂對血管的好處主要是以下幾個方面：❶鎂可提升好膽固醇，降低壞膽固醇，有效降血脂。❷可減輕藥物以及其他有害物質對血管的傷害，維護血管健康。❸能降低代謝不良引起的脂肪囤積，疏通血管，提高心血管免疫力，防止動脈硬化，保護心腦血管。

鎂鈣搭配，優勢互補

一般建議成人每天攝取330毫克鎂。同時搭配食用富含鈣的食物，兩者能相互促進吸收。尤其酗酒及服用利尿劑的人，會因為酒精和利尿劑促使鎂離子流失。精神緊張、劇烈運動者以及中老年人，補充鎂可緩解緊張情緒，降低疲勞感及中風危機。

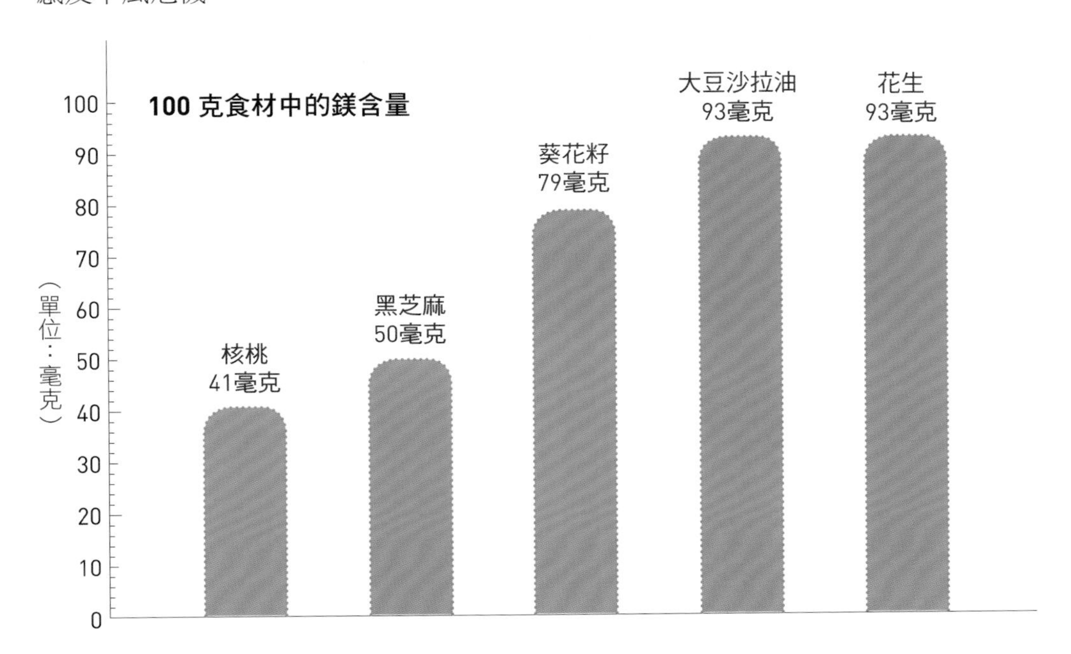

硒能防止有害物質在血液沉積

硒能預防和保護心腦血管健康

硒能在細胞質中破壞過氧化物，其強大的抗氧化功能，可調節體內膽固醇及三酸甘油脂代謝。硒能清除、破壞血管壁上已沉積的膽固醇，降低血黏度。同時，硒對抗脂肪氧化的能力比維生素E強50～100倍，能夠抑制血液中脂質氧化、沉積，有利於保持血脂代謝通暢，保護心腦血管健康。

硒搭配維生素E促進血液循環

硒和維生素E搭配攝取，可產生抗體，改善人體免疫功能，避免血液出現凝塊，促進血液循環，預防心腦血管疾病。每天攝取60微克硒就能滿足身體所需。

哪些人需要多攝取硒

硒能促使排出損壞腎臟、生殖腺和中樞神經活動的有害金屬離子，大幅降低癌症發病率，從事有毒有害工作或經常受到輻射干擾的人需注意補充硒。吸菸的人和家族有心臟病史者、高血壓、糖尿病、血脂異常、冠心病及肝病、胃腸疾病患者同樣需多攝取硒。

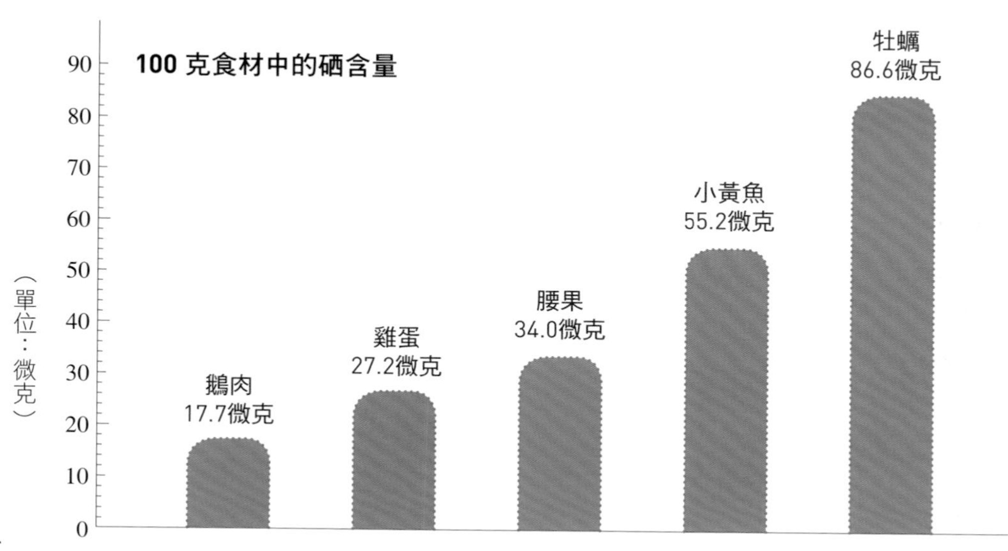

03

預防心血管壓力增加，避免高血壓、腦中風、心臟衰竭

心臟收縮和舒張形成血壓

我們可以把心臟想像成一個肌肉組成的泵浦，這個泵浦可以把血液運送到身體的各個部位。心臟每跳一次可分為兩個步驟：收縮與舒張，構成心動週期。如此周而復始，向全身供應血液。

心臟收縮產生高壓

當心臟收縮時，左心室將血液射入大動脈，繼而輸送到全身，流入血管的血液使血管充盈擴張，對血管壁產生較高的壓力，此時稱為「收縮壓」，即高壓。

如果心肌出現問題，心臟無力收縮，泵出去的血液就不能滿足身體所需；若長期出現此狀況，就有可能惡化：人一活動就會氣喘吁吁，上氣不接下氣；腿變腫、肺內積水等。

心臟舒張產生低壓

心跳的第二步是舒張，這時心肌放鬆下來，好讓血液流進心腔。當心臟舒張時，輸出的血液返回右心房，動脈血管裡的壓力也隨之下降；充盈擴張的動脈血管彈性回縮，驅使血管裡的血液不間斷地「灌溉」著微血管床，為組織提供營養和氧氣。心臟舒張時，血液對血管壁產生的壓力就大大下降了，此時稱為「舒張壓」，即低壓。

如果心肌很僵硬，無法放鬆，血液就不能充分流入心室，心肌在收縮時就沒有充足的血液可以送出去。一旦出現這種情況，即便心肌的收縮功能良好，心臟也不能輸出足夠的血液來滿足身體所需。

心臟的結構

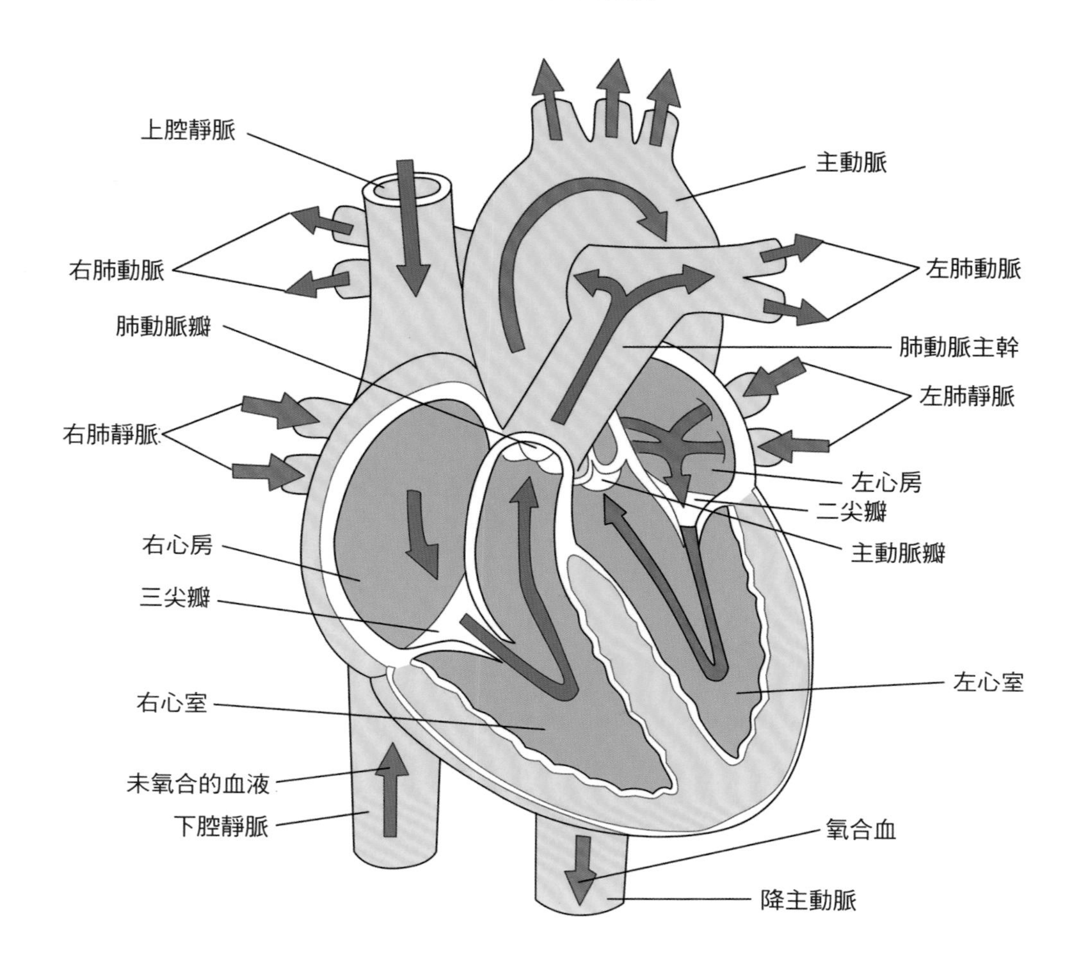

醫生的關鍵叮嚀

什麼是高壓、低壓和脈壓

收縮壓就是「高壓」，舒張壓則是「低壓」。他們之間的差值成為「脈壓」。脈壓反映了動脈血壓的波動程度，正常的脈壓多在30～40毫米汞柱。隨著年齡增長，動脈彈性回縮逐步變差，沒有足夠力量來維持舒張壓水準。因此有不少老年人會發現自己的脈壓高於正常值。

理想血壓值是120／80毫米汞柱，長期超標會讓心肌變僵硬

通常收縮壓每升高10毫米汞柱或舒張壓每升高5毫米汞柱，發生腦中風的風險就增加40％左右。現在對高血壓的危害認識越來越清晰，也日漸體認把血壓降到正常範圍比較安全。

血壓升高，心肌會隨之變厚

血壓和心臟的關係，就像槓鈴之於舉重員，舉重運動員能舉起的重量越重，其手臂、腿和背部肌肉就越發達。同樣，血壓越高讓心肌相對變厚。

長時間高血壓不僅會讓心臟變得很僵硬，還會讓心臟變肥厚，這可不是什麼好事。心肌雖有力量，但舒張功能大不如前，心臟不能鬆弛下來，久而久之就會發生心臟衰竭。

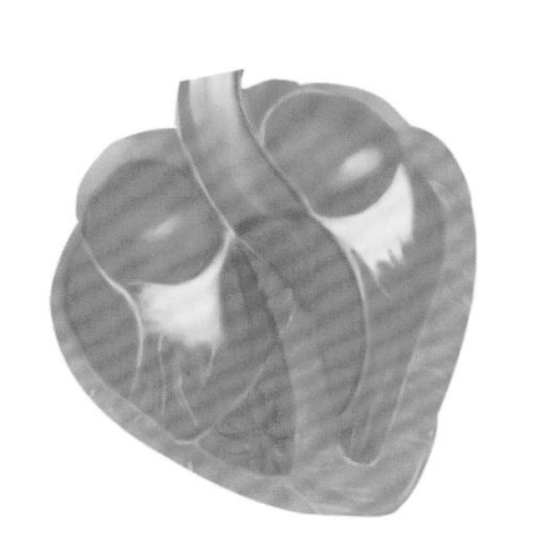

正常的心臟

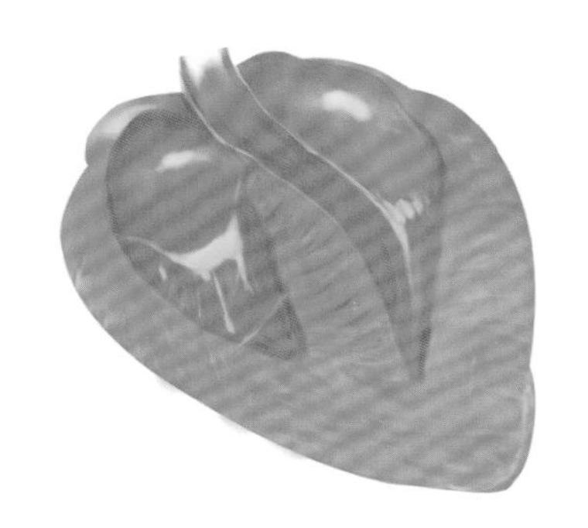

肥厚的心臟

與正常心臟相比，過於肥厚的心臟無法鬆弛，有損健康。

健康生活，讓血壓回歸標準

按照世界衛生組織的血壓分級，理想血壓和正常血壓是所有人的控制目標。每個人都需要透過健康的生活方式，將自己的血壓控制在120／80毫米汞柱以下。

國際研究保證！有效控血壓的「得舒飲食法」

什麼是「得舒飲食」療法

得舒飲食（DASHdiet）就是降低血壓的飲食模式，是由美國的心臟、肺、血液研究所（NHLBI）推出，是風靡美國並受到全世界醫學界推崇的飲食療法。經臨床試驗證實，採用得舒飲食模式2週後，血壓可降低8～10％。

食物組	每日份數	每份份量
穀物（全穀類製品為主）	6～8	1片麵包（為1份，下同）；30克的乾燥穀物；半碗米飯、義大利麵或穀物。
蔬菜	4～5	1碗新鮮綠葉蔬菜；半碗新鮮切碎蔬菜；半碗烹飪的蔬菜；半杯蔬菜汁。
水果	4～5	1個中等大小水果；1／4碗水果乾；半碗新鮮、冰凍或罐頭水果；半杯果汁。
脫脂或低脂牛奶或乳製品	2～3	1杯牛奶；45克起司。
瘦肉類和魚	少於630克	烹飪的豬肉、牛肉或魚；1個雞蛋。
堅果、種子和豆類	每週4～5份	1／3碗堅果；2匙花生醬；2匙種籽；半碗烹飪的豆類。
脂肪和油類	2～3	軟奶油、植物油和美乃滋各為1匙；2匙沙拉醬。
糖果和添加糖	每週少於5份	1匙糖；1匙果醬；半碗冰淇淋或吉利丁；1杯加糖果汁。

三餐以飽和脂肪酸及總脂肪含量低的食物為主

可以用一句話來概括得舒飲食，那就是「三餐以水果、蔬菜、低脂乳製品等，飽和脂肪酸及總脂肪含量低的食物為主」。

不是限制飲食，而是多吃有利於控制血壓的飲食

雖然得舒飲食的設計原理仍然遵循心血管保健原則，即限制總脂肪、飽和脂肪酸及膽固醇的攝取量，但與一般飲食原則相比，得舒飲食更強調高血壓族群應「多吃有利於控制血壓的食物」，而不是一味地限制、強調「這個不能吃、那個不能吃」。

什麼是有利於血壓控制的食物呢？基本上這些食物都具備高鉀、高鎂、高鈣、高膳食纖維、豐富不飽和脂肪酸以及低飽和脂肪酸的營養特色。

得舒飲食不限鹽，因其本身就是清淡飲食

得舒飲食並沒有刻意強調鹽的限制攝取，因為其本身就是一種高蔬果飲食，所攝取的鹽量本來就較低，是一種清淡飲食。

醫生的關鍵叮嚀

得舒飲食的優點

1. 一種營養非常均衡的模式，確保身體的必需營養素，可以長期食用。
2. 對慢性病有一定的預防效果，尤其預防「三高」的效果非常顯著。
3. 可以作為減肥食譜，幫助維持體形。
4. 這個飲食模式的原則並不複雜，容易理解記憶。

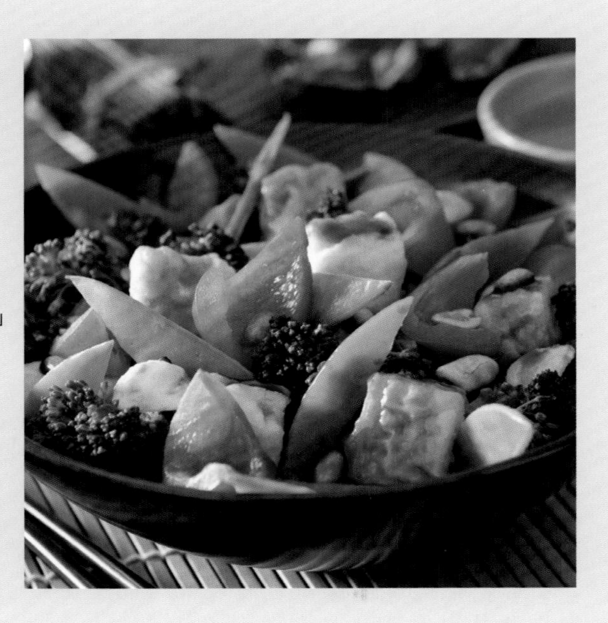

這樣烹調，低鹽又美味

對於很多口味重的人來說，一下子轉為清淡飲食會有食之無味的感覺，難以適應。那麼，怎樣做到讓食物美味，使人有食慾，但又不增加食鹽量呢？下面介紹一些幫助減鹽又美味的烹調技巧。

選一些具有獨特風味的食物烹調

重口味的高血壓患者無法適應清淡無味的低鹽菜餚時，可以選擇食用番茄、洋蔥、香菇等具有獨特風味的食物；和清淡食物一起烹調可以增強口味，具有調味料的作用。

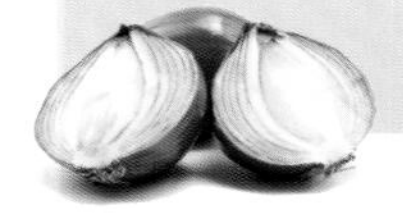
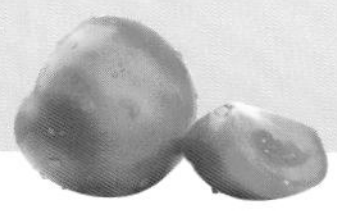
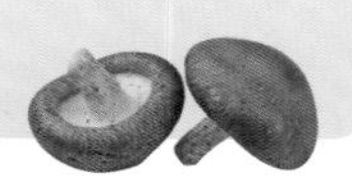

充分利用蔥、薑、蒜的爆香味

蔥、薑、蒜不僅自身有營養價值，還可以給食物提香。烹調時可以多放，讓食物產生香味，增強食慾。

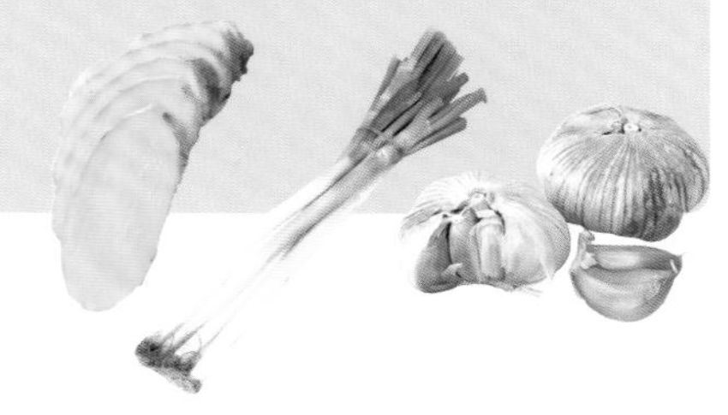

用醋、檸檬等酸味料

檸檬、醋、柚子等食物都有清香的酸味，有利於帶出美味，減少食鹽添加；檸檬和柚子還能夠補充維生素C。

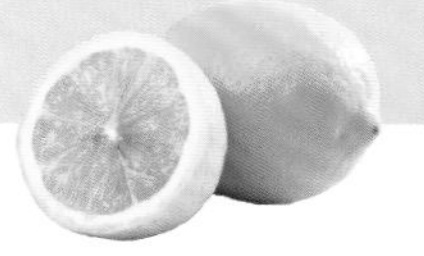

利用芝麻醬、核桃泥調味

芝麻醬、核桃泥味道鮮香，是很好的調味料。做涼菜、涼麵的時候加些芝麻醬或核桃泥，即使放很少的鹽，也會十分可口。

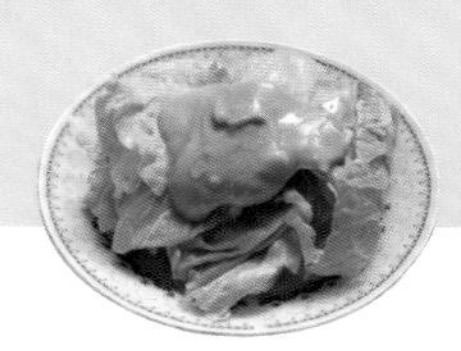

烹調時慢點放鹽

烹調時，在食物煮熟或燉湯結束時再開始放鹽等調料，這樣就不會讓鹽分入味太深，也就可以減少用鹽量了。

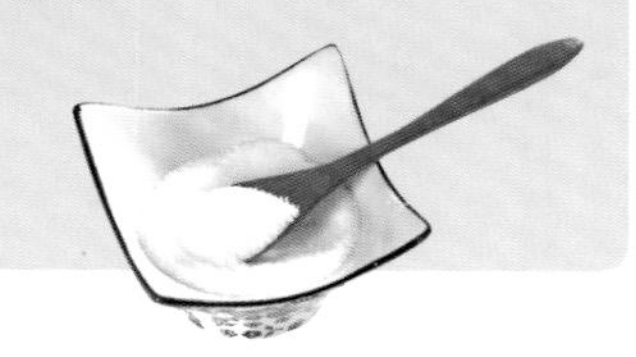

選擇當季食材

每一種食物都有自己的味道，選擇時令新鮮菜，可以充分享受菜品本身的味道，即便做得清淡些也很好吃。

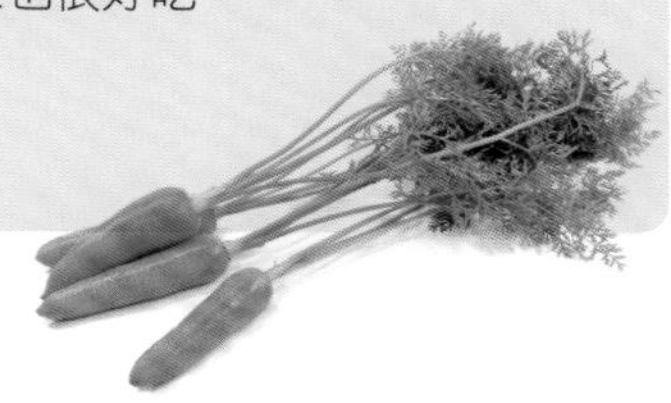

常吃清淡菜餚

要注意經常配上一些不帶味道或只需要極淡味道的菜餚，如蒸南瓜、生黃瓜條、番茄塊、白灼蝦、清蒸魚等；在菜餚中添加一、兩道這樣簡單烹製的清淡料理，不僅新鮮天然，能品嘗到食物的原味，並具有減鹽的效果。

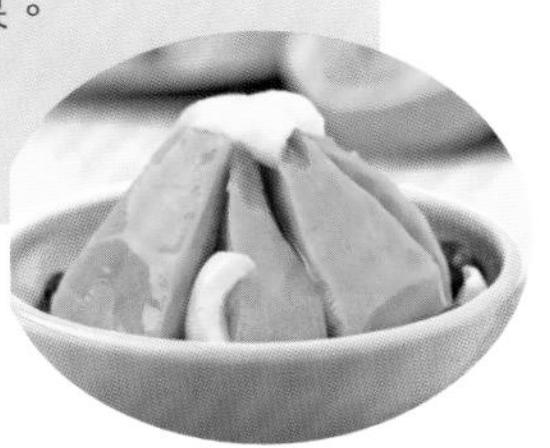

別在湯羹太熱時放鹽

湯羹溫度過高時，人的舌頭對鹹味的敏感度就會降低，這個時候味道嚐起來適中，放到常溫時就會偏鹹了，因此不妨等湯降到常溫後再放鹽調味。

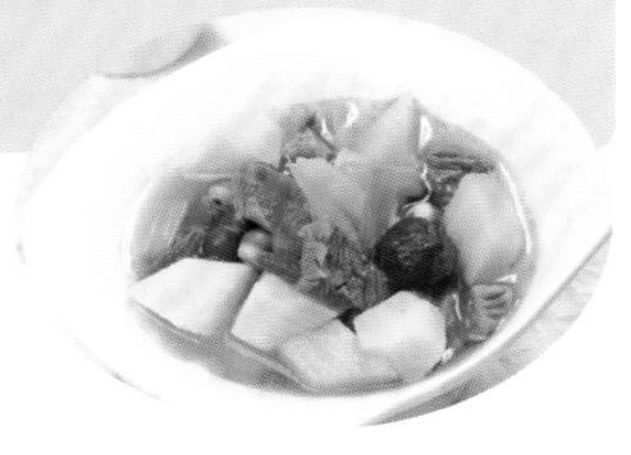

涼菜要即食即拌

做涼拌菜時不要提前太早拌好，最好現吃現拌，這時鹽分多在菜的表面和調味醬中；如果儘快吃完，鹽分來不及深入內部，還可以把一部分鹽分留在菜湯中。

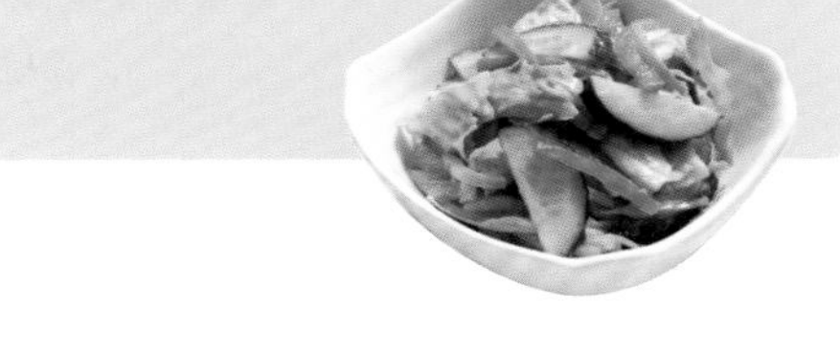

限制含鹽調味料和配料

除了鹽和醬油之外，很多調味料和食品配料都含有鹽分。如雞粉含有鹽，味精也是一種鈉鹽，而甜麵醬、豆瓣醬、味噌、香辣醬等各種醬類調味料，都是含鹽「大戶」。做菜時若使用這些調味料，就要相對減少食鹽的量，甚至可以不放鹽。

此外，豆豉、腐乳、海鮮醬汁、蝦皮、蝦米、淡菜、火腿、香腸等含鹽量極高，調味時最好先仔細品嘗，再決定要加多少食鹽。

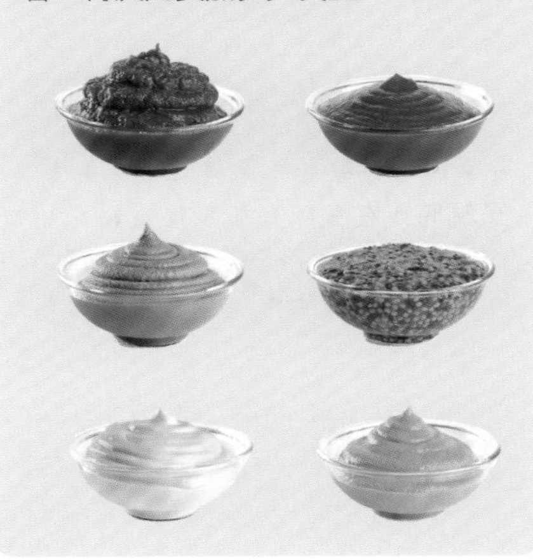

減少精細加工

盡量不要選擇太過精細的烹調方式，例如蔬菜能不切就不切，一般根莖類、蔬菜等不要切得太小或製成泥狀，因為食物切得越細碎，食用後血糖升得越快。多嚼幾下，讓腸道多蠕動，有助於控制血糖、穩定血壓。

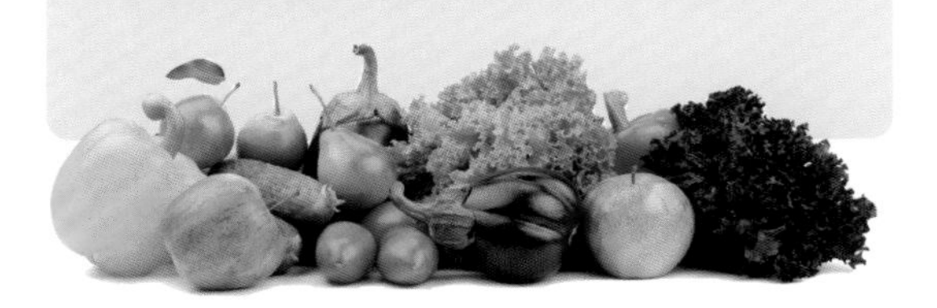

食物中的降壓高手

芹菜

使血管平滑肌舒張

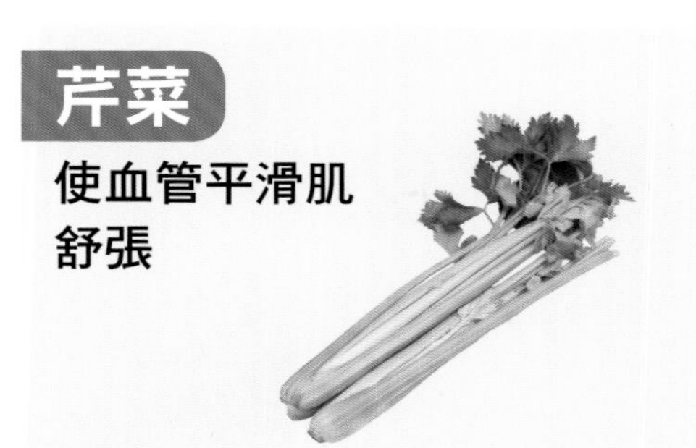

芹菜中所含的蘆丁能降低微血管通透性，增加血管彈性，具有降血壓作用；所含的丁基苯酞亦可降低血壓。

吃法

❶ 芹菜適宜生吃或涼拌，連葉帶莖一起嚼食，能攝取最多養分。

❷ 烹飪前將芹菜用滾水汆燙一下，這樣可以減少用油量，降低身體對油脂的攝取，適合血壓偏高的人食用。

❸ 把芹菜連葉洗淨剁碎，與肉餡按1：1的比例攪勻調味再包餃子，可以良好保存降壓元素蘆丁和芹菜素。

芹菜榨汁涼血降壓

取芹菜100克，礦泉水或冷開水適量。將芹菜洗淨後切小段，和適量冷開水放入榨汁機，榨汁後過濾，加蜂蜜調味即可。芹菜汁可清熱利濕、涼血平肝、降血壓。

苦瓜

限制鈉內流

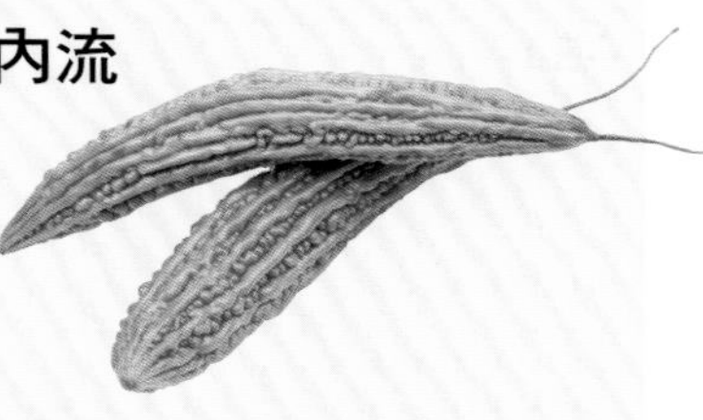

苦瓜富含鉀，維持滲透壓平衡能限制鈉內流，減少刺激釋放去甲腎上腺素。另外，苦瓜所含的生物鹼類物質奎寧，有利尿活血、消炎退熱、清心明目的功效。

吃法

❶ 苦瓜適宜清炒，但烹調時間不宜長，否則水溶性維生素會釋出流入菜汁，或隨著水蒸汽揮發，降低降壓功效。

❷ 苦瓜榨汁時可加點檸檬汁，增強血管彈性和韌性，預防心肌梗塞。

苦瓜茶飲緩解頭痛

取乾荷葉10克、檸檬草5克、乾苦瓜4片。洗淨荷葉和苦瓜，把荷葉撕成小片，再把全部材料放入杯中，倒滾水燜泡10分鐘後飲用。這道茶可擴張血管、降低血壓，還能改善血壓升高引起的頭痛。

海帶

阻止血液黏性增強

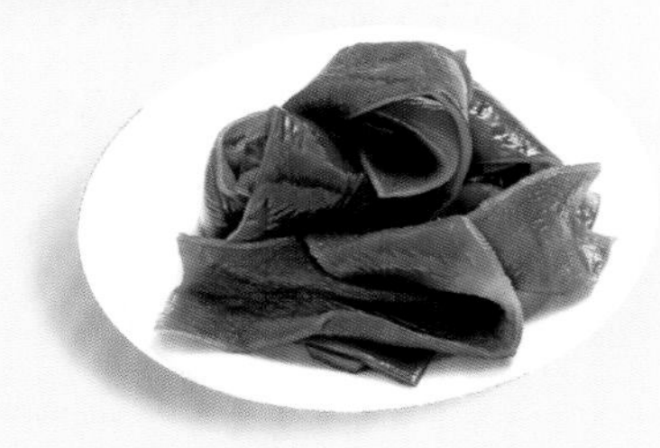

海帶所含的岩藻多醣能阻止紅細胞凝結反應，可預防血栓和因血液黏性增加引起的血壓上升。

吃法

❶ 海帶浸泡或汆燙後，可與芹菜、青椒、黃瓜、豆腐絲、馬鈴薯等一起涼拌後食用，爽口之餘，預防高血壓的效果也不錯。

❷ 海帶中所含的碘，是體內合成甲狀腺素的主要原料，可用來做湯，有助於補充鉀元素、限制鈉內流，具有降血壓的作用。

白色粉末是重要的降壓元素

乾海帶的表面都有一層白色粉末，這是甘露醇；沒有任何白色粉末的海帶品質較差，不宜選用。

地瓜

保持血管彈性

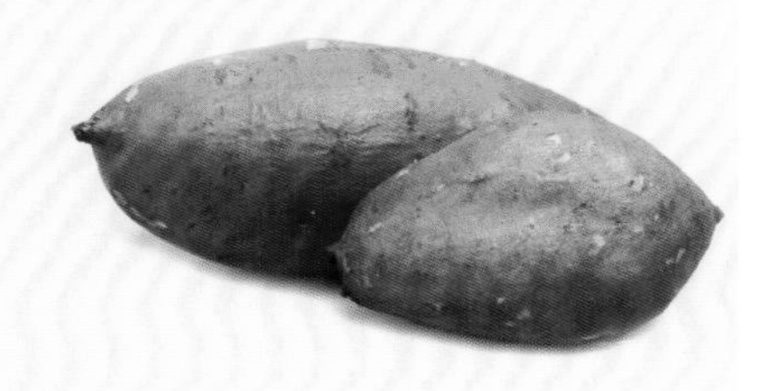

地瓜切開後會滲出白色的漿狀物質，這種物質是黏蛋白，它能保護黏膜，促進膽固醇排泄，有助於保持血管壁彈性，降低血壓。

吃法

❶ 地瓜熬粥食用，易消化，可消除活性氧的作用，防止誘發動脈硬化，有助於預防高血壓併發動脈硬化。

❷ 地瓜飯會提高飽足感、減少熱量吸收；地瓜與馬鈴薯都是富含澱粉的食物，兩者在吃法上有一些相通之處，如清炒地瓜絲、地瓜丁炒飯等。

清炒地瓜葉的降壓效果好

地瓜葉加少許食用油清炒後，放入一些蒜末調味，不僅非常爽口，且有降血壓作用。

燕麥

降低體內鈉含量

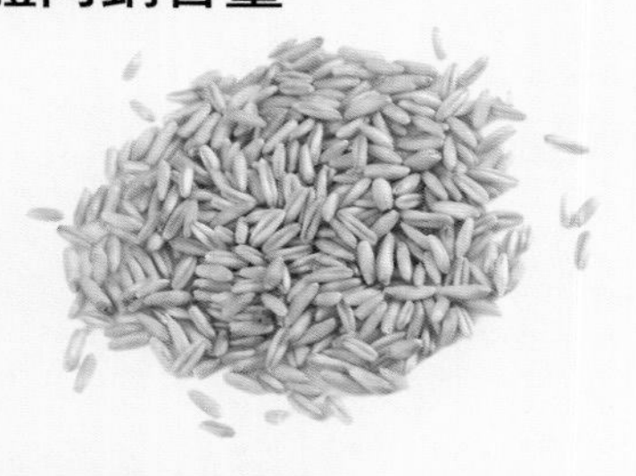

燕麥富含的膳食纖維具有吸附鈉的作用，可促使人體內多餘的鈉隨糞便排出體外，降低體內鈉含量，輔助降血壓。

吃法

❶ 焗米飯或蒸饅頭時，加適量燕麥可增加香氣，又可提高膳食纖維的攝取量，幫助降低體內鈉含量。

❷ 可用燕麥粉與馬鈴薯粉做成馬鈴薯燕麥餅，烘烤或煮食都不錯，風味和口感都很好，還能發揮排鈉降壓的效果。

麥片不等於燕麥片

純燕麥片是用燕麥粒軋製而成，形狀比較完整，還有一些速食燕麥片雖有些散碎感，但仍能看出原有形狀。市面上一些「麥片」是多穀物混合的，燕麥成分少，並摻有麥芽糊精等，而且有時含糖量很高，所以要選購單純的燕麥片。

牛瘦肉

鋅和蛋白質含量高

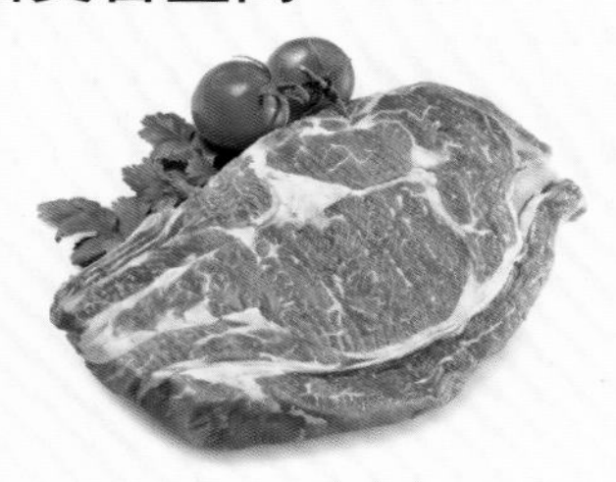

富含優質蛋白質，適量攝取有利於降低高血壓發病率。牛瘦肉還富含鋅元素，研究指出若飲食中增加鋅含量，能防止因為鎘增高而誘發的高血壓。

吃法

❶ 烹飪牛肉時放點山楂，可使牛瘦肉易熟，還可去油膩。山楂可擴張血管，兩者同食降壓效果明顯。

❷ 牛瘦肉的纖維組織較粗，分切時要垂直肉的紋理，這樣不僅容易入味，也更容易嚼爛。

❸ 牛肉可燉煮、炒食，具有補中益氣、強健筋骨的作用。

老人食用宜煮粥、燉湯

牛瘦肉的肌肉纖維較粗糙，且不易消化。高血壓患者若又臨中老年，消化能力較弱，不宜食用過多，應適當食用嫩牛肉。烹飪時可以切得細小一點，多用煮粥、燉湯的方式，使其軟爛易消化，有助於養脾胃、降血壓。

降壓的經典食療

夏桑菊茶　舒張血管，顯著降壓

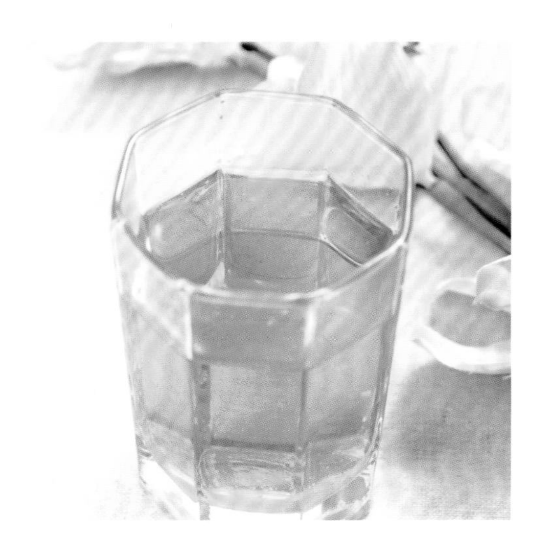

材料　夏枯草6克、桑葉10克、菊花9朵、冰糖適量。

作法

1. 將夏枯草、桑葉和菊花用清水洗去浮塵，放入加熱容器，加冰糖和水適量，泡10分鐘。
2. 用大火燒開，再用小火煮5分鐘。
3. 關火，讓材料在湯中浸泡，冷卻、過濾後冷藏飲用口味更好。

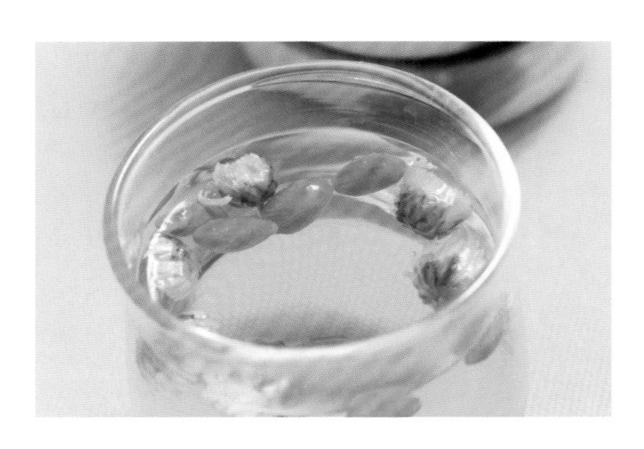

菊花枸杞茶　解決頭暈、頭痛

材料　菊花6朵、枸杞子6粒、冰糖少許。

作法

1. 將菊花、枸杞子、冰糖放入杯中，用滾水沖泡，焗5分鐘。
2. 待溫熱後即可飲用。

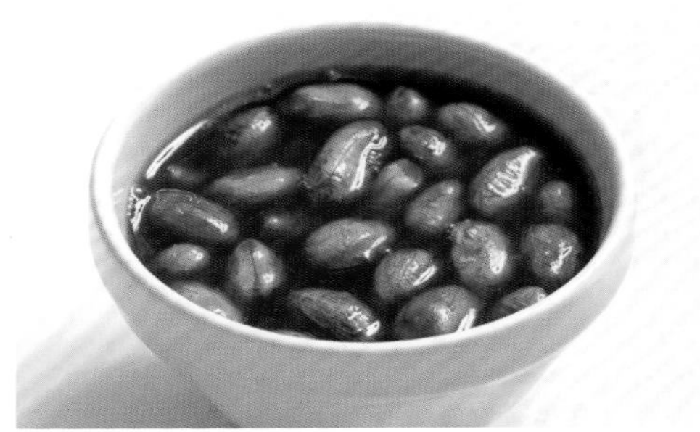

醋漬花生仁　降低血壓，軟化血管

材料　花生仁100克、醋200毫升。

作法

將花生仁用清水洗淨，但要保留紅色外皮，放入醋中浸泡7天。每晚睡前嚼服10顆，血壓下降後可隔數日服1次。

註：本書涉及含糖、蜂蜜的飲食，均不適宜糖尿病患者。

04

預防血液黏稠，避免冠狀動脈硬化、腦栓塞

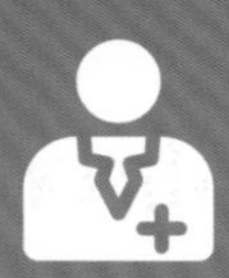

你的血液黏稠嗎？

血液黏稠危害大

通常血管中心的血流最快，血液從薄的血管流向厚的血管時，順著厚的血管壁流動，厚的血管中心的血液流速加快。如果血液中膽固醇含量高，或患有血脂異常、糖尿病等，血液中的垃圾多，血液就會變得黏稠、血流減慢，導致血管壁出現垃圾堆積，逐漸形成動脈粥狀硬化，發生腦栓塞等。

如何知道是否血液黏稠

雖然血液黏稠不像貧血或失血那樣症狀明顯，不過細心一點還是能感覺到蛛絲馬跡。如果中老年人出現右邊方框裡的症狀，有可能是血液黏稠所致，最好到醫院做相關檢查。

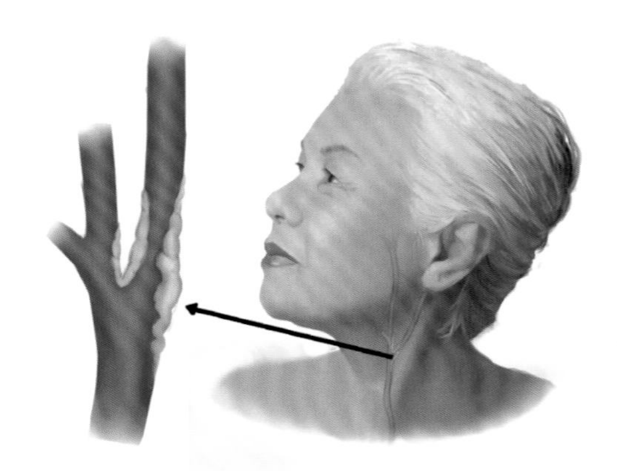

頸動脈斑塊是頸動脈粥狀硬化的表現，好發於頸總動脈分叉處。

❶ 早起頭暈，不清醒，思維遲鈍。要吃過早餐後，頭腦才清醒。
❷ 午餐後需要小睡，否則整個下午無精打采。相反，晚餐後精神狀態特別好。
❸ 蹲著做事會氣喘。下蹲時回到心、胸的血液減少，肺、腦等器官缺血導致呼吸困難，故有氣喘。
❹ 陣發性視力模糊。血液變黏稠後流速減慢，血液不能提供視神經充分營養，或視神經、視網膜暫時性缺血缺氧，看東西陣陣模糊。

不飽和脂肪酸是血液的稀釋劑

不飽和脂肪酸能降低血液黏稠度

不飽和脂肪酸能夠減少脂肪積在血管壁，增強血管彈性和韌性，防止血管變脆，還能降低血液黏稠度，增進紅血球的帶氧能力。

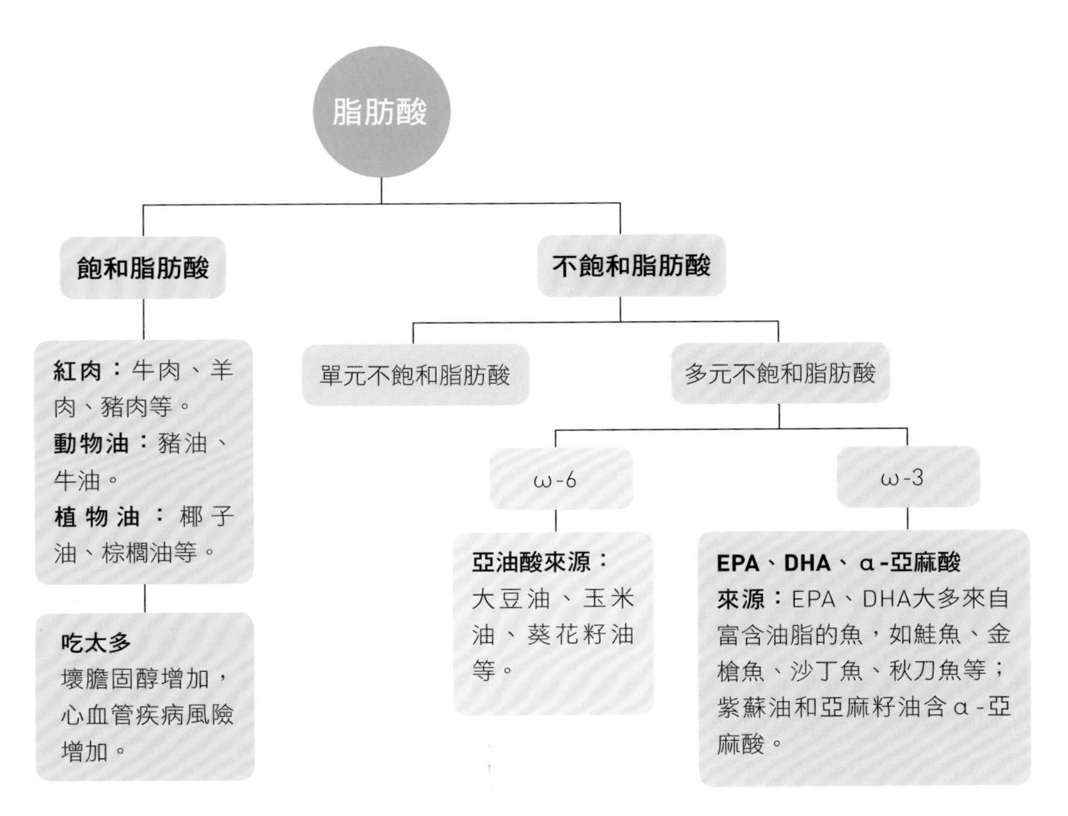

海魚、堅果、植物油等食物含有豐富的不飽和脂肪酸，可在平日飲食中適當增加攝取量。

幾種植物油中常見的不飽和脂肪酸含量

植物油（100克）	單元不飽和脂肪酸（克）	多元不飽和脂肪酸（克）
玉米油	27	57
芝麻油	64	30
花生油	40	30

不飽和脂肪酸宜占脂肪攝取總量的50～60%

不飽和脂肪酸有很多好處，但不能完全代替飽和脂肪酸，最佳攝取量為脂肪總攝取量的50～60%，即一半多一些。

營養師指出，正常成年人每天的總熱量攝取為1800～2600大卡，脂肪攝取量以總熱量的20～30%為宜，即每天脂肪的攝取量上限（1克脂肪產生9大卡熱量，按不超過30%計算）為60～85克。不飽和脂肪酸的攝取量以30～50克為宜。

維生素E和不飽和脂肪酸搭配食用更有效

雖然不飽和脂肪酸對血管有好處，但是它極易氧化，使得功效大打折扣。有沒有辦法能夠防止它被氧化呢？有，就是搭配攝取維生素E，且維生素E維護血管健康的功效也不錯。

富含維生素E的食材有黑芝麻、榛果、核桃等。

黑芝麻
（50.4毫克）
核桃
（43.21毫克）
榛果
（36.43毫克）

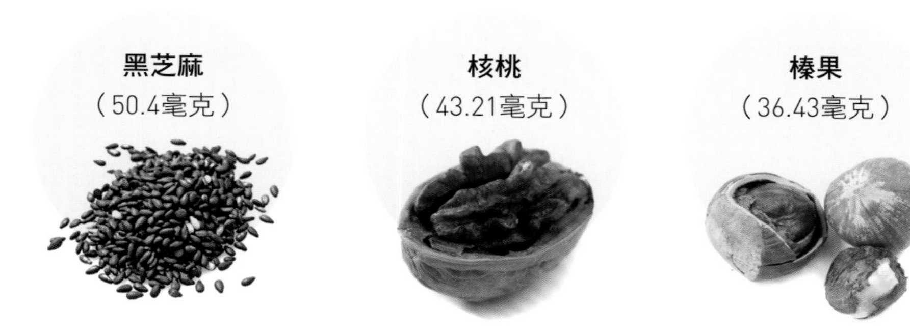

以每 100 克可食用部分計算

多吃卵磷脂豐富的食物

人體每個細胞都存在卵磷脂，主要集中在腦、神經系統、血液循環系統、免疫系統以及肝、心、腎等重要器官。

卵磷脂有乳化、分解油脂的作用，適當食用富含卵磷脂的食物，可增進血液循環，加快血液中的油脂分解，促進其排出體外。而且還能幫助清除血液中的過氧化物，降低血液中的膽固醇及中性脂肪含量，避免脂肪和膽固醇在血管內壁滯留，導致血液黏稠。

蛋黃

一個鮮蛋黃約10%為卵磷脂，每天一個水煮蛋，能提高人體血漿蛋白的含量，有利於促進新陳代謝。

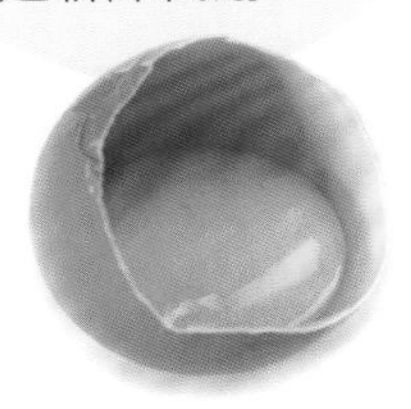

大豆

大豆內含的卵磷脂與蛋黃和動物肝臟一樣，但相對來說較完整。

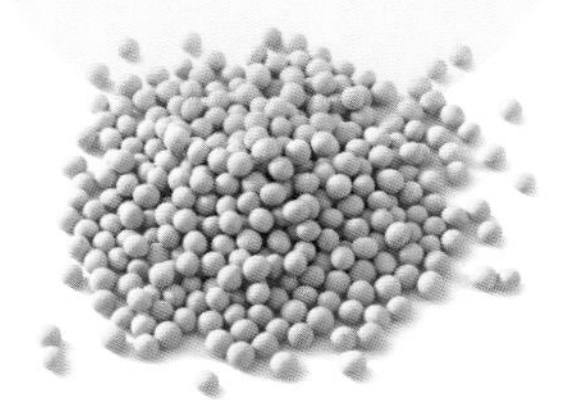

動物肝臟

動物肝臟也是卵磷脂的大本營，品質也相對較完整。

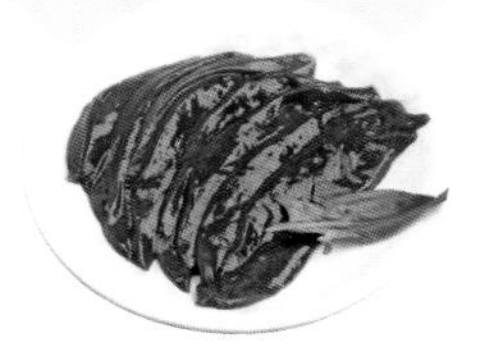

黑芝麻

黑芝麻含豐富的卵磷脂、蛋白質、維生素E和亞油酸，有益血管健康。

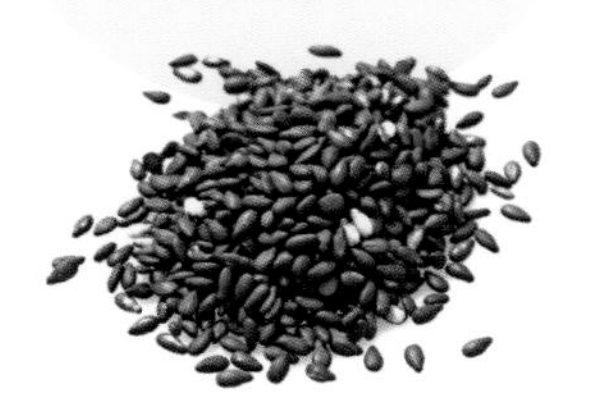

醫生的關鍵叮嚀

吃蛋不必捨棄蛋黃

一個蛋黃的膽固醇不足200毫克。根據食物成分表，每100克雞蛋黃中含有膽固醇1510毫克。一枚約44克的雞蛋，蛋黃重量為13克。按照比例，一個雞蛋黃中所含的膽固醇大概是196.3毫克。而正常人每天膳食中所含的膽固醇為300～500毫克，因此每天吃1個雞蛋，膽固醇含量還是在正常範圍內。

高脂肪、高熱量食物是心血管堵塞的原因

油條
熱量和脂肪含量高

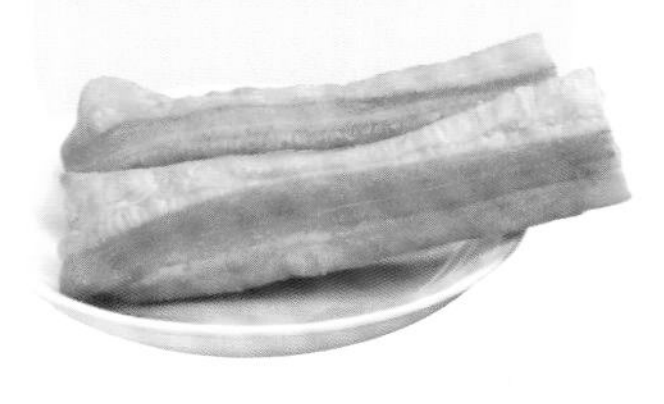

速食麵
增加脂肪攝取量

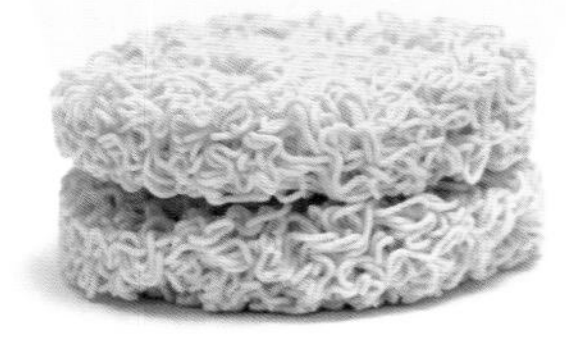

豬肝
易造成血液中膽固醇升高

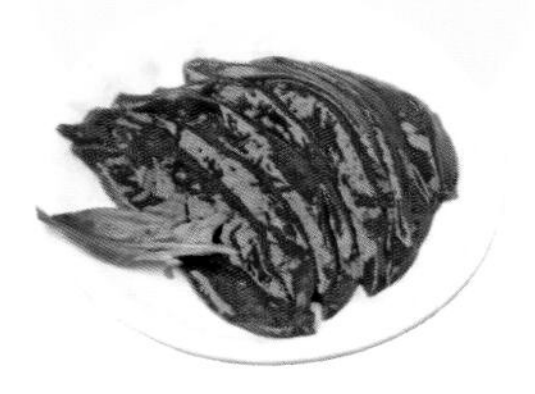

奶油
易引起動脈粥狀硬化

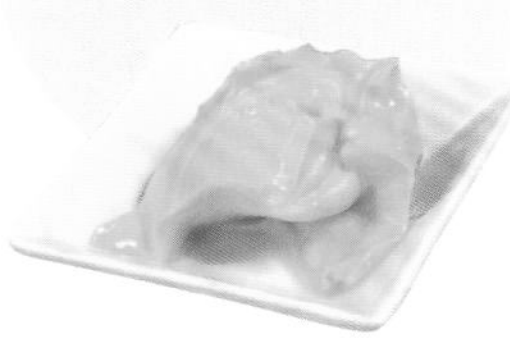

臘肉
所含的亞硝酸鹽不利健康

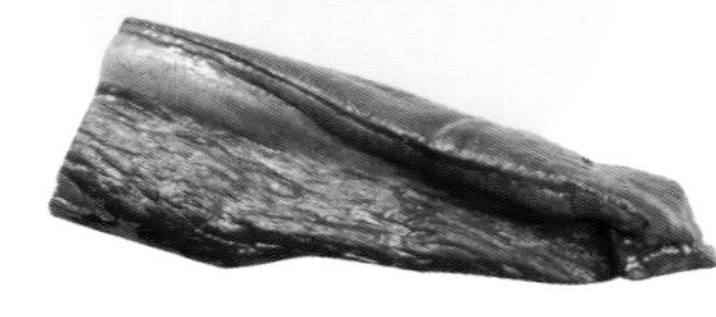

豬油
含有較多的飽和脂肪酸和膽固醇

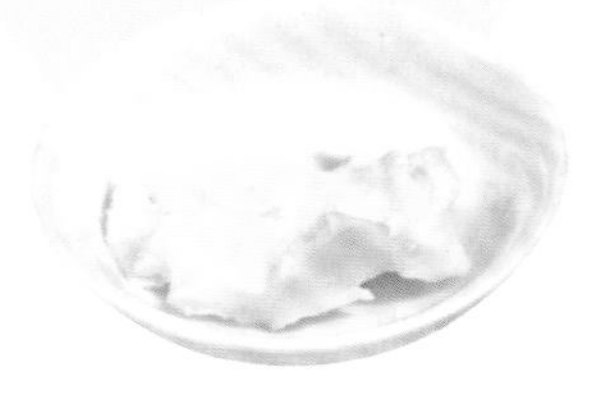

碳酸飲料
甜味劑促進血脂升高

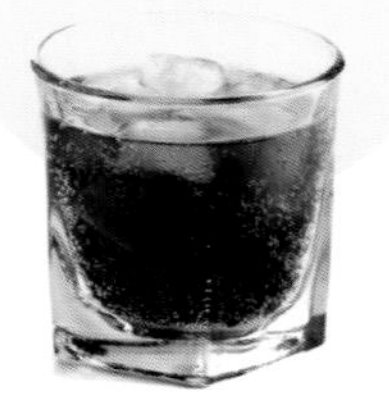

炸洋芋片
脂肪含量高

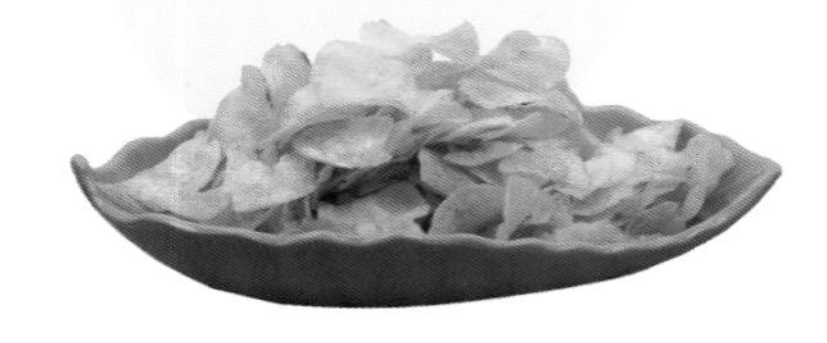

降低血液黏稠度的食物

胡蘿蔔

增加冠狀動脈血流量，稀釋血液

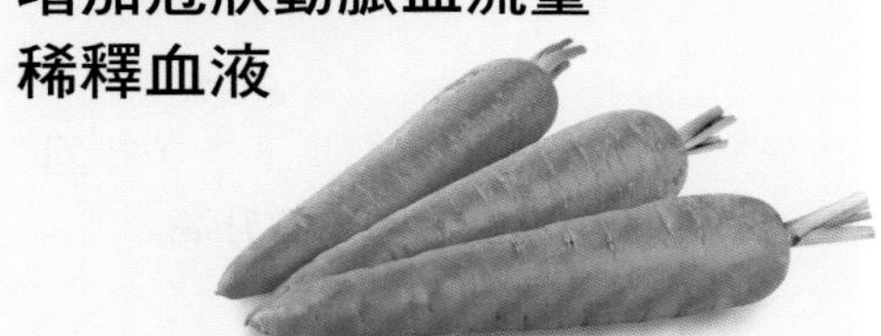

胡蘿蔔中含胡蘿蔔素、維生素C、槲皮素、山萘酚等。胡蘿蔔素和維生素C有降血脂、降血壓和強心的功效；槲皮素能增加冠狀動脈血流量，降低血黏度和促進腎上腺素合成；山萘酚可增加冠狀動脈血流量，降低血壓和血脂。

吃法

❶ 胡蘿蔔最好熟食，因為β-胡蘿蔔素是脂溶性物質，需要油脂才能更加釋放，可用油炒或與肉類一同烹調，或煮熟後用香油拌；即便只是和含油脂的菜餚搭配食用，也能使其所含的β-胡蘿蔔素被充分吸收利用，加倍發揮其降血脂血壓的作用。

補充胡蘿蔔素的健康處方

取胡蘿蔔100克、芥菜50克、蜂蜜適量。將胡蘿蔔放入滾水中煮5分鐘，撈出瀝乾，把熱胡蘿蔔、芥菜一併放入攪拌機打成汁，放涼後加蜂蜜調味即可飲用。

番茄

提高脂質代謝

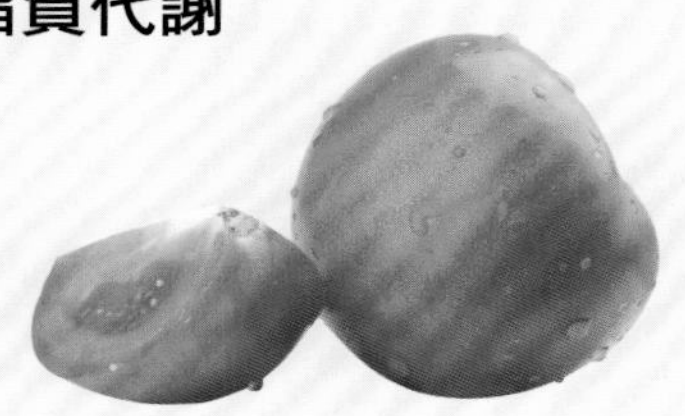

番茄中的番茄紅素能一定程度的預防心血管疾病。菸酸能維持胃液正常分泌，保護紅血球的形成，有利於保護血管壁彈性、提高脂質代謝，避免血中膽固醇含量過高，有助於防治動脈粥狀硬化及冠心病。

吃法

❶ 生吃番茄能補充維生素C、鉀和膳食纖維，有利於預防心血管疾病和控制體重；熟食能補充番茄紅素和其他抗氧化劑，可以保護血管。熟食比生食的總體營養價值要高。

❷ 番茄皮含有大量的番茄紅素，因此最好帶皮吃。

切法講究能防營養流失

將番茄蒂朝上放正，再依照紋理切，能使果肉不分離，減少流汁，留住營養物質。

海參

降低血液黏稠度

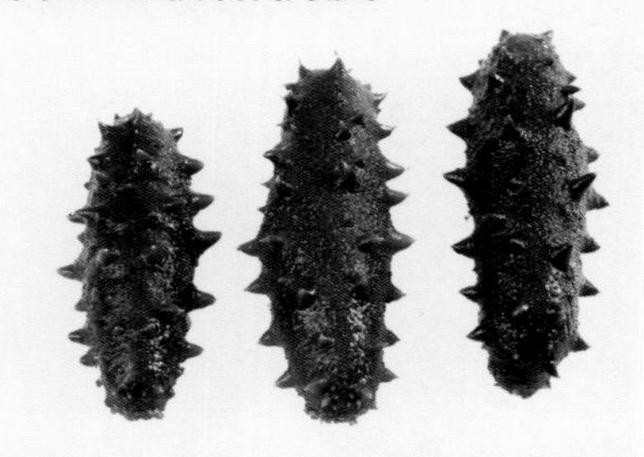

海參中的黏液蛋白和精胺酸可預防動脈粥狀硬化、冠心病和心絞痛；黏多糖可降低血清膽固醇和三酸甘油脂；微量元素釩可參與血液中鐵的輸送，增強造血功能；醣胺聚醣具有抗凝、降低血液黏稠度的作用。

吃法

❶ 烹調時不宜加醋，以免影響口感和味道，也會破壞膠原蛋白，大大降低營養價值。

❷ 清燉、煮粥最能保留營養，若紅燒、蔥燒、燴煮等則味道鮮美。海參是高蛋白、低脂肪、低膽固醇的食物，可以經常食用。

選購海參時要仔細挑選

選購時要查看外觀是否完整，表皮有無損壞的跡象。用手輕摸海參，水發海參的體內無異物，刺頭不易脫落；購買乾貨時，以體形完整、乾燥、結實有光澤、外形均勻、腹內無沙為佳。

蘋果

減少體內膽固醇和三酸甘油脂含量

蘋果中的乙酸能夠加快分解膽固醇和三酸甘油脂，膳食纖維和果膠能促進排出膽固醇，降低血液中的血脂含量。

吃法

❶ 食用時不要忘記計算蘋果的熱量（200克蘋果和25克主食交換），以減少主食量，最好在兩餐之間食用。

❷ 也可上午用蘋果100克加餐，下午用奇異果100克加餐，同時中餐主食減少25克。

挑青色的蘋果

蘋果分富士、五爪、紅玉等品種，有的偏甜有的偏酸。血液黏稠度高的人不要吃太甜的蘋果，應選青色的酸味水果。因為酸度高的水果，其血糖生成指數一般較低，如青蘋果、橘子、柚子等，有利於血糖和血脂保持穩定。

葡萄

阻止血栓形成

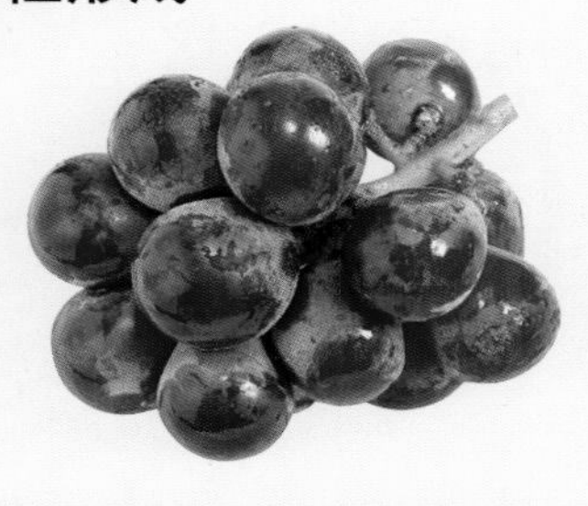

葡萄含豐富的黃酮類物質和白藜蘆醇，可降低血液中膽固醇含量，阻止血栓形成，對預防心腦血管病有一定作用。

吃法

1. 「吃葡萄不吐葡萄皮」是一種更營養的吃法。葡萄中較多的抗氧化物質，如白藜蘆醇等都是儲存在表皮和葡萄籽中，若單吃果肉就無法攝取完整的營養成分。
2. 葡萄宜榨汁食用，可與奇異果、檸檬等搭配榨汁，能夠補充水分，促進膽固醇排出體外，降低血液中的膽固醇；並有助於降血脂、抗癌、抗輻射、預防心血管疾病等。

適量飲用葡萄酒有益心血管健康

葡萄酒中含有多酚，能抑制血小板凝聚，預防心血管疾病。葡萄酒每日飲用量要控制在50毫升以下。

橘子

降低血清膽固醇濃度

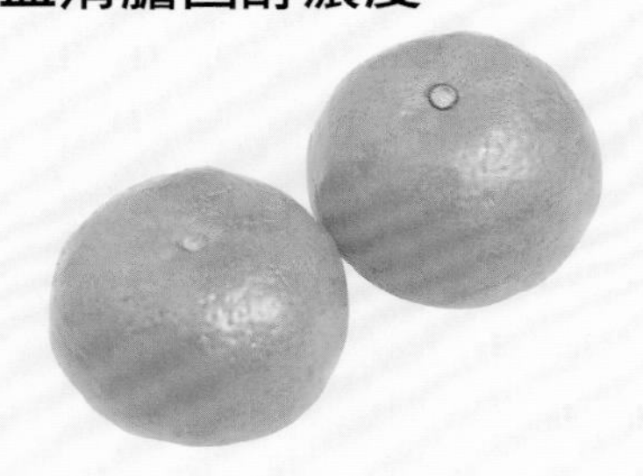

橘子中的橘皮苷可以增強微血管韌性、降低血壓、擴張冠狀動脈、預防血脂異常併發冠心病。橘子含有豐富的膳食纖維，可以促進排便、降低血清膽固醇濃度，還能有效降低血脂，預防動脈粥狀硬化等心血管疾病。

吃法

1. 橘子內側薄皮含有果膠，可與果肉一起榨汁，幫助降低膽固醇。

橘瓣銀耳羹可降低膽固醇濃度

銀耳用清水泡發，擇洗乾淨，撕成小朵；橘子去皮、分瓣。把銀耳和適量清水放入鍋中，大火燒開後轉小火煮至湯汁略稠。加入橘子瓣、枸杞煮2分鐘，調入冰糖煮化即可。橘子與銀耳的搭配可促進排便，降低血液中膽固醇濃度，有效降低血脂，對預防動脈硬化等有一定作用。

活血養心的經典食療

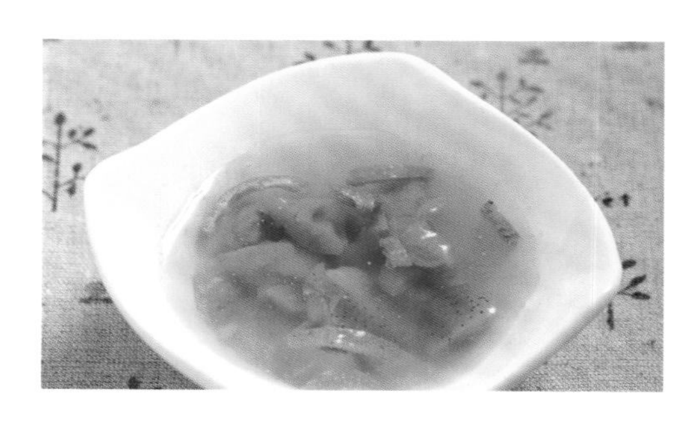

桃仁山楂飲 活血化瘀

材料 桃仁6克、山楂12克、陳皮3克。

作法

將桃仁、山楂和陳皮用水煎好即可，每天飲用1次。

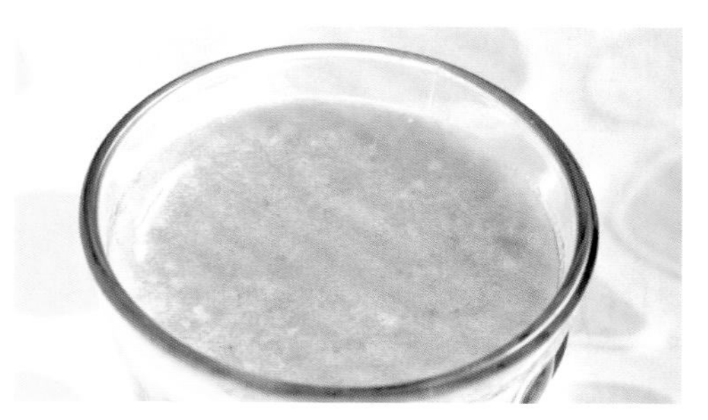

蜂蜜香蕉飲 降脂護心

材料 茶葉10克、香蕉50克、蜂蜜適量。

作法

用開水泡好茶葉，取香蕉肉壓碎並加入蜂蜜，調入茶中。代替茶水飲用，每日飲用1份即可。

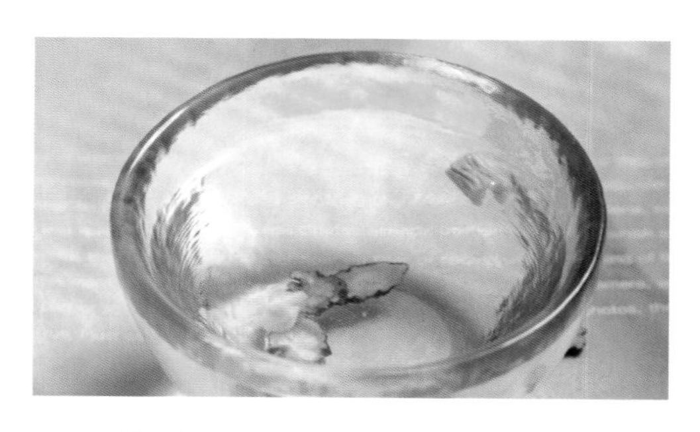

二參湯 擴張冠狀動脈

材料 黨參、丹參各20克。

作法

將材料用水煎服，早晚各1次。黨參可適當增量，並加入適量的黃耆、太子參，適合氣虛的人飲用。

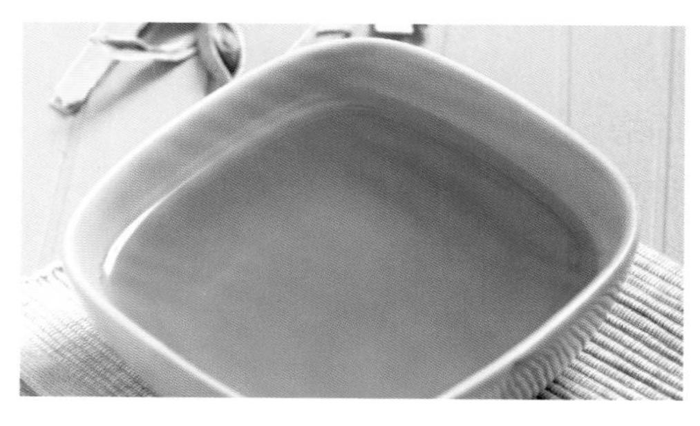

瓜蔞薤白湯 化瘀行血

材料 瓜蔞20克、薤白10克、白酒適量。

作法

將瓜蔞和薤白用水煎2次，取汁。飲用時調入適量白酒，早晚飲用。

05

預防累積血膽固醇，避免血脂異常

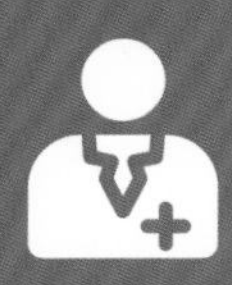

血膽固醇理想值是100毫克／分升

膽固醇的分子結構就像海水中不斷升騰的氣泡，當這些「小氣泡」挾帶在大魚大肉裡被人吃進體內，在小腸吸收後就慢慢根植在血液中，最後沉積到動脈的血管壁上；引起血脂異常、動脈粥狀硬化等。血液中的膽固醇就像白色的凝乳，若在手術中觸摸到覆蓋在血管壁上的膽固醇，就像摸著剛剛出爐的奶油蛋糕般滑膩溫熱。膽固醇生來並不壞，只是不能太少也不能過多。

膽固醇是細胞的磚瓦

膽固醇是人體必需物質。蓋房子需要磚瓦，細胞則需要膽固醇構成細胞膜。簡單來說，膽固醇就像是搭建身體這座建築物的磚瓦。膽固醇主要在肝臟內生成，被血液運送到全身各處，最終根據身體的需要分配到細胞膜上。血膽固醇應控制在100毫克／分升，如果體內膽固醇過多，無處安家的膽固醇就會沉積在動脈壁上，造成血管「擁堵」。

總膽固醇 ＝ 好膽固醇（HDL-C）＋ 壞膽固醇（LDL-C）＋ 三酸甘油脂（TG）

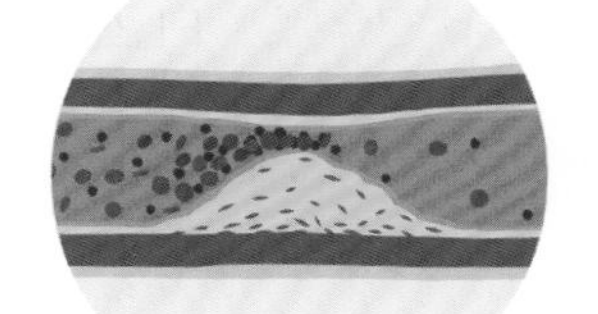

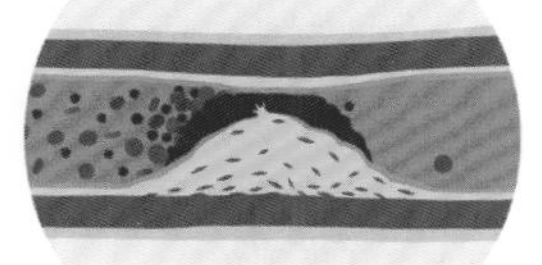

左邊是健康的血管；右邊是膽固醇累積過多，影響血流，容易導致血脂異常、冠狀動脈粥狀硬化等。

血膽固醇的目標值

LDL-C水準	LDL-C類別
＜70毫克／分升	對某些高危患者的選擇，如已患有冠心病、中風等。
70～100毫克／分升	最佳
100～129毫克／分升	接近最佳
130～159毫克／分升	正常高值
160～189毫克／分升	高
≧190毫克／分升	很高
HDL-C水準	**HDL-C類別**
＜40毫克／分升	低
40～59毫克／分升	可接受，但高點更好
≧60毫克／分升	高
總膽固醇水準	**總膽固醇類別**
＜200毫克／分升	可取
200～239毫克／分升	正常高值
≧240毫克／分升	高

好膽固醇：清理垃圾的卡車

高密度脂蛋白（HDL）是好膽固醇，可以用諧音記為「好的了」。既然是好的，當然是高一點好。高密度脂蛋白就如同體內運送垃圾的卡車，還沒等膽固醇堆積到動脈壁上，就把膽固醇清走了。好膽固醇不應低於40毫克／分升，更年期之前的女士最好在50毫克／分升以上。

壞膽固醇：堵塞「血管交通」的罪魁禍首

低密度脂蛋白（LDL）是膽固醇中的「壞人」，即壞膽固醇，可以用諧音記為「爛的了」。既然是爛的，當然是低一點好。如果把高密度脂蛋白比作垃圾處理車，低密度脂蛋白就是堆在街邊的垃圾袋，是形成斑塊，引起「血管交通」堵塞的罪魁禍首。

「提高」或「降低」是我們對待膽固醇的基本態度：「提高」是針對好膽固醇，「降低」是針對壞膽固醇。

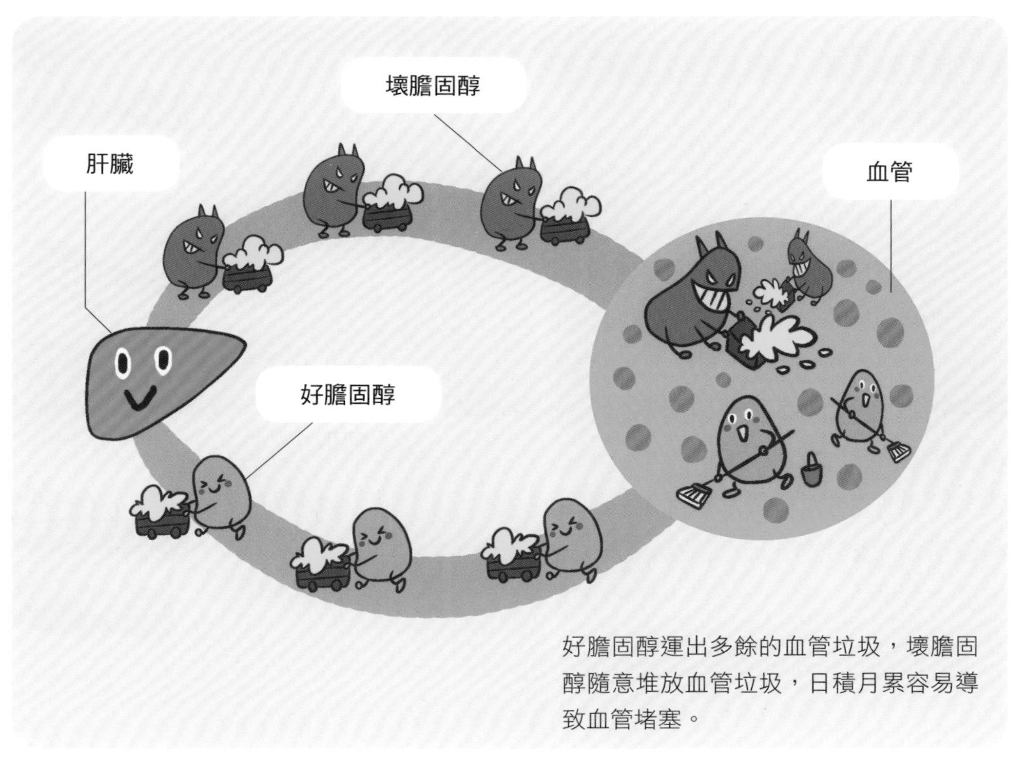

好膽固醇運出多餘的血管垃圾，壞膽固醇隨意堆放血管垃圾，日積月累容易導致血管堵塞。

吃對肉，降低脂肪攝取

肉是蛋白質、脂肪、鐵等營養素的主要來源，在飲食中不可或缺。但是吃肉要有所選擇，以免攝取過多飽和脂肪，導致血液黏稠度增加、血流速度變慢等，進而增加罹患血脂異常的機率。

優質白肉降血脂

為了降低脂肪酸攝取，應該巧妙選擇肉品。比如與「紅肉」（豬、牛、羊肉）相比，「白肉」（魚、鴨、雞肉）脂肪含量相對較低，不飽和脂肪酸含量較高。特別是魚類，含有較多不飽和脂肪酸，對於預防血脂異常具有重要作用。因此可將「白肉」作為肉類首選。

清燉紅肉，使飽和脂肪酸大幅下降

肉類攝取量應該有限度，建議每天75克即可，且紅肉最好吃清燉的（燉2小時以上）。長時間燉煮會消除許多肉類油脂，飽和脂肪酸含量也大幅下降。這時單元不飽和脂肪酸與多元不飽和脂肪酸含量相對增加；而燉得軟爛的紅肉還保有營養成分，如豐富的維生素B1、蛋白質和必需的脂肪酸等，而且膠質更容易被人體消化吸收，所以特別適合腸胃不好的族群及老年人。

減少肉類脂肪的烹飪法

1. 在烹飪之前去掉肥肉或雞皮

肥肉和雞皮等多餘油脂，應在烹飪前去掉。

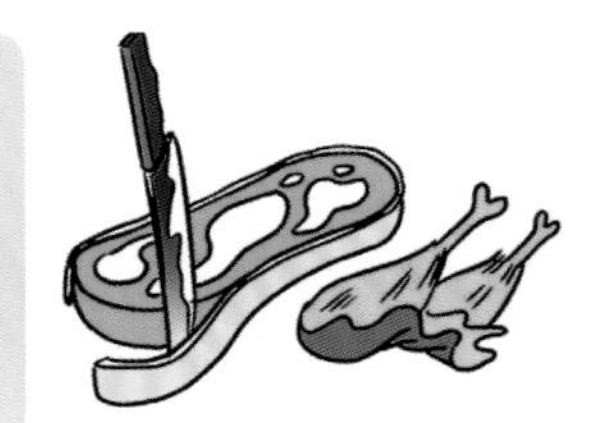

2. 淋上熱水可減少油脂

像五花肉等油脂多的肉類，可以放在篩子上用熱水淋一下，以減少油脂。

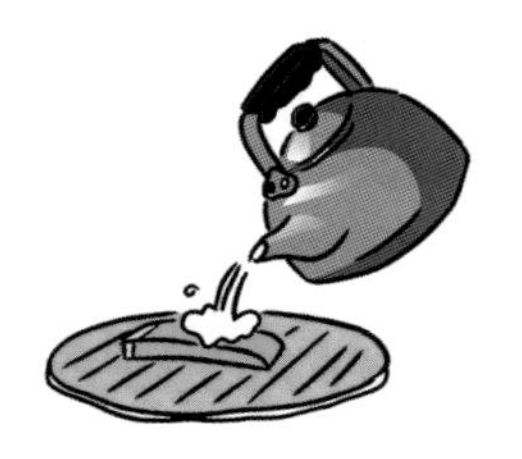

3. 切成薄片

將肉切成薄片可以增加表面積。烹飪過程中更容易去除油脂，進而減少油脂攝取。

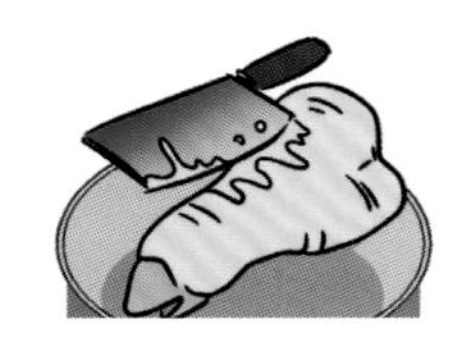

4. 刮除水面油脂和雜質

可以用熱水汆燙油脂多的肉類再放涼，去除水面出現的一層白色固狀油再烹飪。

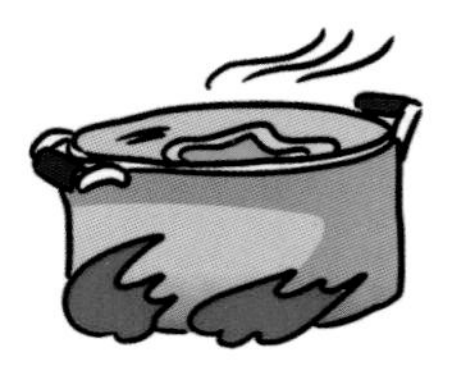

選好食用方式，控制血脂升高

要防止血脂升高，除了飲食內容以及良好的飲食習慣之外，食用方式也很重要，有益於協助控制血脂。

吃東西要細嚼慢嚥

進食20分鐘以後，人體的飽食中樞才會受到刺激。因此，食物入口後不要囫圇吞棗，要細嚼慢嚥，在嘴裡咀嚼20～30次後再嚥下去。那麼即使吃得沒有十分飽，大腦中樞也很容易得到飽足感，飲食不會過量了。

每餐只吃七八分飽

對血脂異常患者而言，吃得過多不僅會使血脂失控，增加動脈硬化的危險，還會使血液過多地集中在胃腸道，容易造成心臟和大腦等器官供血不足，引起身體不適導致疾病。因此每餐不宜過飽，要給胃腸留些「空間」。

加入有嚼勁的食物

食物中加入根莖類食物、蒟蒻等嚼勁大的食物，可以防止吃得太快和太多，還能增加飽足感，對預防飲食過量很有意義。

從低熱量的食物開始食用

吃飯時先吃熱量低的蔬菜類、海藻類等食物，或從血糖生成指數低的食物開始吃，最後再吃米麵食物。這樣會較快出現飽足感，也就會相對吃得少一些。

醫生的關鍵叮嚀

睡前記得喝一杯水

睡前喝一杯白開水，可以促進夜間血液循環；因為夜間飲水量大幅減少，血液會變得黏稠，導致第二天容易出現頭暈等症狀。

有些老年人擔心睡前飲水會引起夜尿頻多，但其實老年人膀胱萎縮，即使不喝水，也會出現夜尿多的現象。而且老年人血液濃度高，可能還會引起血管堵塞，導致腦梗塞。因此患有血脂異常的老年人要養成在睡前2小時喝一杯溫水的習慣。此外，血脂異常患者在沐浴前也要喝一杯水，以免長時間沐浴造成體內水分流失過多，引起不適。

幫助控制進食量的方法

換成小尺寸的餐具

進食的碗或盤子過大，甚至裝盤的餐具過大，都容易使人在不知不覺中吃得更多。若選小尺寸的盤子、碗，容易給人一種量變多的錯覺；同時使用更小的飯匙、分餐匙，也能避免把食物堆得太滿。

放慢進食速度並充分咀嚼

大腦攝食中樞需要時間感知飽足。口腔是食物消化的第一道工序，若吃得太快、咀嚼次數太少，食物在口腔內停留時間短，大腦來不及感知飽的資訊，很容易就吃多了。

因此減慢進食速度，讓每口食物都有充分咀嚼的時間，也是控制食量的一個好辦法。

食物不宜太精細

內容包含如下：

一是選擇的食物不宜太精細，宜適當增加攝取粗雜糧。以白米白麵為例，其中少了穀類應該有的胚芽、米糠，使纖維素、維生素、礦物質、蛋白質、脂類等營養成分大大減少。同時也因為白米白麵更易於攝取、吞嚥，讓人可以輕易獲得大量的碳水化合物。

二是食物烹調時，盡量不要太精細的加工，如蔬菜不要切得太碎、太小，甚至製成泥狀。因為食物切得越細碎，不僅嚴重損失營養，同時也減少了牙齒咀嚼和腸道蠕動，都不利於血壓控制，也將影響血脂控制。

晚餐要少量，宵夜能免則免

晚餐少吃、不吃宵夜，不僅是控制、減少食量的好辦法，同時也是減少健康危害的好習慣。

如果晚餐吃得過飽，必然會加重胃腸負擔，還可能使身體不能消化吸收部分蛋白質，在腸道細菌的作用下產生有害物質；加上睡眠時腸道蠕動減慢，延長了這些物質在腸道的停留時間，有可能引發大腸癌等多種病症。

宵夜還要少吃，最好是能避免。因為夜間進食太多、太頻繁，會導致肝臟合成的膽固醇明顯增多，並且刺激肝臟製造更多壞膽固醇，使體內血脂突然升高，不利健康。

醫生的關鍵叮嚀

可適當加餐，但要減少正餐主食量

為了避免因饑餓影響工作而導致午餐或晚餐過量進食，可以在上午10～11點和下午3～4點適當加餐，如吃一些水果、幾粒堅果或喝一杯牛奶等等。但要注意午餐和晚餐的主食量要相應減少，以免不知不覺增加一天攝取的熱量。

外食族寧可剩飯也別硬撐

上班族工作繁忙，午餐天天外食，而這些食物普遍高熱量、多油、多鹽、多糖及少纖維等等，尤其是一些油炸、油煎、油漬、酥皮等食物，吃一點就會攝取過多熱量。因此，建議外食族要點小份餐點，並且首選膳食纖維含量高的食物，避免煎炸類。另外，如果實在吃不完也不要硬撐，經常進食過量會導致肥胖，不利於控制血壓血脂。

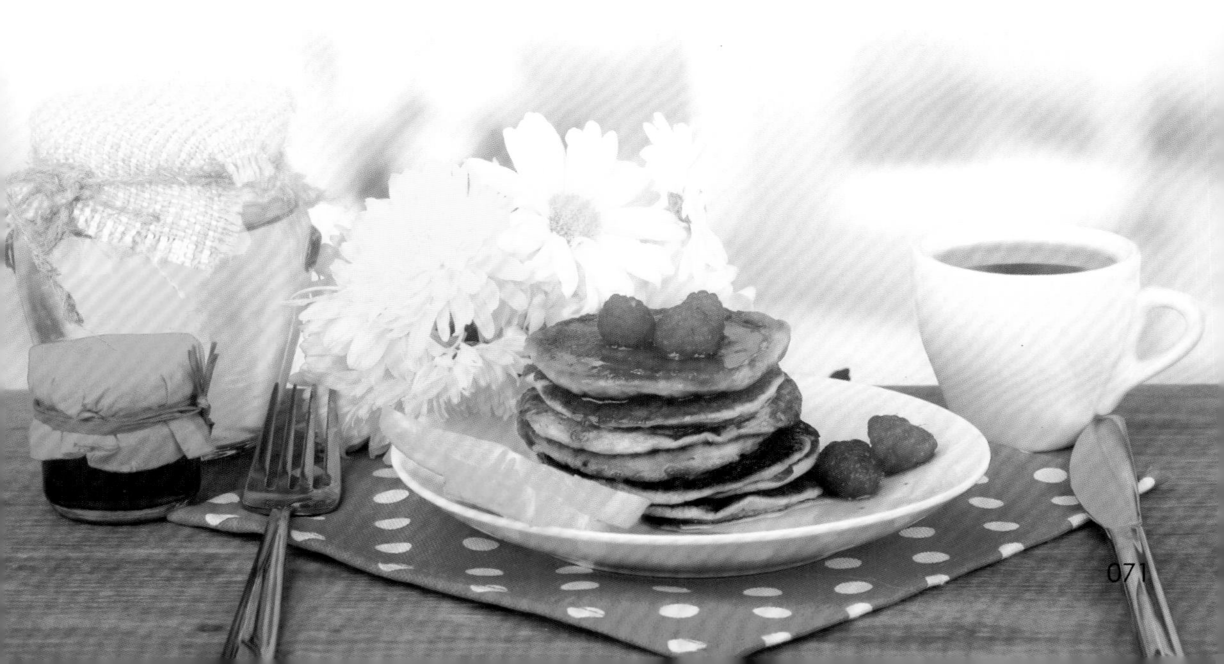

避免血脂上升的食材

糙米

加速脂肪和膽固醇分解

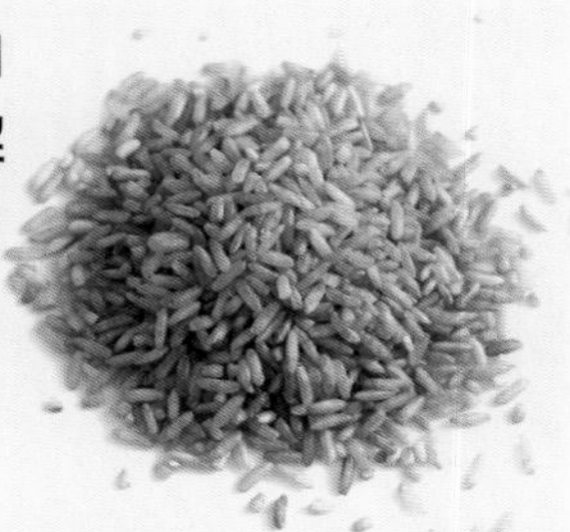

糙米有助於降低膽固醇，能一定程度地預防心血管疾病。還能改善腸道微生態平衡、增加腸內有益菌群、增加胃腸蠕動，有效排除體內毒素，加速脂肪和膽固醇代謝。

吃法

❶ 製作糙米飯時，要留意除淨稻殼等雜質，簡單沖洗後浸泡4小時，再進行蒸煮處理；不但口感好，還有助於平穩血糖、降血脂。

外國人怎麼吃糙米飯

韓國研究人員透過動物實驗發現，糙米中常見的多酚類抗氧化劑阿魏酸，能一定程度地預防糖尿病、腎病，所以韓國人常做紅糙米飯糰吃。日本則推薦糖尿病患者煮飯時混合一半白米和一半糙米，不過糙米飯熱騰騰時的血糖升高較快，所以日本人往往是做成飯糰、飯卷，涼著吃。

洋蔥

降低血清膽固醇

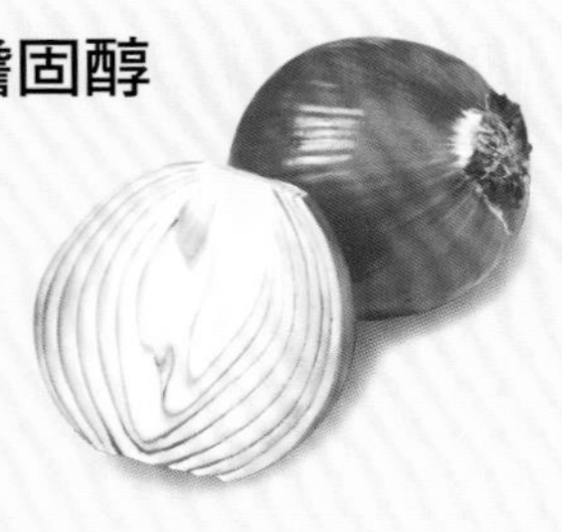

含有二烯丙基二硫化物及蒜胺酸酶，可降低血清膽固醇和三酸甘油脂含量，能有效降血脂、防止血管硬化。

吃法

❶ 洋蔥生吃或涼拌的功效最好。

❷ 洋蔥用鐵鍋炒會變色，若把切好的洋蔥沾點乾麵粉拌勻再炒，就不會變色，口感更脆嫩。另外，洋蔥宜烹炒至嫩脆且有些微辣為佳，烹飪過久會破壞營養價值。

吃肉配洋蔥有助於平穩血糖，降血脂

洋蔥可以分解脂肪，其中的化合物能夠阻止血小板凝結，並加速溶解血液凝塊。吃肉時如果能搭配一些洋蔥，將有助於抵消高脂肪食物引起的血液凝塊。至於洋蔥和肉搭配食用的方法有很多。例如可將洋蔥片和肉塊交替穿成肉串，放在火上烤。

蒟蒻

血管垃圾的清潔工

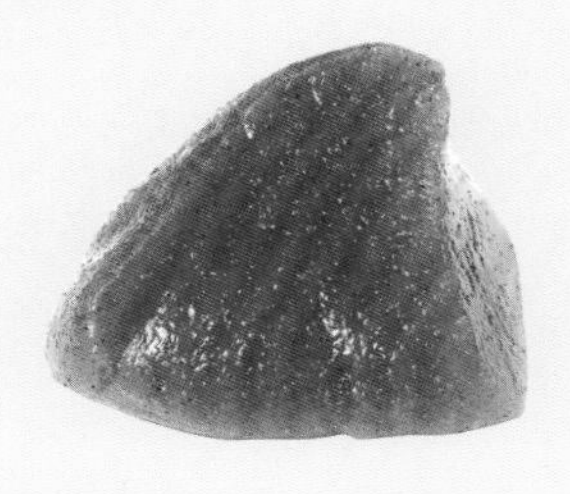

蒟蒻的膳食纖維在腸胃中能吸水膨脹，增強飽足感，形成膠態物質以延緩脂肪吸收。

吃法

1. 蒟蒻富含膳食纖維，可幫助排出多餘脂肪和膽固醇；搭配肉品食用則味道鮮美，又不過於油膩。
2. 蒟蒻豆腐、蒟蒻絲、蒟蒻塊等蒟蒻食品，用來燒製或涼拌都非常美味。
3. 生蒟蒻有毒，所以必須煎煮3小時以上才可食用。

原汁原味就能降血脂

將蒟蒻放入熱水煮2分鐘，切成小塊備用，鍋裡加入醬油、適量辣椒和冰糖，一起煮到湯汁收乾，澆到蒟蒻塊上即可食用。

木耳

降脂駐顏

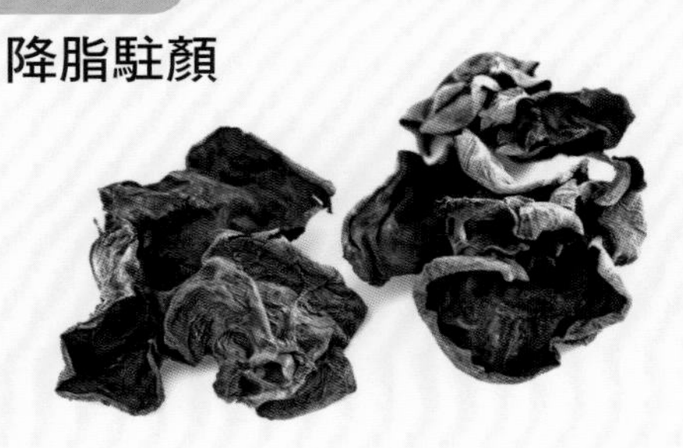

木耳含有大量的膳食纖維，可以刺激腸蠕動，有助排便，加速膽固醇排出體外。木耳還含有多種多醣，可預防形成血栓，避免膽固醇附著在血管壁上。

吃法

1. 乾木耳烹調前建議用溫水泡發，泡發後仍然緊縮在一起的部分不宜食用，會影響健康。
2. 乾木耳泡發洗淨汆燙後可直接食用，或與黃瓜、洋蔥、銀耳、花椰菜等調味涼拌食用，口感清爽又能降減肥、控血糖。

最好每天都吃木耳

木耳對減少人體血糖波動及調節胰島素分泌有一定幫助，且其所含的膠質可吸附殘留在人體消化系統內的雜質，並集中起來排出體外。吃木耳保健的重點在每天持之以恆。

鮭魚

降低三酸甘油脂，升高好膽固醇

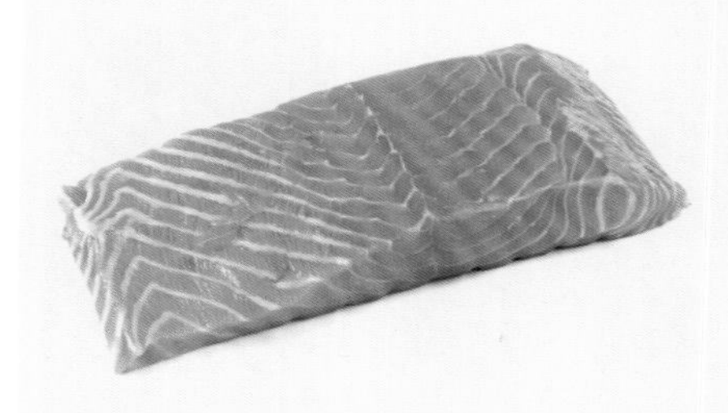

鮭魚中的ω—3不飽和脂肪酸可以降低血液中的三酸甘油脂、升高好膽固醇、增強血管彈性。

吃法

❶ 鮭魚適宜生食，搭配醬油和芥末，口感鮮嫩，降血脂功效明顯。

❷ 若想熟食則最好採用清蒸，烹調時間不宜過長，一般八成熟即可，否則會破壞營養成分。

一週100～500克可明顯降血脂

缺少必要的ω-3不飽和脂肪酸是導致血脂異常的主要原因之一。ω-3不飽和脂肪酸可以提升體內氧化亞氮的水準，能更好地舒張血管平滑肌，使血液流通順暢，降低血脂、血壓，預防心腦血管系統病變。實驗發現血脂異常的人每週食用100～500克鮭魚，就可有效降低血脂與罹患心腦血管病的風險。

降脂的經典食療

荷葉粥 降血脂減肥

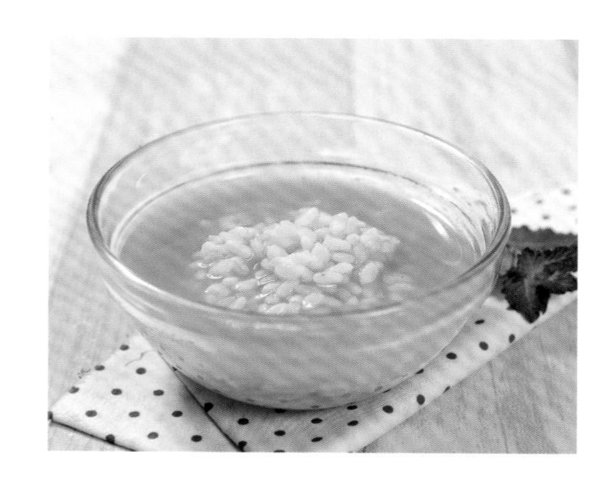

材料　鮮荷葉1張、白米100克。

作法

1. 荷葉洗淨，白米洗淨後浸泡30分鐘。
2. 鍋中加適量水，放入荷葉，煎湯汁。
3. 撈出荷葉，加入白米一起煮粥即可。

燕麥麩皮粥 對抗膽固醇的好粥

材料 燕麥麩皮30克、白米50克。

作法

1. 白米洗淨後浸泡30分鐘，燕麥麩皮洗淨。
2. 將白米和燕麥麩皮放入滾水鍋中，一起熬煮成粥即可食用。

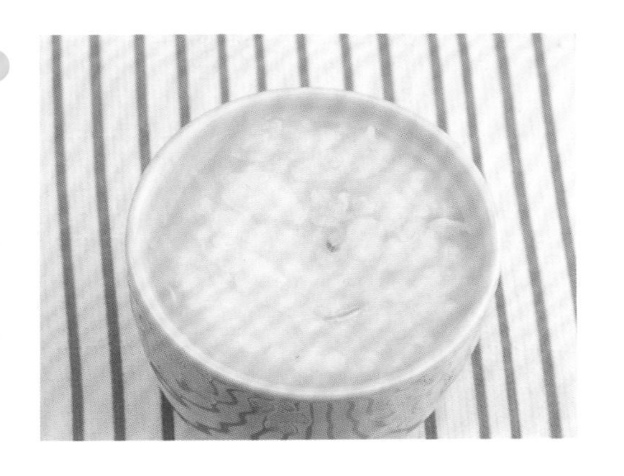

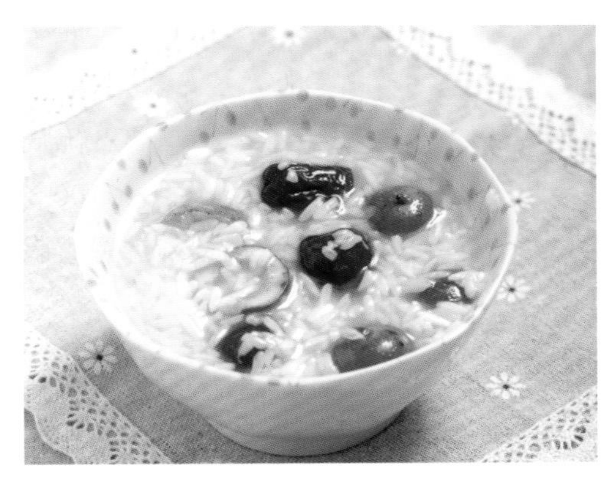

山楂紅棗飲 降低血清膽固醇濃度

材料 山楂300克、紅棗30克、酒釀1000毫升。

作法

山楂洗淨，紅棗洗淨瀝乾。將兩者用酒釀浸泡10天即可。

紅棗枸杞茶 降低血膽固醇

材料 紅棗10克、枸杞子15克、冰糖5克。

作法

1. 紅棗、枸杞子分別洗淨。
2. 鍋內加適量水，加入紅棗和枸杞子，大火煮沸，加冰糖燜5分鐘即可。

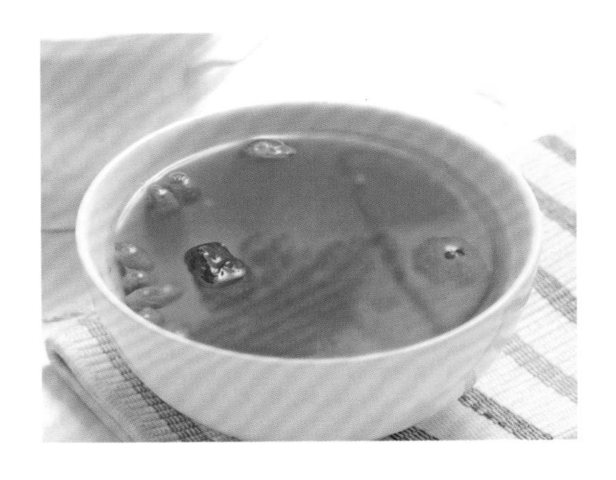

06

預防血糖升高過快，避免糖尿病及各種併發症

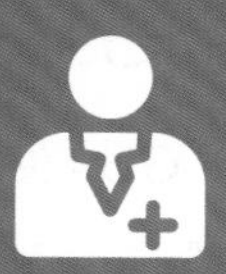

空腹血糖<100毫克／分升，拓寬血管腔，強壯心臟

血液中葡萄糖的來源有哪些

血糖是血液中的葡萄糖，來源主要有三個：一是食物中的碳水化合物經消化分解，變成葡萄糖被吸收入血液循環，是血糖最重要的來源；二是儲存於肝臟中的肝糖原和儲存於肌肉中的肌糖原，分解成葡萄糖進入血液中供人體所需；三是飲食中的蛋白質和脂肪，透過糖異生作用轉化成葡萄糖。

血糖值是判斷糖尿病的唯一標準

正常人空腹血糖應為70～110毫克／分升，餐後兩小時血糖在60～140毫克／分升。空腹血糖（FPG）≧126毫克／分升，或餐後2小時血糖（2PG）≧200毫克／分升），即可診斷患有糖尿病。

糖尿病患者更易患心肌梗塞

糖尿病是在遺傳和環境因素共同作用下，由於缺乏胰島素和胰島素抗性，引起的人體碳水化合物、蛋白質及脂質代謝紊亂的慢性、終身性疾病。糖尿病的典型症狀是「三多一少」，即多尿、多飲、多吃、消瘦。除了上述症狀，糖尿病患者還會感到乏力、眼睛容易疲勞、視力下降等。糖尿病最大的後果是發生動脈粥狀硬化性心血管疾病——心肌梗塞和缺血性中風。

低GI與低GL的飲食法則

GI是英文Glycemic Index（血糖生成指數）的縮寫，也稱升糖指數，它代表食物進入人體2小時內，血糖升高的相對速度。GL的全英文是Glycemic Load，即升糖負荷，升糖負荷的數值建立在升糖指數的基礎上，也算入碳水化合物總量的一部分。

與GI有關的五個因素

食品越紮實，GI越低。
食品越精緻，GI越高。
食品膳食纖維越完整，GI越低。
澱粉糊化程度越高，GI越高。
食品酸化程度越高，GI越低。

GI越低，血糖上升速越慢

低升糖指數食物滯留於消化道中時間長，吸收率低，葡萄糖釋放緩慢，進入血液速度就慢，達到的峰值低，胰島素峰值相應低。高升糖指數的食物則相反。

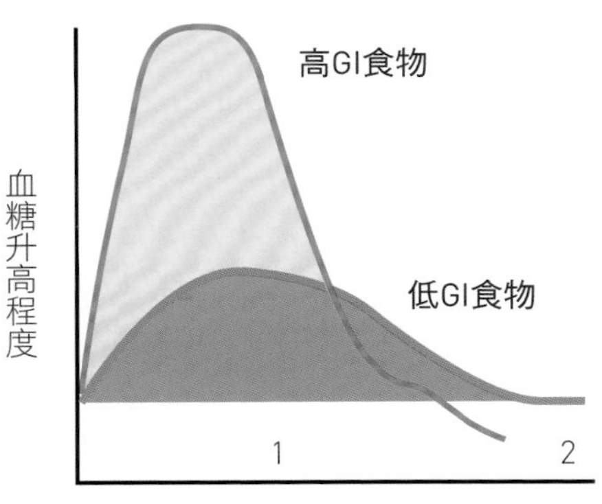

降低食物GI的烹調妙招

1. 快火煮，少加水

食物的生熟、軟硬、稀稠、顆粒大小會決定食物的GI。食物加工時間越久，溫度越高；水分越多，糊化就越好，食物的GI就越高，升糖越快。

2. 增加主食中的蛋白質含量

增加主食中優質蛋白質含量，會使主食獲得不同的GI。水餃、包子等麵食的蛋白質、膳食纖維含量都高，是中、低GI食品。

家常食物GI、GL表

食物名稱	GI	GL
黃豆	18	16.6
綠豆	27.2	16.86
蘋果	36	4.86
薏仁	53	37.68
蕎麥	54	39.42
玉米	55	12.54
黑米	55	39.71
小米	71	53.32

飲食多樣化，重質不重量

吃得健康，不用吃得單調

設計食物交換份法的目的，是為避免血糖偏高者攝取多餘熱量，方便患者以及醫務人員進行配餐計算和操作，而且也能給糖尿病患者的飲食提供更多選擇，不至於每天都吃得單調。

家常食物分4類，90大卡為1個交換份

在計算熱量之前，首先要瞭解食物的分類。為方便計算，可把食物分成穀薯類（根莖類蔬菜如馬鈴薯、山藥含糖量很高，也屬於這類）、蔬果類、肉蛋和豆奶類、油脂類（包括堅果類）四大類。

交換份是以90大卡為一個交換單位計算。為求方便，盡可能把這四大類食物各自分別湊一整數，如50克白米、100克高麗菜、1顆雞蛋、1匙沙拉油等作為「1交換份」。如此當同類食品間相互「交換」時，在熱量相同情況下，食物種類可日日翻新，隨時調整，而且相對簡單，容易掌握。

1交換份食物（90大卡）包含的種類及食物營養素 ＊熱量單位為大卡，其餘皆為克。

組別	類別	每份分量	熱量	蛋白質	脂肪	糖類	主要營養素
穀薯組	穀薯類	25	90	2.0	—	20.0	碳水化合物、膳食纖維
蔬果組	蔬菜類	500	90	5.0	—	17.0	礦物質
	水果類	200	90	1.0	—	21.0	維生素
肉蛋組	大豆類	25	90	9.0	4.0	4.0	膳食纖維
	乳製品	160	90	5.0	6.0	—	蛋白質
	肉蛋類	50	90	9.0	6.0	—	脂肪
油脂組	堅果類	15	90	4.0	7.0	2.0	脂肪
	油脂類	10	90	—	10.0	—	脂肪

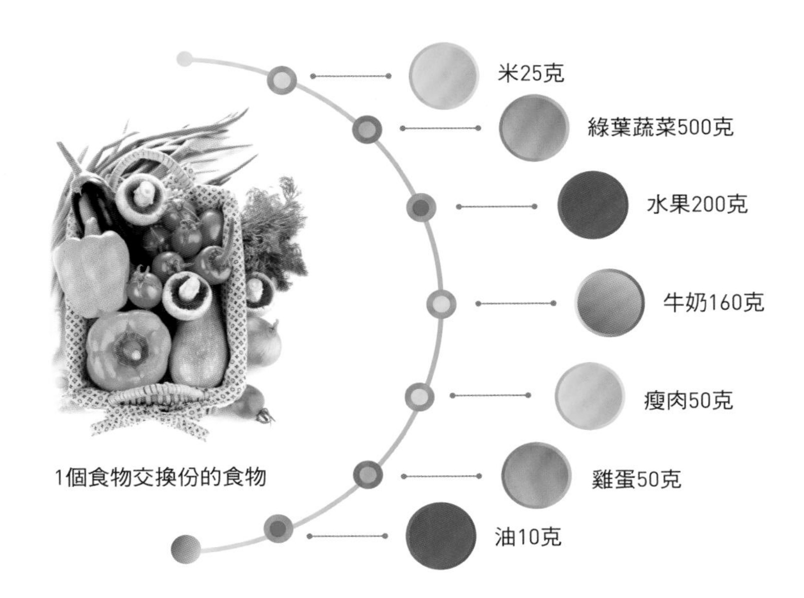

1個食物交換份的食物

怎樣使用食物交換份

1. 同類食物可互換

25克玉米麵可和25克白米互換；25克綠豆可和25克小米互換；25克蘇打餅乾可和25克饅頭互換；35克鹹麵包可和35克烙餅互換。

2. 營養素含量相似的食物可互換

25克主食可和200克梨互換；25克燕麥片可和150克荔枝互換；50克瘦肉可和1個60克帶殼雞蛋互換；500克蔬菜可和200克蘋果互換。

3. 生熟可互換

50克麵粉（生重）可和75克饅頭（熟重）互換；50克白米（生重）可和130克米飯（熟重）互換；50克生肉可和35克熟肉互換。

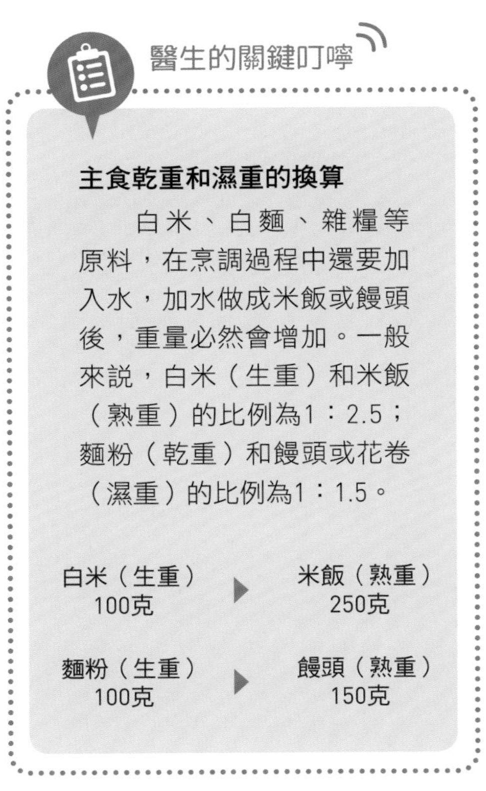
醫生的關鍵叮嚀

主食乾重和濕重的換算

白米、白麵、雜糧等原料，在烹調過程中還要加入水，加水做成米飯或饅頭後，重量必然會增加。一般來說，白米（生重）和米飯（熟重）的比例為1：2.5；麵粉（乾重）和饅頭或花卷（濕重）的比例為1：1.5。

白米（生重）100克 ▶ 米飯（熟重）250克

麵粉（生重）100克 ▶ 饅頭（熟重）150克

糖尿病患者常見錯誤飲食觀念

主食吃得越少越好

若因為怕血糖升高所以不敢吃主食，採用饑餓法控制血糖，這種作法不僅是錯誤的，而且非常危險，嚴重者會造成低血糖昏迷。

其實如果在合理控制熱量的前提下，提高碳水化合物的攝取量，不僅不會造成患者血糖升高，還可以增強胰島素敏感性和改善葡萄糖耐量。因此，糖尿病患者應維持合理的飲食結構，而不是單純挨餓或不吃主食。

只吃全穀類，不吃精緻澱粉

全穀類含有豐富的膳食纖維，且食物血糖生成指數較低，但若因此大量吃全穀類，其實也是錯誤的。如果長期以全穀類為主，會增加胃腸道負擔，並影響蛋白質和一些微量元素吸收，時間長了容易造成營養不良，對身體不利。因此主食應相互搭配，精緻澱粉與全穀類的最佳比例為6：4。

只要是甜的東西就不能吃

其實，「甜」食不完全等同於「糖類」。除了葡萄糖、果糖、蔗糖等單醣和雙醣外，還有糖精、木糖醇、阿斯巴甜、麥芽糖醇等非糖甜味劑。這些甜味劑雖可增加食品甜度，但不會增加食品熱量，所以糖尿病患者可以放心食用部分甜味食品。

醫生的關鍵叮嚀

留意市面上的無糖食品

無糖食品是指碳水化合物含量小於5%的食物，市場上的無糖食品多數是指不加蔗糖的食物，這些食物雖然沒有添加蔗糖，卻添加了糖醇、果糖等甜味劑，而且某些食物中的澱粉、乳糖等成分，進入人體後也會轉變成葡萄糖，對血糖控制不利。因此不要一看到「無糖」就認為是完全不含糖，更要仔細看看食品外包裝上的成分介紹。

水果含糖量高，糖尿病患者不能吃

水果中含有大量維生素、膳食纖維和礦物質，有益於糖尿病患者。水果含的糖分有葡萄糖、果糖和蔗糖，其中代謝果糖時不需要胰島素，所以糖尿病患者在血糖獲得控制後，可適量吃些水果。

糖尿病患者如果空腹血糖控制在140毫克／分升以下、餐後2小時血糖控制在180毫克／分升以下，可以在兩餐之間適當地吃點水果。

用了降血糖藥就不需要控制飲食

吃了降血糖藥物仍要進行飲食控制。因為飲食治療是藥物治療的前提和基礎，不控制飲食會直接影響降糖藥物的療效，造成血糖波動。因此，只有在科學的飲食療法前提下，輔以藥物治療才能更有效安全地降血糖。

多吃植物油無妨

植物油中含有大量的不飽和脂肪酸，乍看有益控制病情，好像不需控制攝取量。其實，植物油也是脂肪，熱量仍然很高，如果不加以控制，很容易超過每日規定的總熱量。糖尿病患者每日植物油應限制在20克以內。

不能喝牛奶

牛奶因為含糖，讓患者望之生畏，其實無須擔心。因為牛奶中含有豐富的鈣，有益維持糖尿病患者的鈣平衡，而且牛奶中含有大量蛋白質和其他具有生物活性的物質，能一定程度地幫助身體物質與總熱量代謝，建議糖尿病者可每天喝250克牛奶。

控制飲水量

糖尿病患者喝水多其實是體內缺水的保護性反應，控制喝水不但沒有療效，反而會加重病情，還可能引起酮症酸中毒或高滲綜合症，是非常危險的。只有少數嚴重腎功能障礙、水腫患者，才需要適當控制飲水。

調控血糖的食物

玉米

胰島素的加強劑

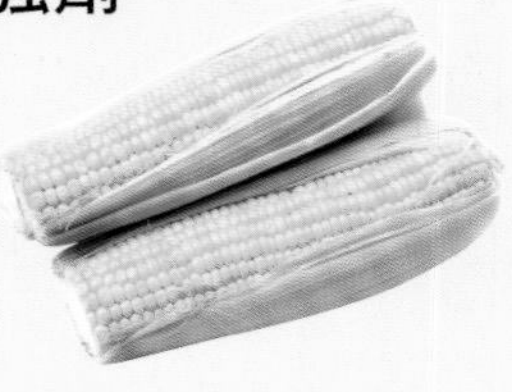

玉米中含有的鎂、鉻、谷胱甘肽等具有調節胰島素分泌的功效，是胰島素的加強劑，有預防糖尿病的作用。

吃法

❶ 蒸煮食用最有利於激發其抗氧化活性，利於糖尿病者控制血糖。

❷ 玉米適宜和松仁搭配炒食。松仁富含不飽和脂肪酸，可降低血液黏稠度；玉米富含膳食纖維，可促進腸道蠕動、膽固醇排出。兩者搭配可調節血糖，預防心臟病。

選擇性地食用玉米

老玉米低糖、高膳食纖維，有利於平穩餐後血糖，其所含的鎂還能增強胰島素功能。糯玉米不宜單獨食用，可搭配富含膳食纖維的食物食用，以減緩血糖上升速度；鮮玉米每餐宜吃100克，玉米麵、碎玉米每餐宜吃50～100克。

蕎麥

調節胰島素活性

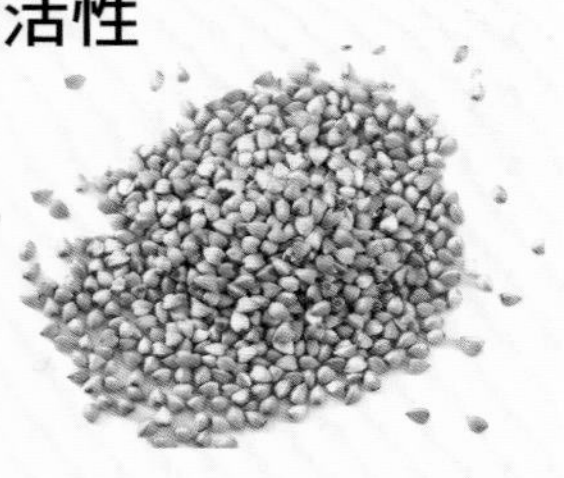

蕎麥中的鉻能增強胰島素的活性；蕎麥中含有的蘆丁能促進胰島素分泌、調節胰島素活性，具有平穩血糖的作用。

吃法

❶ 蕎麥的米質較硬，烹調前先用清水浸泡4小時方有利於消化吸收營養物質。一次食用過多易造成消化不良，影響營養吸收。

❷ 蕎麥磨成粉宜做成蕎麥饅頭、蕎麥煎餅、蕎麥麵條等。蕎麥煎餅鬆軟、口感好；用肉末和黃瓜拌蕎麥麵條，清爽不膩。

血糖偏高者吃蕎麥有訣竅

目前市場上也有蕎麥片、蕎麥麵、蕎麥麵包等，可以根據自己的口味和習慣進行選擇。蕎麥中的苦蕎性寒、味苦，中醫認為苦能清泄，清熱瀉火，對糖尿病有一定的調理作用。蕎麥饅頭也能與肉類、蛋類或蔬菜類食物一起食用。

花椰菜

適用於預防
第 2 型糖尿病

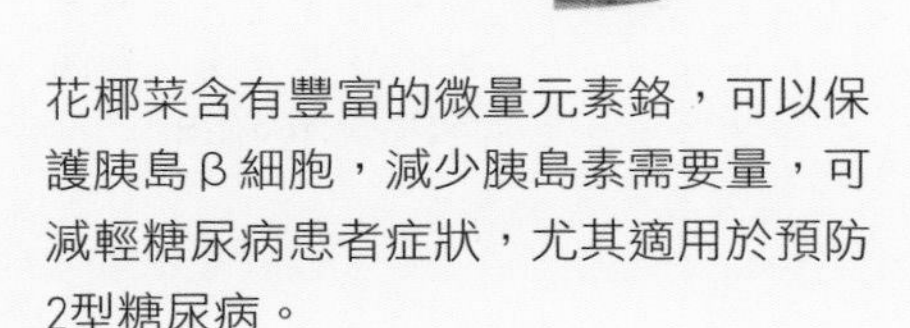

花椰菜含有豐富的微量元素鉻，可以保護胰島β細胞，減少胰島素需要量，可減輕糖尿病患者症狀，尤其適用於預防2型糖尿病。

吃法

❶ 先汆燙一下會讓口感更好，有助於膳食纖維消化，更能發揮其抑制葡萄糖吸收的功效。

❷ 本身沒什麼味道，所以烹飪時可加肉或大蒜等調味料提味，還能減少鹽的攝取量，有益減少糖尿病併發高血壓的發病率。

涼拌花椰菜亦有抗癌功效

花椰菜烹飪時間不宜過長，以免破壞其抗癌成分——硫代葡萄糖苷。洗淨後汆燙至熟，與含有天然防癌物質番茄紅素的番茄一起涼拌食用，在控糖、抗癌等方面有一定功效。

山藥

控制餐後
血糖升高的速度

山藥含有黏液蛋白，有調控血糖的功效，是糖尿病患者的食療佳品。此外還含有可溶性膳食纖維，能推遲胃排空，控制餐後血糖升高的速度。

吃法

❶ 烹調時宜切厚片，這樣能延長咀嚼時間，延緩血糖快速上升的效果更佳，能有效調控血糖。

❷ 將山藥配白麵蒸食代替主食，能延緩血糖升高速度。

❸ 山藥一定要煮熟煮透，高溫才能破壞鹼性物質；如果沒熟透，恐引起噁心、嘔吐等中毒症狀。

糖尿病患者吃山藥有訣竅

山藥最好是蒸食。一般可用鮮山藥100克，洗淨後蒸30分鐘，去皮食用。或將淮山藥50克、黃耆10克、白米100克，一起做成山藥黃耆飯食用。

雞肉

降低血糖

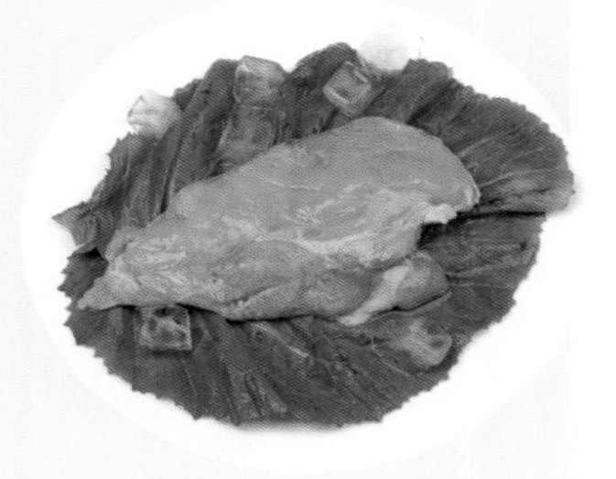

雞肉含有豐富的鋅，可增強肌肉和脂肪細胞對葡萄糖的利用，降低血糖濃度。

吃法

❶ 母雞一般用來燉湯，而公雞適合快炒。烹飪前宜去雞皮，可減少糖尿病患者對脂肪的攝取。

❷ 燉雞雖然味道鮮美，富含蛋白質，但雞湯鹽分偏高，飽和脂肪和膽固醇也較多。即使不吃雞皮，但皮脂早已化入湯內，喝雞湯仍會攝取過多脂肪。所以雞湯可適量喝，但不宜熬得過濃。

雞肉各部位的營養不同

雞胸肉的脂肪含量很低，而且含有大量維生素；雞翅膀含有較多脂肪，想減肥的人要少吃；雞肝和雞皮的膽固醇含量較高，血脂異常患者最好避免；雞屁股是儲存病菌和致癌物的倉庫，雞頭容易積累毒素，兩者最好也不要食用。

鯽魚

促進糖分解代謝，降低尿糖

鯽魚中的鈣等礦物質能促使胰島素正常分泌，升高血清中胰島素的水準，促進糖分解代謝，調控血糖和尿糖。

吃法

❶ 鯽魚肉嫩味鮮，最好是清蒸或煮湯吃，煎炸會讓食療功效打折扣。鯽魚豆腐湯能促進胰島素分泌，很適合中老年糖尿病患者食用。

❷ 鯽魚卵含膽固醇較高，糖尿病及血脂異常患者不宜吃。

搭配綠茶能止煩消渴

清蒸鯽魚時加點綠茶，不僅味道好，還能止煩消渴，幫助改善糖尿病患者出現的口渴症狀。烹調方法非常簡單：準備鯽魚500克、綠茶適量；將鯽魚去鰓、去內臟，洗淨後腹內裝滿綠茶，放入盤中，清蒸至熟透即可。

控糖的經典食療

牛蒡湯 穩血糖，降血壓

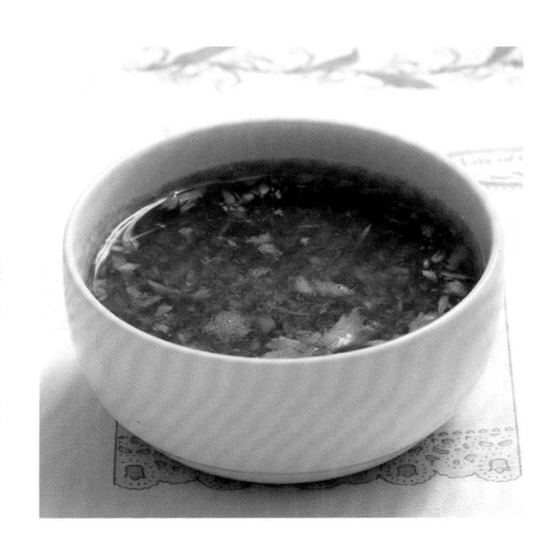

材料　牛蒡1根、阿斯巴甜適量。

作法

1. 牛蒡用刀刮淨外皮，切塊、洗淨。
2. 將牛蒡放入碗中搗碎，加水煎成濃湯。1歲以上兒童飲用，可以少加點阿斯巴甜。
3. 兒童每天1杯，分3次喝完；成人每天2杯，分3次喝完。

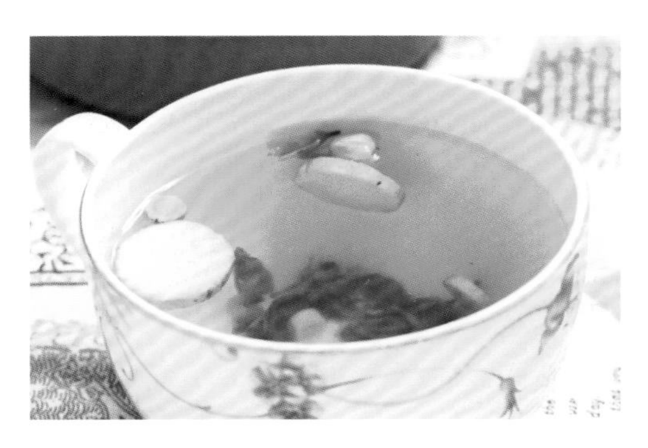

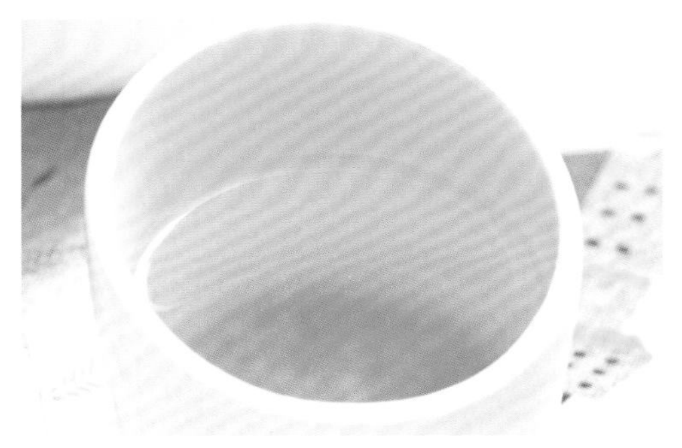

黃耆山藥茶 雙向調節血糖

材料　黃耆與山藥各5克、茉莉花3克。

作法

將所有材料一起放入杯中，倒入沸水，加蓋燜泡約5分鐘即可飲用。

糙米茶 利尿，平穩血

材料　糙米30克。

作法

1. 糙米洗淨晾乾，油鍋翻炒至黃褐色。
2. 鍋內加適量水，放入糙米煮。
3. 水滾5分鐘後過濾糙米，把水當作茶品飲用即可。每天1杯，持續1個月。

07

預防血尿酸升高，避免高尿酸血症、痛風

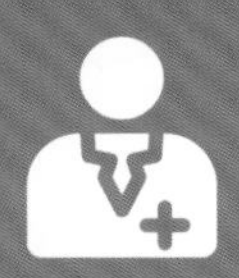

尿酸入大於出，就會在體內堆積

正常尿酸值，男女各不同

一個健康成年人體內的尿酸大約為1200毫克，每天排泄500～1000毫克，新生成750毫克左右。正常情況下，人體的血尿酸值應保持在以下水準：女性為2.6～6莫耳／分升，男性為3.5～7.2莫耳／分升。

遺傳、肥胖等會影響尿酸過多

尿酸生成過多的原因有很多。臨床上，大部分高尿酸血症的病因不明，可能與遺傳因素、肥胖、血脂異常、高血壓等有密切關係。食物中普林含量過高，內源性普林的大量產生，以及慢性溶血性貧血、橫紋肌溶解、化療、放療、過度運動等，都可能使得尿酸水準升高。

腎功能減弱，尿酸自然排得少

人內的尿酸有2／3是經由腎臟隨尿液排出體外，其他排出途徑還包括汗液、糞便等。如果腎臟功能降低，就無法排泄體內多餘尿酸，體內尿酸值自然跟著上升。無法排出的尿酸會漸漸在體內積累，進而有害健康，因此保護好腎臟功能格外重要。

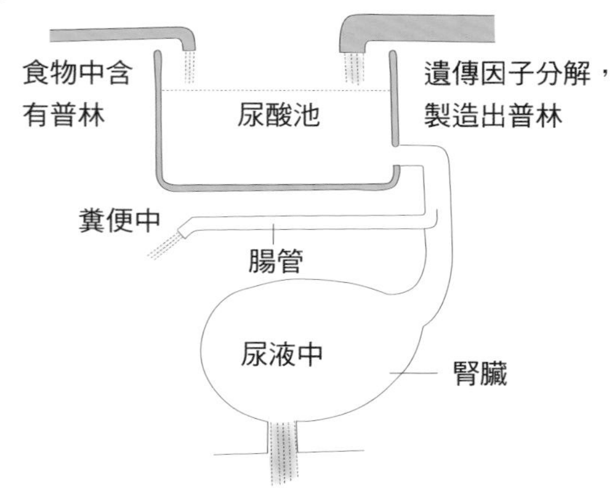

體內尿酸的來源及代謝途徑

親近低普林，適當中普林，限制高普林

人體如果進食過量的普林，會轉化成尿酸，加速痛風發作，所以痛風患者需長期執行低普林餐，在急性期應嚴格限制普林攝取量——150毫克／日以下。按食物普林含量的高低，通常把食物分為高普林、中普林、低普林三類。痛風患者的飲食原則是：低普林食物可以放心食用，中普林食物限量食用，高普林食物限制食用。

食物按普林含量分為三類

一般來說，正常飲食每日攝取的普林量為800毫克左右。為預防高尿酸血症，低普林飲食要求控制食物中的普林攝取量，每日不超過400毫克。當處於痛風急性發作期時的要求更嚴格，每日允許攝取的普林量應在150毫克以下。為了方便計算，按照食物中的普林含量將生活中的常見食物分為低、中、高三個類別。

通常把每100克食物中普林含量小於25毫克的食物，稱為低普林食物；含量在25～150毫克的稱為中普林食物；含量大於150毫克的稱為高普林食物。

建議常吃低普林類食物

每100克食物中含普林25毫克以下

穀類	白米、小米、小麥、玉米等。
塊莖類	馬鈴薯、芋頭等。
蔬菜類	白菜、莧菜、芥藍、高麗菜、芹菜、韭黃、苦瓜、黃瓜、冬瓜、絲瓜、南瓜、茄子、胡蘿蔔、白蘿蔔、青椒、洋蔥、番茄、菜心等。
水果類	柳丁、橘子、蘋果、西瓜、葡萄、草莓、櫻桃、鳳梨、桃子、李子、橄欖等。
蛋奶類	雞蛋、鴨蛋、牛奶等。
其他類	蘇打餅乾、花生醬、麥片、汽水、咖啡等。

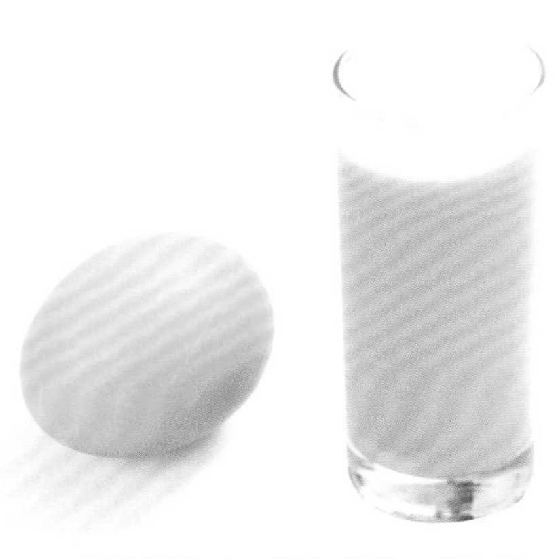

1個雞蛋約含1毫克普林；每100毫升牛奶含1.4毫克普林。

慎食中普林食物，痛風急性發作期不宜食用

除了低普林食物外，中普林食物也可以食用，但是不能經常作為主食、主菜進食，尤其是豆類、肉類等。

所有處於痛風緩解期的患者，每天可從中選用一份動物性食物和一份蔬菜，但食用量不宜過多。痛風急性發作期不宜食用中普林食物。

每100克食品中含普林25～150毫克

畜禽類	雞肉、豬瘦肉、鴨肉、牛肉、羊肉等。
水產類	草魚、鯉魚、鯽魚、鯪魚、大比目魚、鱸魚、明蝦、螃蟹、鮑魚、魚丸、海帶等。
蔬菜類	菠菜、豆苗、四季豆、豌豆、豇豆、蘆筍、筍乾等。
菌菇類	金針菇、銀耳等。
豆類及豆製品	綠豆、紅豆、豆腐、豆干、豆漿等。
乾果類	花生、腰果、栗子、蓮子、杏仁等。

嚴格控制高普林食物的攝取

高普林食物是痛風患者絕對要遠離的食物。普通人雖然可以進食，但也不代表能隨便亂吃。否則尿酸很容易升高。對待普林含量高的食物有一個原則，就是「適量」加「適當」：「適量」表示普林攝取量不宜多；而「適當」就是進食這些高普林食物時，可以採用汆燙等適當方法，「過濾」掉一部分的普林。

每100克食品中含普林150～1000毫克

畜禽類	動物內臟、各種肉湯等。
水產類	沙丁魚、鳳尾魚、鯖魚、烏魚、鰱魚、帶魚、白鯧魚、淡菜、蛤蜊、干貝、魚乾等。
其他	火鍋湯、酵母粉等。

避開四大飲食錯誤觀念

吃得少就可控制痛風

很多痛風患者都知道暴飲暴食可誘發痛風，因此以「節食」預防痛風發作，反而不僅不能預防痛風，還會誘發痛風性關節炎急性發作。因為當攝取的能量不足時，身體只能透過燃燒體內原有的脂肪來獲取能量，而這時脂肪代謝產生的大量酮體，容易阻止尿酸從腎小管排泄，導致血尿酸值增高，誘發痛風性關節炎急性發作。

不能吃肉就多吃豆製品

眾所周知，痛風患者要少吃肉。而豆製品因豐富的蛋白質且不含膽固醇而深受喜愛，常常出現在肥胖、高血壓、高血脂症患者的菜單中。然而，豆製品是否也適合痛風患者呢？

黃豆、黑豆等豆類屬於含普林較高的食物，然後在大豆製作成豆腐、豆干、素食的過程中，大量普林會隨之流失，所以豆製品的普林含量很少。如豆腐中的蛋白質有利於促進尿酸鹽排泄，是痛風患者飲食中很好的蛋白來源。同樣的，一杯豆漿的普林總量也不多。喜歡喝豆漿的痛風患者，在痛風緩解期喝一杯豆漿是沒有問題的；只是要注意須同時減少肉類分量。

所以，若痛風患者處於非急性發作期，只要控制一天食物中的普林總量，適量食用豆漿和豆製品來替代肉類，是有益健康的食物選擇。建議痛風患者選擇豆類及豆製品的順序是：豆腐→豆干→豆漿→整粒豆，攝取量也應按順序逐漸減少至不吃。但應該注意的是，痛風在急性發作期最好暫時禁食豆類及豆製品，對豆製品非常敏感的痛風患者，在痛風緩解期也要少吃或不吃。

葷食含普林高，最好吃素食

痛風大多發生在經常吃大魚大肉、海鮮的人，素食者很少發生痛風。於是，有人認為痛風患者最好吃素。但臨床觀察發現，尿酸正常的痛風患者，營養不良的發生率高於尿酸偏高的痛風患者，這可能就是「矯枉過正」的結果。

肉類是人體蛋白質主要來源，攝取過少，會導致營養不良和機體抵抗力下降。如果痛風緩解期的肉類攝取依然為零，致使長期處於蛋白質攝取不足的狀況，有可能造成營養不良。況且過於嚴格控制普林，容易引起「二次痛風」（是指當過於嚴格控制普林時，造成體內尿酸急劇下降，使得關節A壁上的尿酸鹽大量被釋放到血液中，隨血液湧入關節B，引發又一次痛風發作）。所以，痛風患者在痛風緩解期可適當進食肉類，增加蛋白質攝取。

水產品一律禁食

水產品包括動物性水產品和植物性水產品。水產品是否適合痛風患者食用，主要取決於普林含量。如同樣是動物性水產品的海蜇和海參，其普林含量分別只有9.3毫克／100克和4.2毫克／100克，比青菜還要低。植物性水產品的海藻也屬於低普林食物，痛風患者適當食用有益於改善心腦血管疾病。所以痛風患者完全可以吃這些普林含量低的水產品。

水產品通常富含不飽和脂肪酸，不飽和脂肪酸能保護心血管系統，而痛風患者又是心血管疾病的高危險群。因此不應一概而論地忌食水產品，而應根據不同水產品普林含量而定，忌食普林含量高的水產品，適當進食低普林、中普林水產品。

最後需提醒的是，對於嚴格限制水產品的患者，更要注意補充其他種類的優質蛋白質，尤其是心血管疾病患者，更應注意補充不飽和脂肪酸。

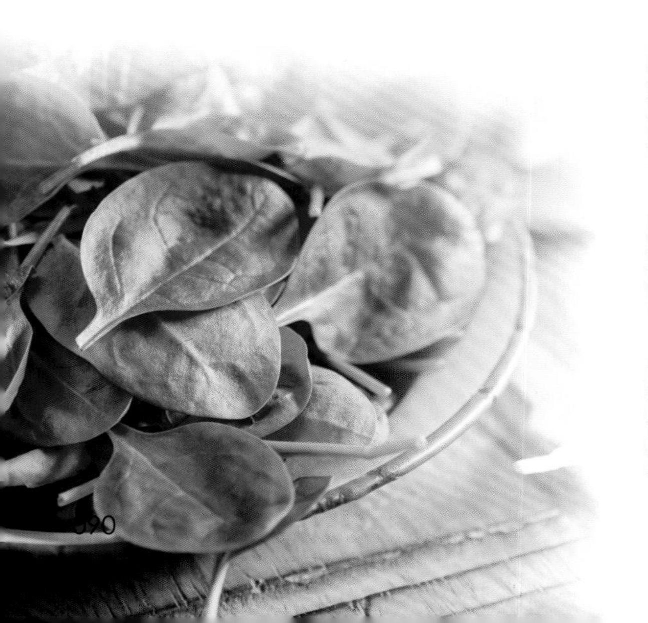

普林含量較高的水產品

鳳尾魚、沙丁魚、鯖魚、魚卵、烏魚、蛤蜊、牡蠣等。

普林含量中等的水產品

鱸魚、鱈魚、梭魚、大比目魚等。

普林含量較低的水產品

鯡魚、鮭魚、鱒魚、鮪魚、白魚、海帶、蟹等。

幫助利尿排酸的食物

薏仁

利尿、消腫、鎮痛

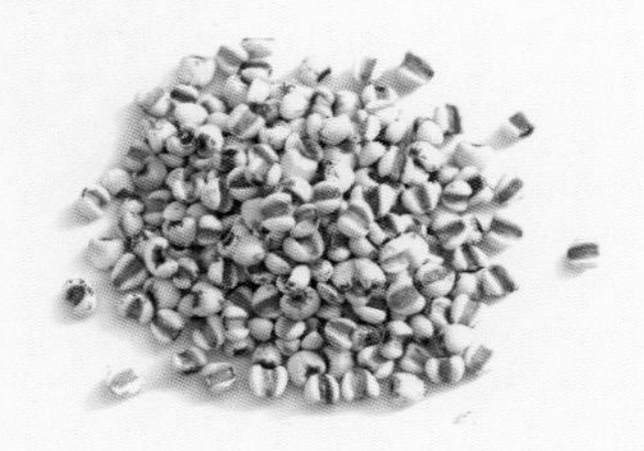

薏仁所含的植物功能成分具有利尿作用，能促進尿酸排泄。中醫認為薏仁透過祛濕通絡、通利關節，能夠有效緩解關節活動受限的症狀。

吃法

❶ 薏仁適合熬湯或熬粥，不適合單獨食用。痛風患者可用薏仁、山藥、百合等煲湯食用，或適當加點大補元氣的龍眼、補脾養胃的蓮子、健脾利水的紅豆等，有祛水腫、利尿、降尿酸的功效。

❷ 薏仁性偏寒，做飯時可加點黑米、紫米、糙米等溫性五穀，既養胃，又有利於排尿酸。

薏仁煮食前需浸泡

薏仁較堅韌，難以煮熟，煮之前需洗淨後浸泡2～3小時。且薏仁水不宜倒棄，這樣可以避免流失薏仁所含的營養。

紅豆

食物中的「利尿藥」

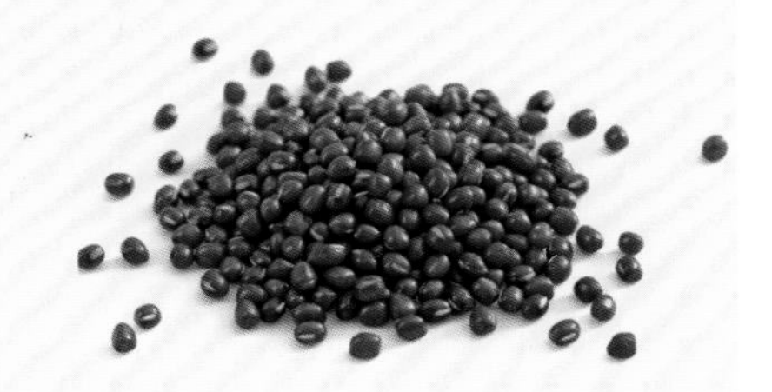

中醫認為紅豆具有利尿除濕、消腫解毒、和血排膿、瘦身減肥等功效。另外，紅豆含有一種皂苷類物質，能促進通便及排尿，對心臟病、腎病引起的水腫有輔助治療作用。

吃法

❶ 紅豆搭配同樣具有利水消腫功效的薏仁，熬粥食用，利尿、降尿酸的效果更明顯，輔助治療腎炎水腫的效果也很好。

❷ 將紅豆、玉米、糙米和白米搭配做飯，能延緩餐後血糖升高速度；痛風者可用紅豆與冬瓜煮湯飲用，清熱利尿。

紅豆煮前要浸泡，不要用鐵鍋烹飪

紅豆質地較硬，不易煮熟，因此烹調前宜先用清水浸泡數小時，使其營養成分能夠發揮作用。紅豆的色素與鐵結合後會變黑，因此不宜用鐵鍋烹飪。

冬瓜

降壓、利尿、消腫

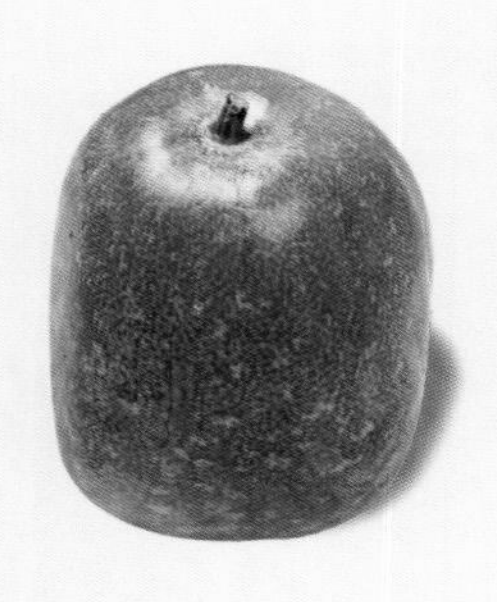

冬瓜有利小便、利濕祛風的功效。所含的維生素C有助於降低血液中的尿酸，預防關節疼痛。冬瓜本身幾乎不含脂肪而且熱量低，還是肥胖者的理想選擇，減肥的同時還可防止尿酸過高。

吃法

1. 冬瓜皮含有多種營養成分，如維生素B1、維生素B2、維生素C、鉀、鈣、鐵、錳、鋅等，有利尿消腫的作用。痛風患者用冬瓜煮湯時連皮一起煮，利尿效果更明顯。
2. 烹煮冬瓜時要少放、晚放鹽，不僅口感好，也達成低鹽飲食，以免鈉攝取過高，對痛風患者產生不利影響。

飯前冬瓜湯、飯後酸水果可預防痛風

痛風患者適合把冬瓜煮湯或清蒸食用，早、晚餐食用更佳。餐前可喝碗冬瓜湯，餐後半小時吃些水果，且以帶酸味的為佳，這樣可減輕體重、降低血脂，有利於排出尿酸，還有助於消食，更避免併發症。

西瓜

利尿、消腫

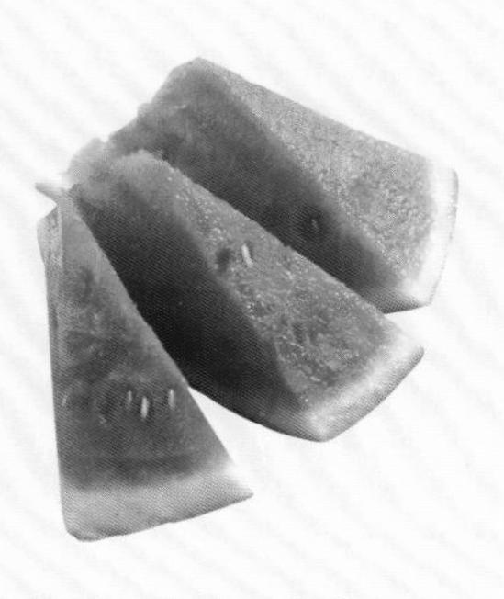

西瓜含有的瓜胺酸是形成小便的主要成分，因此有利尿作用，可以幫助降尿酸。西瓜基本上不含普林，能降血脂、軟化血管、保護心血管，非常適宜痛風急性期或痛風伴有高血壓患者食用。

吃法

1. 西瓜皮具有利尿作用，將西瓜皮洗淨、切片，再加醋、白糖、鹽等調味，涼拌食用，就是一味非常好的防痛風小菜。
2. 西瓜是夏季很好的利尿消暑水果，痛風患者如血糖偏高，西瓜的食用量以每天不超過100克為度。

腎功能不好的人應少吃

痛風患者如果腎功能不好，或由於併發症引發心臟衰竭，則應少食西瓜，以減少心臟和腎臟的負擔。另外，脾胃虛寒者、糖尿病患者、感冒初期（無論是風寒感冒者還是風熱感冒）都不宜多吃西瓜。切開太久的西瓜也不宜食用，以免腐敗變質。

防治痛風的經典食療

玉米鬚綠茶飲　利尿、消腫

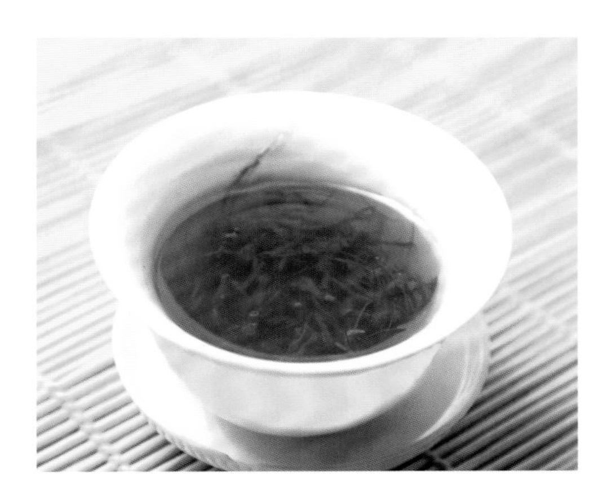

材料　玉米鬚15克、綠茶3克。

作法

1. 玉米鬚用水沖洗乾淨，備用。
2. 將玉米鬚放杯中，沖入適量滾水，加蓋稍燜1分鐘。加入綠茶晃動杯子，讓水浸潤綠茶，30秒鐘後即可飲用。

老絲瓜茶　活血、通絡、消炎

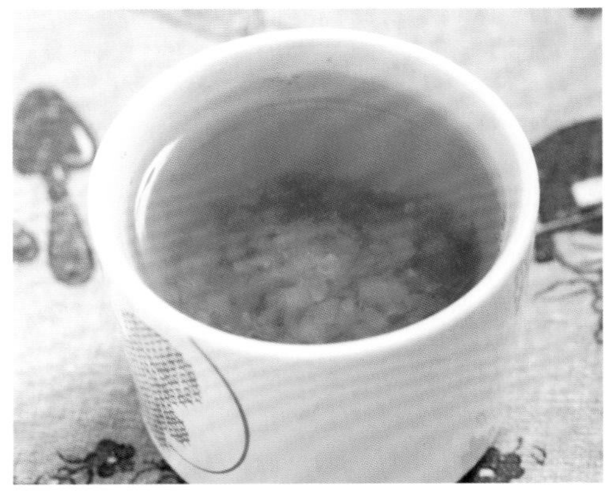

材料　當年新收的老絲瓜3根。

作法

1. 老絲瓜洗淨、切碎。
2. 鍋中放適量水，加入絲瓜碎煮。
3. 煮開之後以小火熬煮1小時，再放入冰箱冷藏即可（可存放3天）。

車前子湯　促進尿酸排出

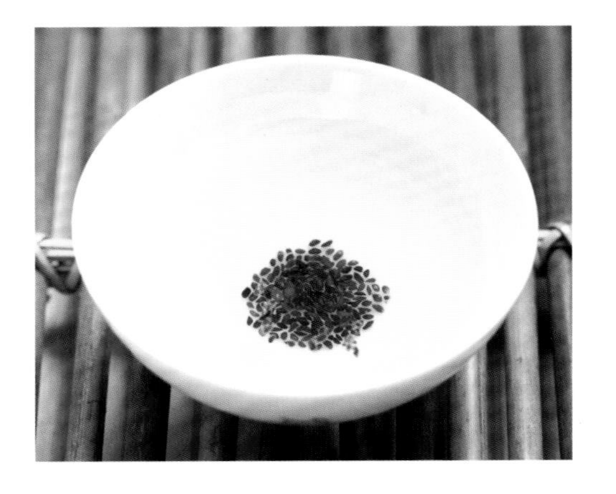

材料　車前子30克。

作法

用水煎服即可，代茶飲，每日1劑。

專題

氧化亞氮是人體自行合成的心血管藥物

氧化亞氮是一種很強的信號分子，可以穿透任何細胞，到達任何組織，使資訊在人體各部互相傳遞，行使傳輸信號的功能。人在25～30歲時，氧化亞氮分泌量在最頂峰，隨著年齡增長，人體產生氧化亞氮能力減弱，加上食物攝取量減少、運動量減少，人體內的氧化亞氮含量越來越得不到保障。

氧化亞氮對心腦血管的好處

血管的「清道夫」

氧化亞氮可以帶走血管壁上的脂肪、膽固醇，促進血液循環，保持血管潔淨流暢，防治心腦血管疾病。

預防心腦血管疾病

氧化亞氮可以調節血壓的穩定性，維持血管張力恆定，清除血管壁上的脂肪和膽固醇，幫助改善心腦血管疾病，預防中風和心肌梗塞。

促進血液循環

氧化亞氮分子量小，並且具有親脂性，可以穿透任何細胞，到達任何組織，是細胞內和細胞外分子的「使者」，具有維護血液循環暢通的作用。

改善糖尿病症狀

氧化亞氮能夠提升胰島素對血糖的敏感度，加快體內血糖代謝。氧化亞氮還能夠修復血管內皮細胞，降低因血糖代謝異常引發的血管、神經病變，防治糖尿病併發症。

如何增加體內氧化亞氮含量

多吃「氧化亞氮」食物

多吃水產品，以及黃豆、大蒜、黑巧克力、甜瓜等食材。

多運動

根據自身的身體狀況，每次運動20分鐘，每週至少3次鍛鍊，如慢跑、快走、游泳等，有助於提高人體氧化亞氮的含量。

多攝取抗氧化劑

一些抗氧化劑如維生素C和維生素E等可有效保護氧化亞氮，延長其在體內的存在時間。因此，平時要多食用蔬果，能減少心臟病和中風的危險。

PART 2

運動篇

CARDIOVASCULAR CARE

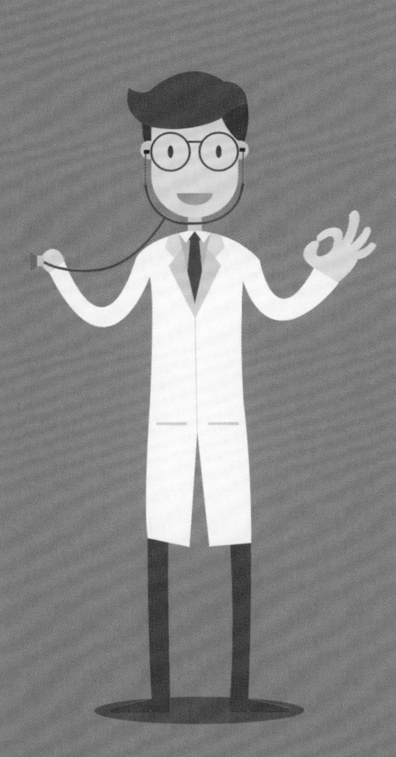

01

每天至少堅持30分鐘有氧運動，減輕心血管負擔

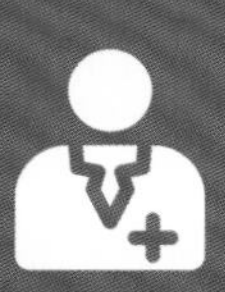

有氧代謝運動有效改善心血管健康

有氧代謝運動，實現運動時氧氣供需平衡

有氧代謝運動是耐久性運動，以增強人體吸入、輸送與使用氧氣能力為目的，人體在整個運動過程中，吸入的氧氣與需求大體相等。也就是說，人運動時需要增加氧氣的供給，而在有氧代謝運動的同時，身體自身透過適度加快心跳率與呼吸，就可以滿足這一需求，實現氧氣供需平衡。

有氧代謝運動強度中等、有節奏較易持久

有氧代謝運動的特點是運動強度低至中等，有節奏、不中斷和持續時間較長。通常對技巧要求不高，因而方便易行，容易堅持。

有氧代謝運動的常見種類包括快走、跑步、騎自行車、游泳、跳健身舞、做健身操、跳排舞、滑雪等，一些中低強度但能持續較長時間的運動項目。無論是誰，不分年齡性別，有氧代謝運動都對促進身體健康、增強體質、預防慢性疾病具有重要作用。

平衡是有氧代謝運動的核心概念。平衡是健康之本，它包括身體動與靜的平衡，心理上緊張與鬆弛的平衡，以及新陳代謝的平衡。

時間長、不中斷、有節奏

體內碳水化合物、脂肪分解較完全

有氧運動

強度中等、全身都能得到鍛鍊

有氧代謝運動對心腦血管的益處

改善心臟功能

- 氧氣吸入肺部以後，要經由血液輸送到全身。而血液循環需要依靠心臟擠壓。有氧代謝運動的特點是使心肌變得強壯，跳得更有力，每次跳動能擠壓出更多血液，同時改善心臟本身的血液供應。
- 醫學研究證明，有氧代謝運動能提高血液中好膽固醇比例，從而減少發生冠心病和動脈粥狀硬化的可能性。

增強肺功能

- 有氧代謝運動使得鍛鍊者呼吸加深加快，提高肺活量，並提高了吸入氧氣的能力。

有效抵抗衰老

- 大量研究證明，1小時有氧代謝運動能使衰老延緩2.5小時。

控制高血壓

- 有研究指出，每天30分鐘有氧代謝運動，連續1個月，可使高血壓患者收縮壓和舒張壓分別下降11毫米汞柱和6毫米汞柱。
- 高血壓常常和肥胖、糖尿病和血脂升高等相伴而行。持續有氧代謝運動不僅有益於控制血壓，還有利於減肥、降血脂（尤其是降三酸甘油脂）和控制血糖，全面改善健康狀況。
- 各項指標的綜合控制又促進血壓下降，使身體步入良性循環。

增加骨骼密度防止骨質疏鬆

- 隨著年齡增長，人體骨骼中的鈣漸漸減少，因此骨頭變得鬆脆易折，這就是老年人常發生骨折的原因。有氧代謝運動，尤其是走、跑和健身操練習，能夠有效防止鈣流失與骨骼強度的降低。

減少體內脂肪

- 有氧代謝運動加上適當的飲食控制，能最有效除去體內多餘脂肪，同時也增加人體肌肉含量，使身體更強壯。
- 研究指出，如果堅持每天2次快步行走（每分鐘走120公尺），每次20分鐘，一年可消耗12公斤脂肪。

改善心理狀態緩解壓力

- 預防心血管疾病，不但要關注血壓、血脂、血糖和腰圍，而且要重視心理健康。有氧運動有助於緩解壓力、克服緊張情緒，還能提高身體免疫力、降低心血管疾病和其他慢性病的發病率。

有助於智慧與健康

- 有氧代謝運動增加腦的血流量，不僅延緩腦細胞衰老，而且可以提高神經的反應速度。
- 體育運動能促進大腦發育，鍛鍊時能使大腦釋放內啡肽。內啡肽使人產生愉悅感，對發展大腦功能、提高記憶力有良好作用。

有氧代謝運動的質、量是關鍵

質：鍛鍊要達到「有效心跳率範圍」

如何計算最大心跳率

有氧代謝運動的「質」，就是在鍛鍊中心率要達到「有效心跳率範圍」，並在這個區域保持20分鐘以上。

有氧代謝運動的「質」，就是在鍛鍊中心率要達到「有效心跳率範圍」，並在這個區域保持20分鐘以上。運動要循序漸進，從小運動量開始（選擇最大心跳率的百分數低一些），經過一段時間適應後，再逐步加大運動量。

最大心跳率＝ 220- 年齡

- 運動時，心跳率在最大心跳率的50%以下時，健身效果不明顯。
- 有效健身的心跳率應達到最大心跳率的50%以上。
- 保持脈搏在最大心跳率的60～70%範圍內，是比較好的狀態。
- 當心跳達到最大心跳率的80%，心臟負擔明顯增加，要慎防事故發生；最好不要超過最大心跳率的85%。

如何測心跳率

將右手中間3個手指的指腹，輕輕放在頸部（鎖骨上面）或左手的手腕處，就可以數出每分鐘心臟跳動的次數，即心跳率。也可以直接將手放在胸部摸到心跳，然後數15秒鐘，得數乘以4。

鍛鍊時，如何自測心跳率

除非有特殊儀器，否則運動時是無法自測心跳率脈搏的。最可行的方法是在運動剛結束時立即把脈，數15秒鐘的得數乘以4。通常從停下來到摸到脈搏、看表，需要15～20秒，所以建議在測得的心跳率數再加10%。舉例來說，測出15秒鐘的心跳率為40，乘以4是160，再加上16（即160×10%），就得到運動中的心跳率是每分鐘176次。

量：要確保次數和時間

有氧代謝運動的「量」，就是每次至少持續20分鐘的耐力運動，每週至少3次。如果做到每週4次、每次20分鐘，效果更明顯。而每週5次，每次20～30分鐘，就算「完美」了。

有氧代謝運動怎麼做

有氧代謝運動必須符合三個標準

理想的有氧代謝運動必須符合以下三個標準：

一、全面、大肌肉群的活動，並提高鍛鍊者的心跳率達到「有效心跳率範圍」，持續20分鐘以上。

二、簡單易行，能使鍛鍊者有興趣在較長一段時間從事的運動項目。

三、受條件限制較少，能在大多數場合和氣候條件下進行。

有氧代謝運動的全過程

❶ 準備活動

準備活動有兩個目的：一是活動各個關節與肌群，提高其溫度，增加其彈性以適應將要進行的運動；二是逐漸提高心跳率，讓心血管系統準備好做高強度運動，以便安全地進行鍛鍊。準備活動通常需要5～10分鐘。忽視這一環節可能造成肌肉酸痛、關節韌帶損傷等不良後果，甚至會因為突然進入高強度運動而引起頭暈、噁心等不適。

❷ 進行有氧代謝運動

健心操（動作示範見103～105頁）。
登山（動作示範見106頁）。
騎自行車（動作示範見107頁）。
降壓操（動作示範見112～115頁）。
跳繩（動作示範見116頁）。
游泳（動作示範見124頁）。

❸ 放鬆整理

經過比較劇烈的20～30分鐘耐力鍛煉之後，若突然停止運動，或坐或躺都十分危險。因為肌肉突然停止運動會妨礙血液回流到心臟，造成大腦缺血，人會頭暈甚至失去知覺。正確的做法是放慢速度，繼續運動3～5分鐘，同時做些上肢活動，慢慢降低心跳率。

❹ 肌力練習

肌力練習主要是針對一些耐力活動沒有充分鍛鍊的肌群，如上肢和腰腹。鍛鍊者可做徒手俯臥撐、引體向上等。

❺ 放鬆、柔韌的練習

最後再進行幾分鐘放鬆性、柔韌性練習，整個鍛鍊就結束了。比較安全有效的柔韌性練習方式，是坐在地上或躺在墊子上進行靜力伸展活動，保持某一部分肌肉韌帶在伸展狀態下，靜止30～60秒鐘。比反覆震顫的動作好。

快走是有氧代謝運動首選

鍛鍊身體並不意味著一定要去健身房或購買特殊的運動設備。快走就是一項常見的運動，除了一雙舒適的鞋之外，不需要任何特殊裝備。快走的場所可以選在人行道、公園，甚至是商場。

快走是最安全的有氧代謝運動項目

快步行走也稱「耐力行走」、「速度行走」或「競爭性行走」，是比較安全的有氧代謝運動項目，更是老年人的明智選擇。快走可帶來理想的耐力，又不會刺激產生過多有害的自由基，也沒有損傷骨骼和肌肉的危險。

快走的步驟

熱身：先輕鬆地走上5～15分鐘。與其他運動一樣，快走也要從慢速開始，在幾分鐘之內逐步加快，以幫助心臟和肌肉做好準備。

大踏步前進：在走路的同時充分擺臂。鍛鍊者可能有點上氣不接下氣，一旦到了說不出話來的程度，請放慢速度！

放鬆：結束之前逐漸回到開始時的速度，持續5分鐘。結束後做一些溫和的伸展運動。

買好的新鞋，頭一週每天只穿2小時，慢慢增加穿鞋的時間。

要兩隻腳都穿上襪子，同時試穿。

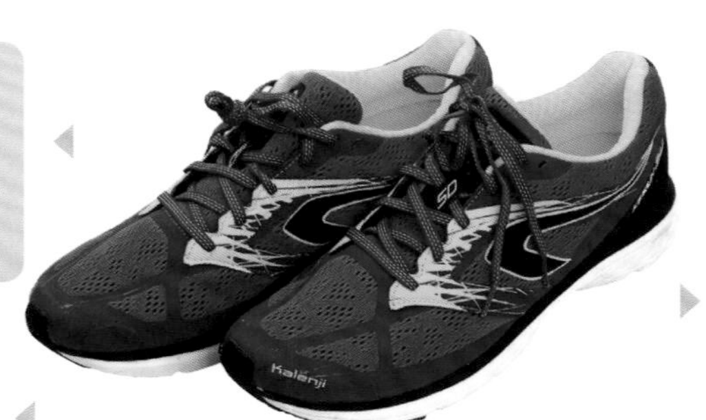

穿新鞋，20分鐘後脫下，檢查雙腳是否出現不適。

試穿新鞋時，動作要慢一點。

最好在下午買鞋。

快走對鞋的要求

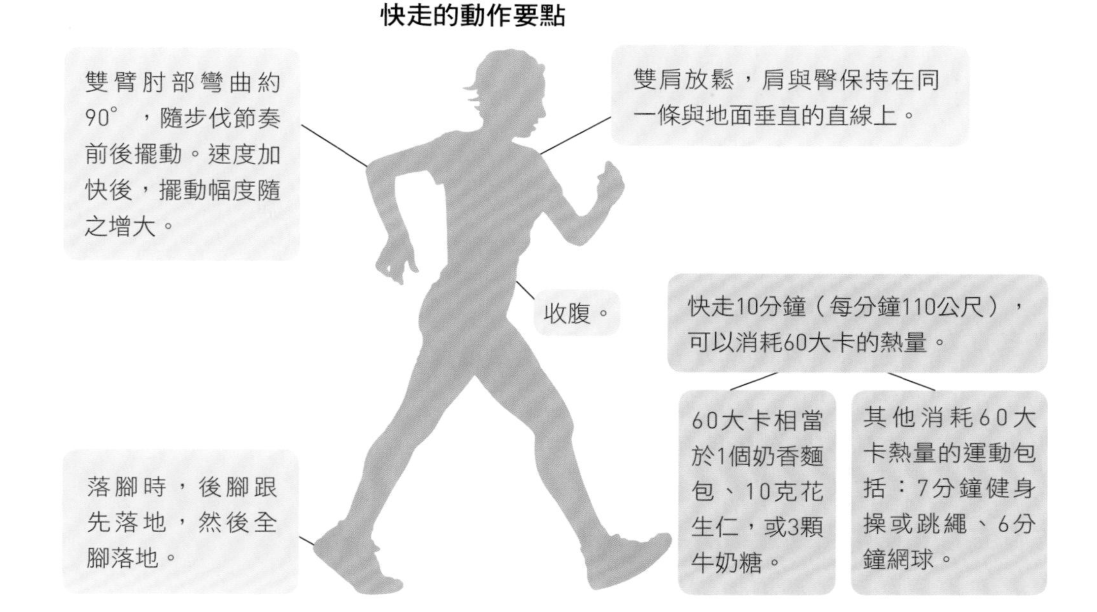

快走要注意這兩點

1 把脈

若慢走會看不出效果，運動中必須達到「有效心跳率範圍」。

針對快走這項運動，20歲的人快走時的脈搏應為每分鐘120～140次；30歲的人是115～130次；40歲的人是110～125次；50歲的人是100～120次；60歲的人是95～110次。

由於透過脈搏就能獲知活動強度，方法相對方便，使「快走」成為一項相當安全的運動。

2 鍛鍊時要帶瓶水

運動時若想喝水就喝，因為想喝水就代表人體需要水，當身體水分不足時還堅持運動，就容易感到疲勞。此外，水分不足會增加血液黏稠度，有時甚至會出現腦血管堵塞的嚴重後果。人若失去相當於體重10%的水分就有生命危險；甚至失去5%的水分就算是很大危險了。

但是喝水還是要節制。快走時若想喝點水就喝。剛走完時可以補充出汗失去的一部分水分，另一部分應在1～2小時後再補充。不要一下子補充大量水分，否則容易感到疲勞，且增加胃的負擔。

運動強度和方法要量力而為

運動前做好體檢

有氧代謝運動必須達到一定的「質」與「量」，要先確認自己能否承受。安全有效是有氧代謝運動的原則。

實施運動計畫前做一次全面體檢，這對40歲以上的人尤為重要。不要漏查運動心電圖，即在腳踏車或活動平板上行走時進行的心電圖監測與記錄，如果查出心肌缺血，一定要在醫生指導下運動。

所有慢性病患者和有冠心病危險因素的人都要先體檢，並在醫生指導下運動鍛煉。運動中一旦出現身體不適，要及時就醫查明原因。

如何避免運動中可能存在的風險

下面我們以高血壓為例，看看如何避免運動中可能存在的風險。

正方觀點：充分合理的有氧代謝運動，對於輕度高血壓患者的降壓效果良好，甚至優於某些降壓藥物。

運動對高血壓患者有益還是有害？

反方觀點：中年男性與運動相關的猝死中，80%是心臟缺血所致，若再論其中有血壓記錄的患者，有1／3出現血壓升高，可能增加高血壓患者運動導致心臟缺血猝死的風險。

那麼，怎樣同時充分發揮運動對控制血壓的益處，又避免運動可能存在的風險？

運動前應做靜息時的常規心電圖。

平時靜坐過多，尤其是有其他冠心病危險因素的人應做運動試驗。

心臟超音波有助於檢查心肌缺血的患者有無嚴重左心室肥厚，若有，則運動量要小。

大多數高血壓患者為中老年人，除了保持有氧代謝運動習慣，還需要改變生活方式。因此，心血管疾病患者要在醫生指導下監測運動情況，積極參加醫院組織的集體鍛鍊，這樣更容易培養運動習慣。同時服用抗高血壓藥物時應注意，如短期使用利尿劑會降低患者的運動能力，β受體阻斷劑則使患者運動時的心跳率不易達到預期水準。

02

改善冠狀動脈硬化的運動

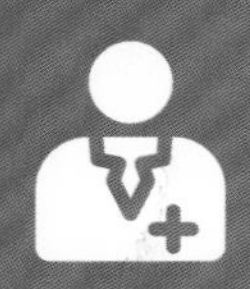

每天做健心操，增加冠狀動脈血流量

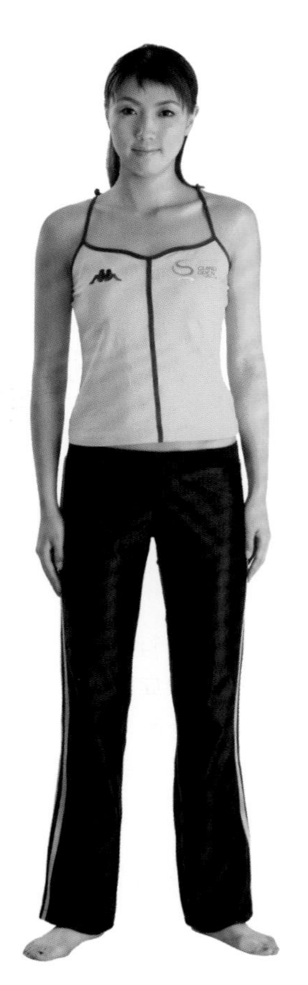

站立操

準備動作

自然站立，雙腳分開與肩同寬，雙臂自然下垂。目光平視，精神放鬆，下巴略內收。腳趾如鉤，做緊抓地面狀；排除雜念，注意力集中在丹田。

動作要領

吸氣時，隆起腹部，收縮肛門；呼氣時，腹部凹陷，放鬆肛門。一吸一呼為一拍，連續呼吸2～4個八拍（即16～32次）。保持自然呼吸，用鼻呼吸或鼻吸口呼均可。

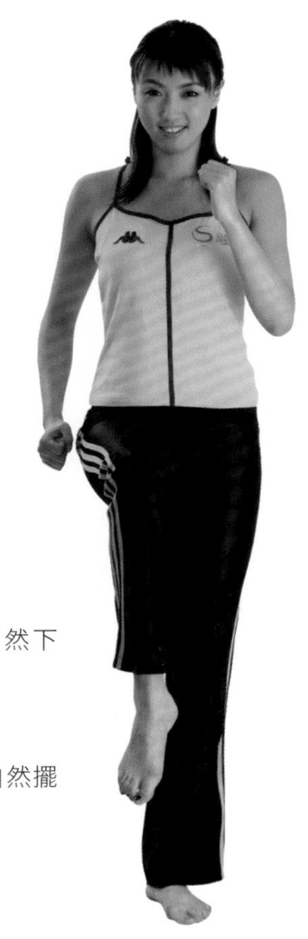

原地踏步操

準備動作

雙腳分開與肩同寬，雙臂自然下垂。目光平視，精神放鬆。

動作要領

原地踏步，雙臂放鬆，前後自然擺動，踏60步。

輪流聳肩操

準備動作

站立時雙腳分開與肩同寬，雙臂自然下垂。目光平視，精神放鬆。

動作要領

先左後右，輪流聳動雙肩。動作要放鬆、協調，左右各做8次。

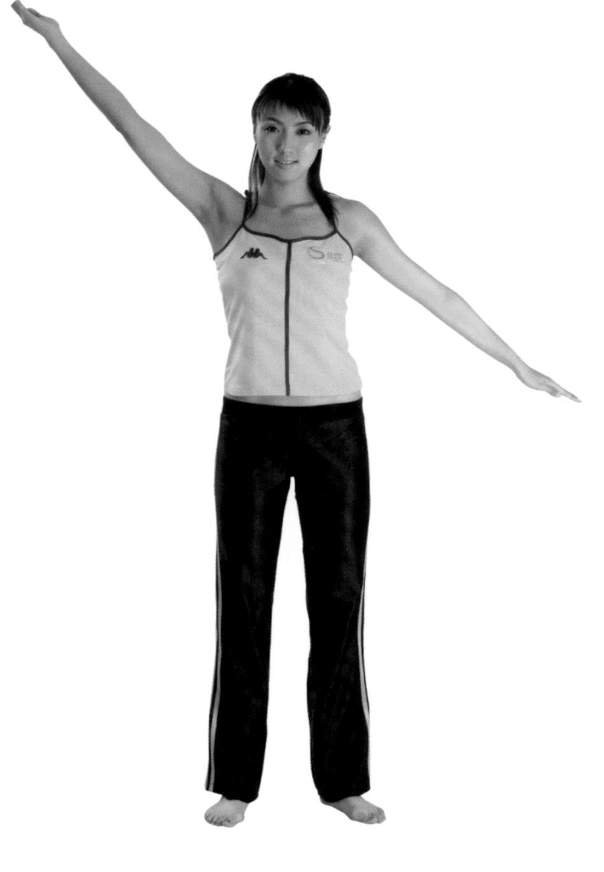

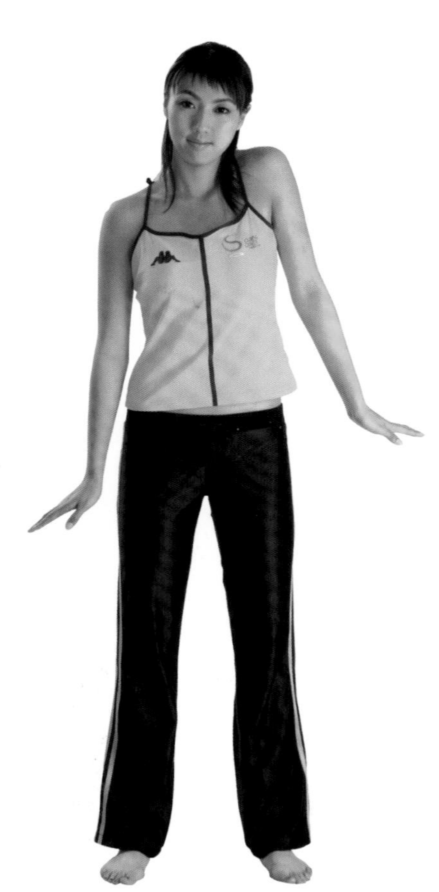

上下擺臂運動操

準備動作

自然站立，兩腳分開與肩同寬，兩臂側平舉。注意力集中在丹田。

動作要領

❶ 先呼氣，一臂慢慢下降，另一臂慢慢相應抬高，兩臂始終保持成「一」字形。頭頂至尾骨則盡量保持居中一直線。

❷ 恢復到準備動作，同時自然吸氣。反覆進行，一呼一吸為一拍。共可做4個八拍。

搖槳操

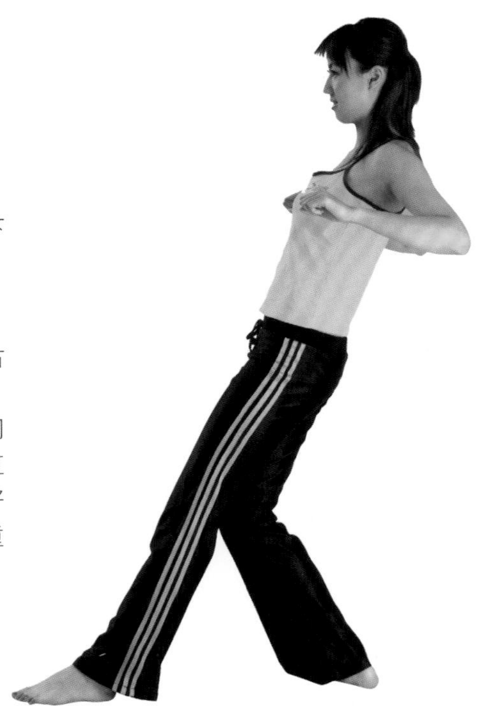

準備動作

自然站立，雙腳分開與肩同寬，雙臂自然下垂。精神放鬆，自然呼吸。

動作要領

❶ 左腳向前跨出一步成弓步，左膝微屈，右腿伸直；雙臂屈肘，手心向下，半握拳。

❷ 身體向前傾彎腰，雙手向前下方推出，同時呼氣；然後左膝伸直，右腿彎曲，上身挺直向後稍仰，雙臂盡量拉向後方，同時吸氣。好像搖槳的動作，前推時呼氣，後拉時吸氣，重複10次。

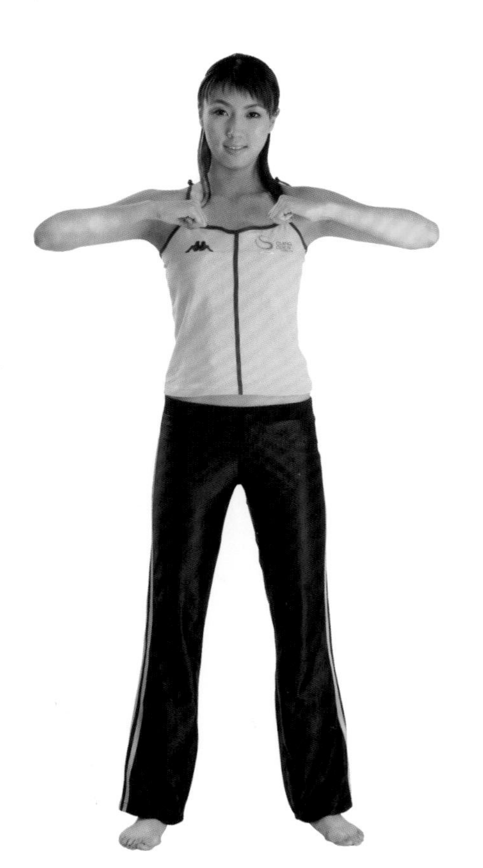

伸臂操

準備動作

身體自然站立，雙眼平視，雙腳分開與肩同寬。雙肘彎曲，雙手握拳（大拇指外包）置兩胸前，拳心斜向下。

動作要領

❶ 呼氣時，雙臂往前上方伸出，同時兩手放開，指、腕、肩等關節放鬆。

❷ 吸氣時，雙臂收回，恢復到準備動作。一呼一吸，反覆進行，做30次。

登山，加快心排血量

登山是一項延年益壽的運動，可以稱得上是「心血管體操」。它可以增加心排血量，改善各器官功能，還能預防骨質疏鬆，並改善胃腸的消化功能。登山被認為是戶外活動中降脂減肥的第一名。

具體方法

1. 選擇坡不太陡的沙土地山體，若選擇混合土或太硬的石面路，會對膝關節有一定傷害。
2. 登山運動以每週2～3次為宜，登山時間最好選在下午。
3. 老年人登山時最好帶一根枴杖，身體注意前傾，以適應向上攀登和前進的需要。要盡量選擇較平坦的道路，防止摔倒或扭傷腳。

正確的姿勢

1. 頭、腰、腳保持在一條重力線，且把這條線當做身體的軸心來走。
2. 登山的步伐不宜過大，這樣可以保持身體平衡，減輕腳部疲勞。

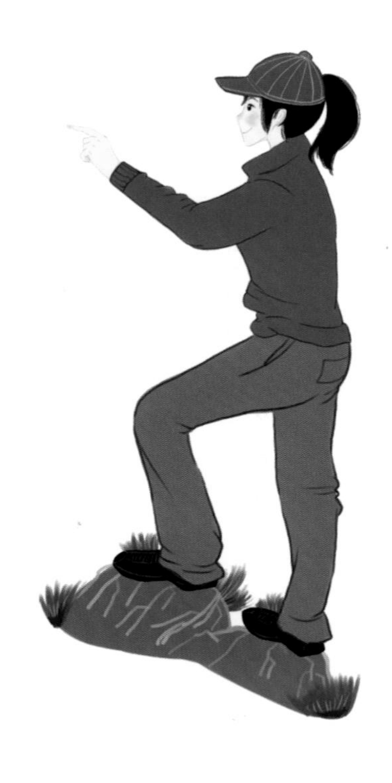

注意事項

- 登山時速度不宜快，以小步幅與中步幅上行。
- 老年人登山需要量力而行，避免超負荷運動，且要有人陪同。同時帶上必要的藥品。
- 山的坡度要平緩，山高以海拔500公尺以內為宜。

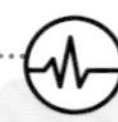

如何判斷適宜的登山運動量

❶ 心跳率為最大心跳率的60～70%。
❷ 登山過程中要出汗，但不是大汗淋漓。運動後有適度的疲勞感。

騎自行車，增強心肺功能

騎自行車運動，有益於提高心肺功能和消化功能，還能促進血液循環和新陳代謝。

具體方法

1. 有氧騎車法：以中速騎車，一般要連續騎30分鐘左右。配合深呼吸，有效促進脂肪燃燒，預防血脂異常的效果也更好。
2. 要選擇空氣環境較好的公園、郊區等，不要在市區馬路騎乘，因為被動吸入的有害氣體，將會隨著心肺功能加強而快速傳遍全身：短期內使人感到不舒服、乾咳；時間長了人會頭疼、渾身無力；長年累月還可能引發嚴重的肺部疾病。
3. 調整好車座高度和角度。車座太高，騎車時臀部必然左右錯動，容易造成身體損傷；車座前部上翹，更容易損傷下體。

正確的姿勢

1. 上身要稍前傾。
2. 手臂伸直，握緊車把。左腳下踩時，右小腿再縮回，反之亦然，順序沒有先後。

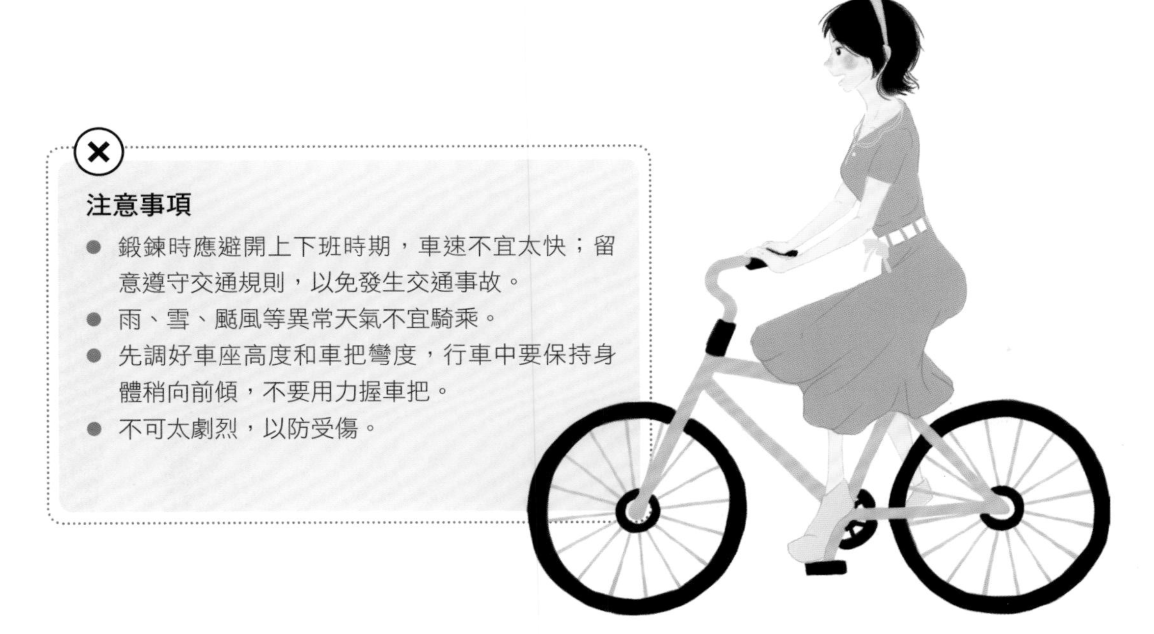

注意事項

- 鍛鍊時應避開上下班時期，車速不宜太快；留意遵守交通規則，以免發生交通事故。
- 雨、雪、颳風等異常天氣不宜騎乘。
- 先調好車座高度和車把彎度，行車中要保持身體稍向前傾，不要用力握車把。
- 不可太劇烈，以防受傷。

03

提高血管彈性的運動

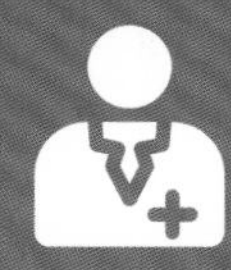

慢跑有效增強血管彈性

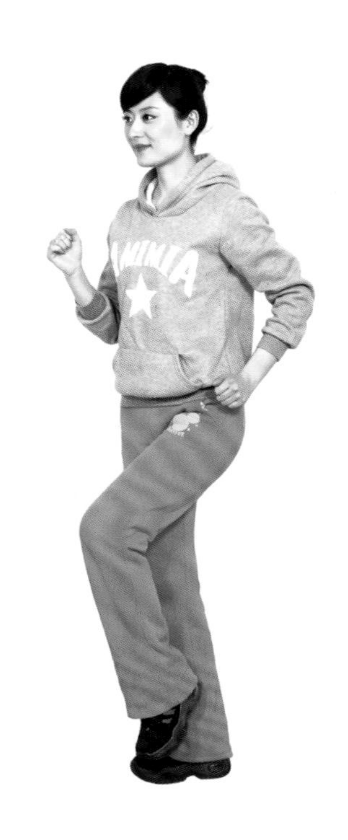

具體方法

1 速度：慢跑的速度通常為每分鐘100～120公尺，可根據身體狀況斟酌稍微加快或放慢。
2 時間：最佳時段是每天的17：00～18：00。
3 次數：剛開始每次10～15分鐘，在一個月內逐步提升到每次20分鐘，每週至少3次。

基本姿勢

1 頭部保持正直，目光看向正前方。
2 足中和腳跟先著地，落地要輕。
3 呼吸頻率可以選擇兩步一吸，兩步一呼，或三步一呼吸，呼吸規律均衡。
4 雙手微握拳，手臂保持放鬆，自然彎曲在腰線以上，兩個手臂前後交替擺動。

注意事項

- 慢跑時要選擇平坦的路面。
- 不要穿皮鞋或塑膠底鞋，在水泥路面慢跑時最好穿厚底膠鞋。
- 如果慢跑後出現缺乏食慾、疲乏倦怠、頭暈心慌等情況，必須進行調整，必要時要諮詢醫生。
- 速度不宜太快。慢跑時以不覺得難受，不喘粗氣，不面紅耳赤，能邊跑邊說話為宜。通常慢跑時每分鐘心跳率要小於（180－年齡）；60歲及以上的老年人，要確保慢跑後的心跳率不超過110次／分。
- 老年人慢跑前要做好體檢，如量血壓、做心電圖等，如果身體不適合慢跑就不能逞強。
- 有心、腦、腎等重要器官器質性病變的人，決定開始慢跑前要諮詢醫生，慢跑時還要特別注意。

甩手通經絡，穩血壓

具體方法

1 雙腿站直，全身肌肉盡量放鬆，兩臂自然下垂，雙腳稍分開；雙肩下沉，掌心向內，眼睛平視前方。
2 按上述姿勢站立，全身放鬆2分鐘後，雙臂開始前擺，擺動幅度以拇指不超過臍部為宜，返回時以小指外緣不超過臀部為限。如此來回擺動。甩手後保持站立姿勢2分鐘，做些輕鬆的活動。
3 甩手要根據自己的體力掌握次數和速度，由少到多，循序漸進。
4 甩手時全身要放鬆，尤其是肩臂和手部。
5 甩手要以腰腿帶動手部，不能只甩兩臂。
6 甩手時呼吸要自然，用腹式呼吸效果較好，唾液多時需嚥下。

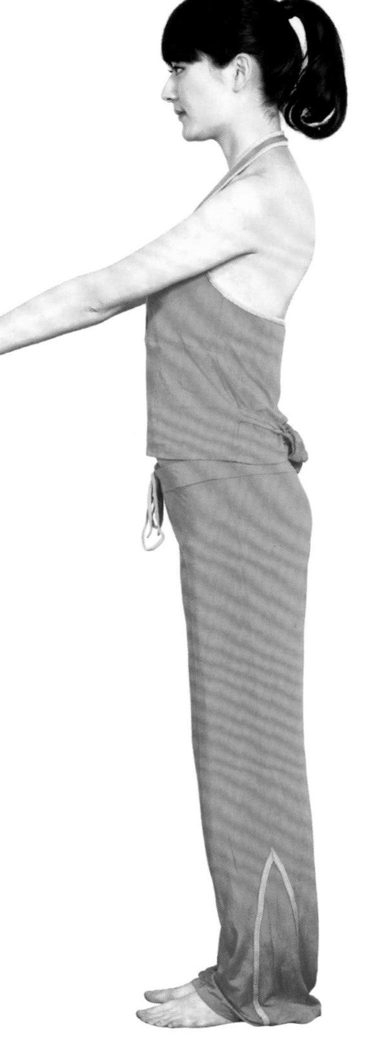

基本姿勢

1 眼睛向前看。不留雜念，默默記次數。
2 兩臂同方向前後搖甩。向後時力氣大些，向前不用力，隨力自行擺回，兩臂伸直不宜彎。
3 兩臂搖甩，注意收小腹。
4 兩腳距離等於肩寬；腳伸直，腳　趾用力抓住地面。

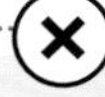

注意事項

- 運動過程中，動作不宜過大、過猛。
- 運動後要防止著涼，同時要及時補充水分。
- 可以選擇在空閒時段練習（除了飯後），全天任何時間都可以，每次鍛鍊10分鐘；根據自己的實際情況，每天鍛鍊5～6次。
- 煩躁、生氣、饑餓或飽食時，禁止練習。

健身球擴張微小血管

醫學研究認為，健身球運動透過刺激手少陰心經的少府穴和手厥陰心包經的勞宮穴，能疏通經絡、調節神經功能、解除精神緊張、發揮降低血壓的作用。空心健身球在旋轉時發出高音、低音相間的叮咚聲，對大腦是一種良性的有益刺激，有利於消除大腦疲勞及精神緊張。經常旋轉健身球，不僅可以保持經絡、氣血通暢，而且可以調節心血管功能、改善微循環、擴張微小血管、發揮降血壓作用。

五指捏球

手指自然分開之後抓住一顆球，用五隻手指用力捏球，停頓一下後放鬆一次。捏球的力量要緩慢而持久，等到手指有酸脹感再停下來放鬆，反覆捏球6～10次。

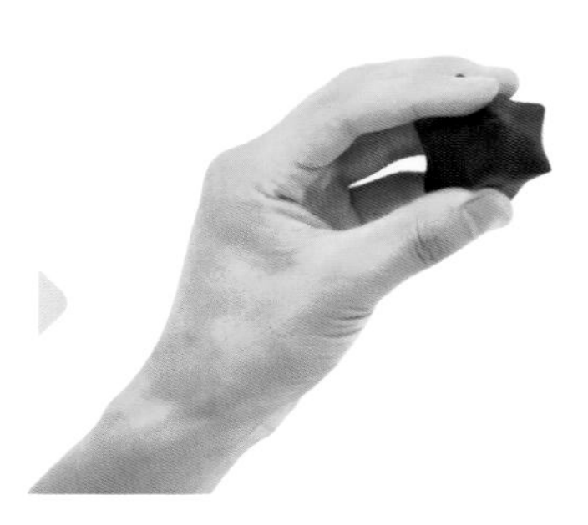

五指轉球

把一顆球握在手裡，五指撥動球體旋轉，可先順時針後逆時針轉動，還可以向上或向下轉動。

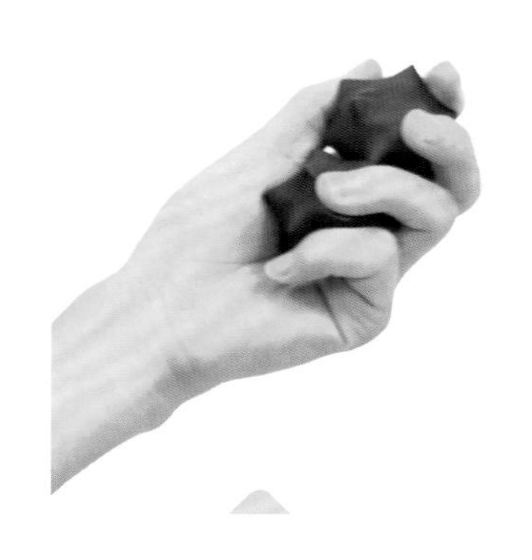

雙球旋轉

用單手托雙球於手掌裡，手指用力撥動球體，讓雙球在手掌心順時針或逆時針轉動。順時針轉動時，雙球經拇指、小指依次到食指；逆時針轉動時，雙球要經過拇指、食指、中指、無名指和小指。

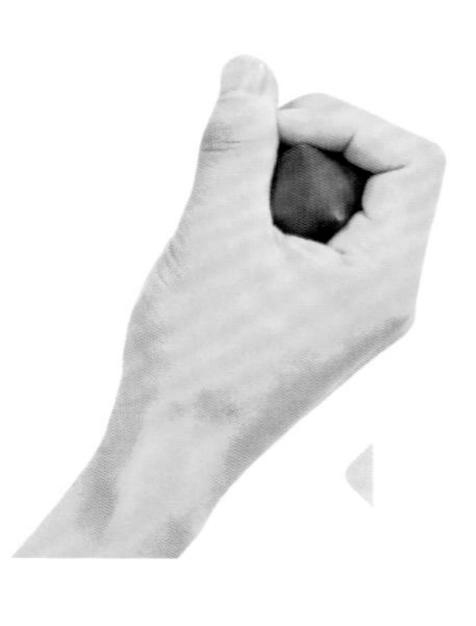

掌心握球

把一顆球放在手掌心，五隻手指抓住球體，然後用力握捏片刻再放鬆，如此為1次。捏球時必須要等到手指有酸脹感再放鬆，反覆握捏8～12次。

睡前、起床做伸展，減輕壓力

養成每天伸展的習慣，可以增強肌肉及關節柔韌性。每天早晨略微伸展一下，就可以緩解肌肉緊張，睡前適當伸展能促進睡眠。做做伸展活動可以安定情緒，改善血管運動中樞的功能，促進血液循環、平穩血壓。

腿部伸展

仰臥，彎曲雙下肢，腳掌貼床，抬起一條腿。用雙手抓住小腿，繼續抬高下肢，盡量拉直、鬆開，再拉直、再鬆開。然後另一條腿重複此動作。

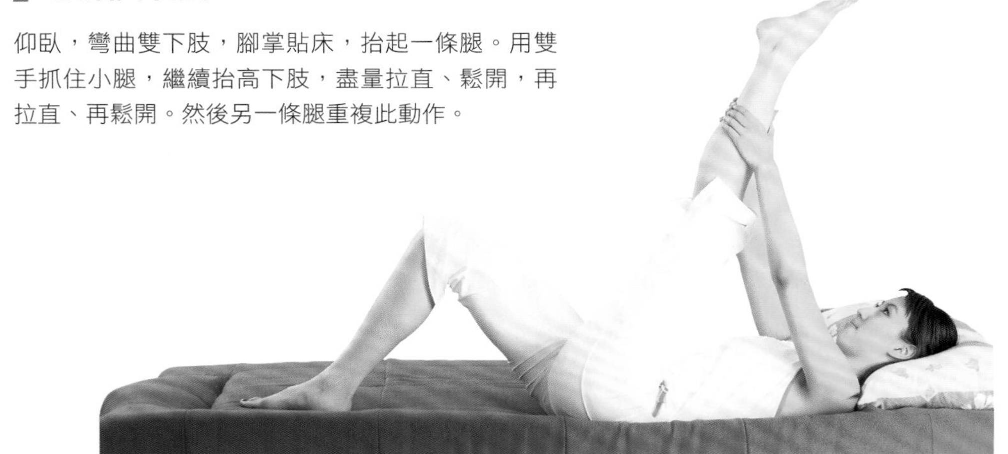

背部下端伸展

仰臥，抱雙膝於胸前，用上肢緊抱膝部。在將膝關節抱向胸部時，用力將背部下端緊貼床面。鬆開上肢，放下雙腿。

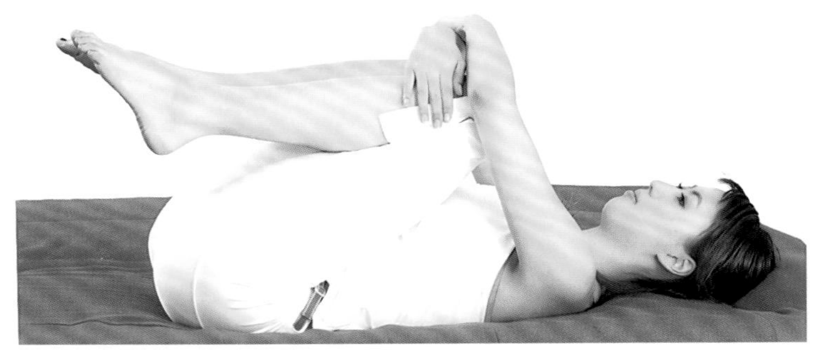

降壓操能擴張血管，降低血壓

同步甩手

全身放鬆，自然站立，兩腳分開與肩同寬。雙手舉起，舉至頭頂兩側，然後同步向上和向下甩手，重複做50～100次。

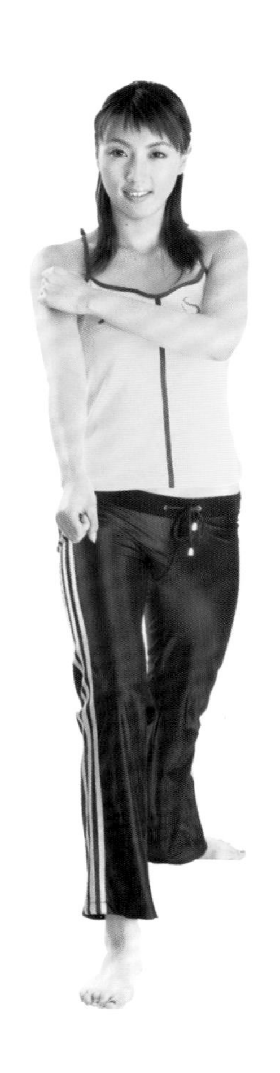

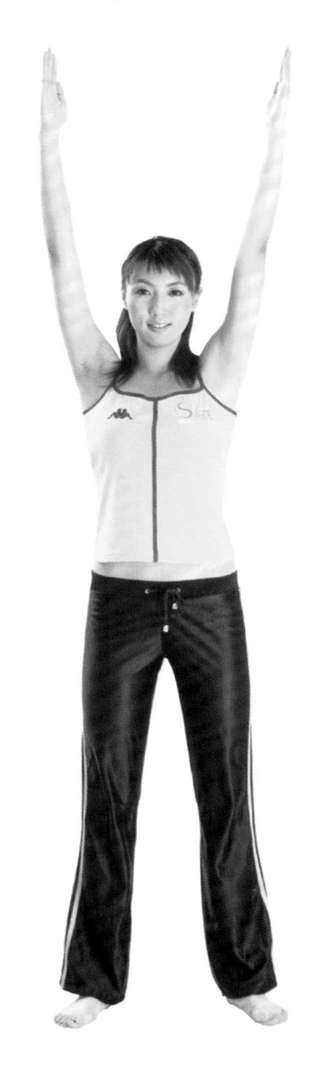

捶打上臂

雙腳弓步站立，雙手交替互打左右上臂：右手打左手手臂，左手打右手手臂。重複做50～100次。

左右甩手

雙腳弓步站立，握拳，分別向與肩膀45度的方向用力甩手。左右交替進行，重複做50～100次。

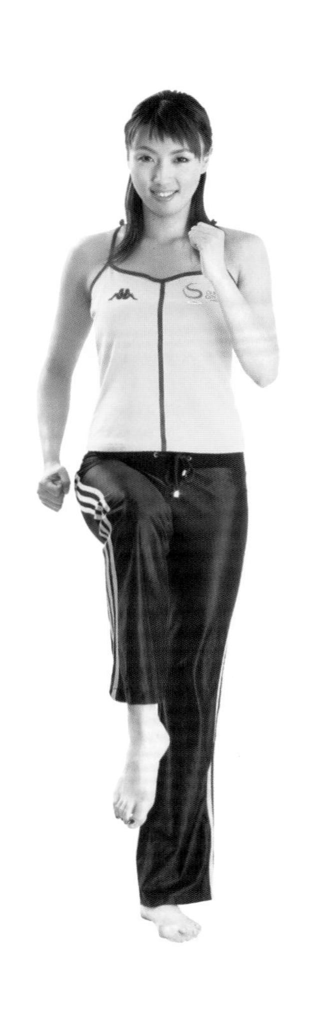

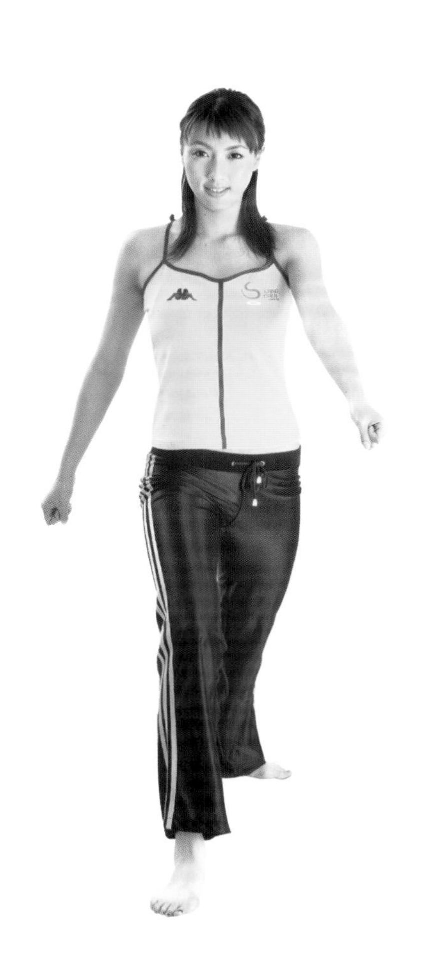

高抬腿握拳

做高抬腿動作的同時雙手握拳，交替上下揮動，重複做50～100次。

空跳繩

雙手呈握繩姿勢，然後模仿跳繩的動作，重複做50～100次。

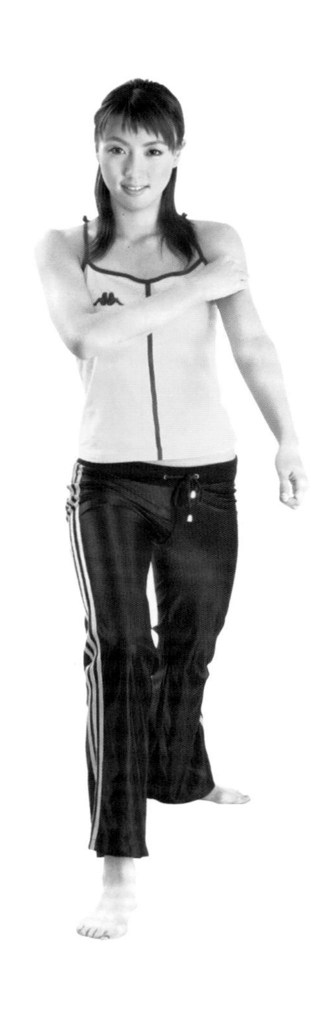

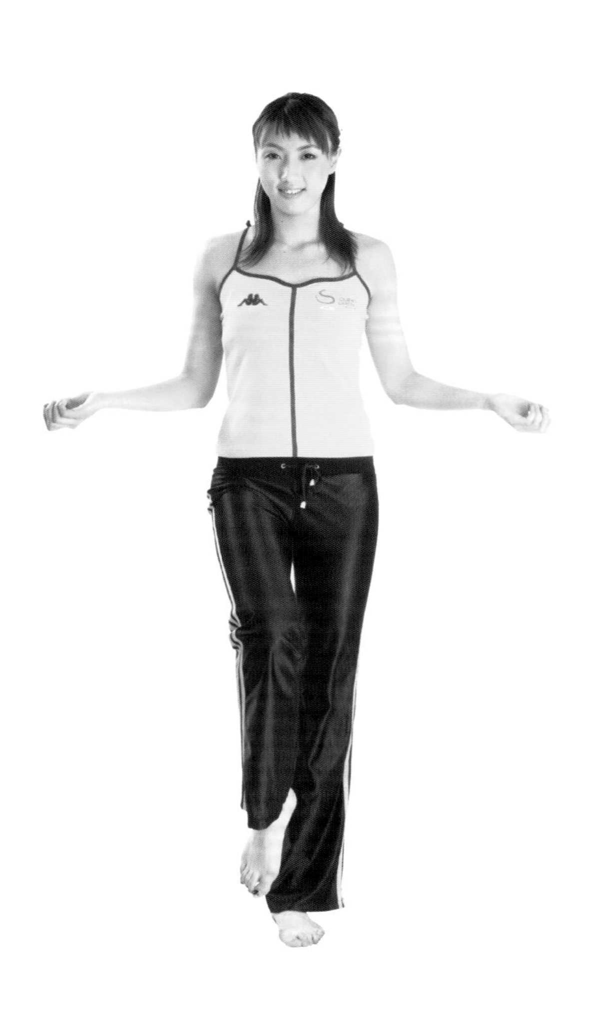

捶打上臂

重複第二節（捶打上臂）的動作，連續做50～100次。

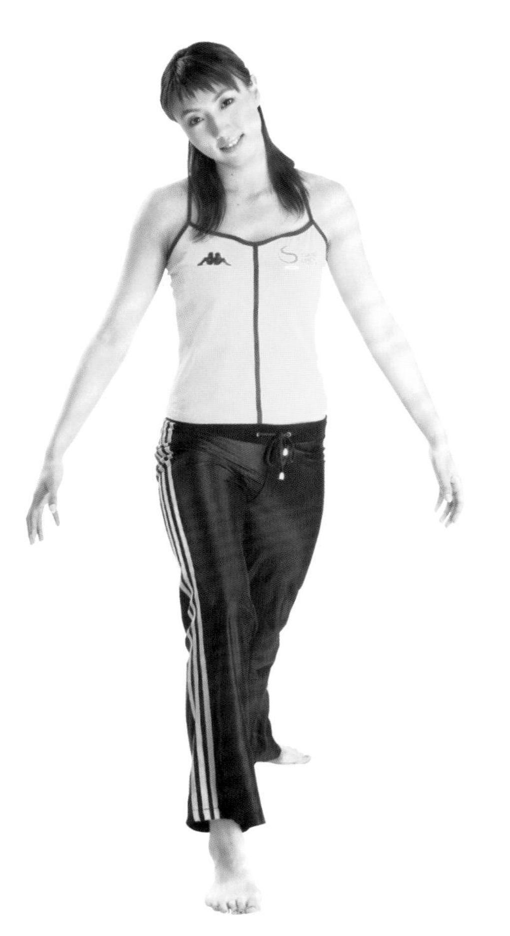

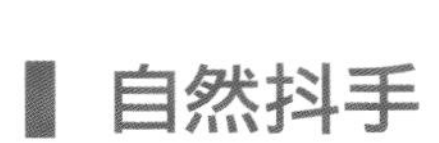

自然抖手

雙腳弓步站立，雙手自然下垂、抖動，可同時伴隨頭部左右轉動，重複做50～100次。

空跳繩

重複第五節（空跳繩）的動作，重複做50～100次。

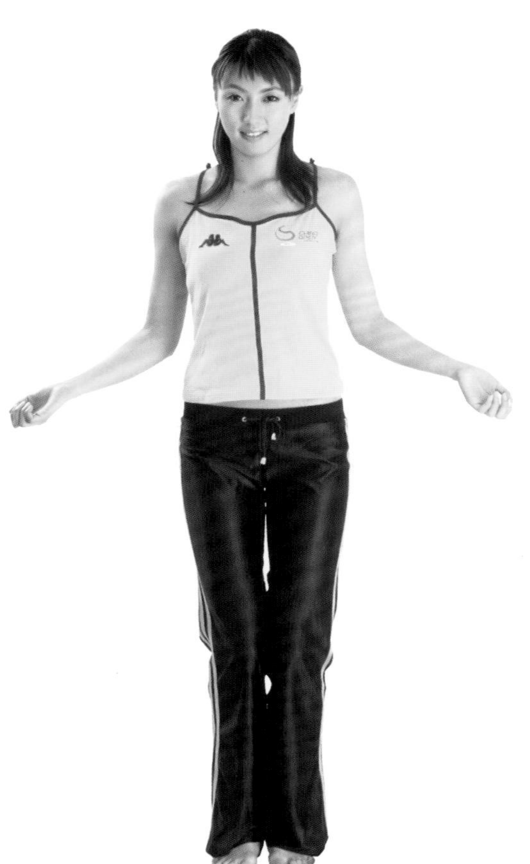

04

身體動起來，減脂又瘦身

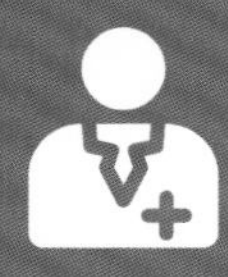

跳繩，消脂健身雙管齊下

跳繩是一項有氧代謝運動，連續性跳繩能幫助消耗體內脂肪，10分鐘就能消耗掉150大卡左右的熱量。所以跳繩可以燃燒掉大量脂肪，對減肥、降低血脂都有益處。

具體方法

1 繩子打在地板上的部分不要太多。
2 跳繩時要用前腳掌起跳和落地，不要用全腳或腳跟落地，以免腦部受到震動。
3 躍起時不要極度彎曲身體，要保持自然彎曲的姿勢；保持呼吸自然、有節奏。
4 應穿質地軟、重量輕的運動鞋，避免腳踝受傷。

基本姿勢

1 雙手握繩，握有把（柄）的繩，手自然握住。
2 雙臂自然屈曲。將繩置於體後，兩手腕、手臂協調一致用力，將繩向上、向前掄起。當繩掄至頭以上位置時，兩手臂不停頓繼續向下、向後掄繩，使繩繞身體周而復始地掄動。
3 前腳掌用力，前腳掌跳起和落地。

注意事項

- 跳繩時避免全腳掌著地，否則易引起損傷。
- 盡量選擇軟硬適中的草坪、木質地板和泥土地，不要在水泥地上跳繩。
- 跳繩前要做活動手腕、肩臂、腳踝等準備工作。
- 跳繩的繩子軟硬、粗細要適中，擺動的幅度較大、速度較慢，適合初學者。
- 過度肥胖者、冠心病、心功能不全、中度以上高血壓、動脈硬化的人不適合跳繩。
- 有慢性支氣管炎、類風濕性關節炎、骨質疏鬆的人，均不宜進行跳繩運動。

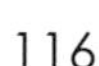

健肌運動，改善脂質代謝

背肌操

1　俯臥位，上肢前伸，掌心著地；下肢後伸，腳尖繃直，保持身體挺直。

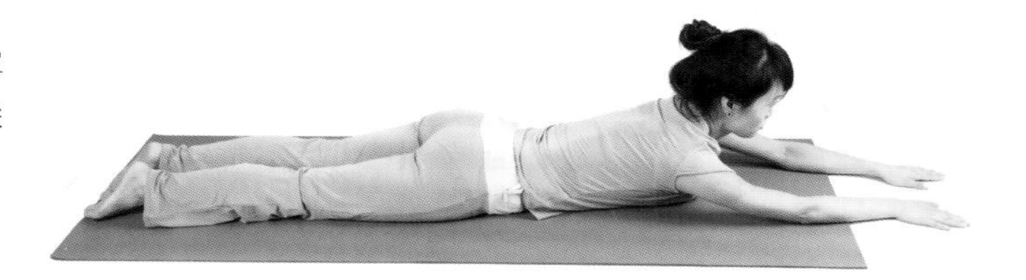

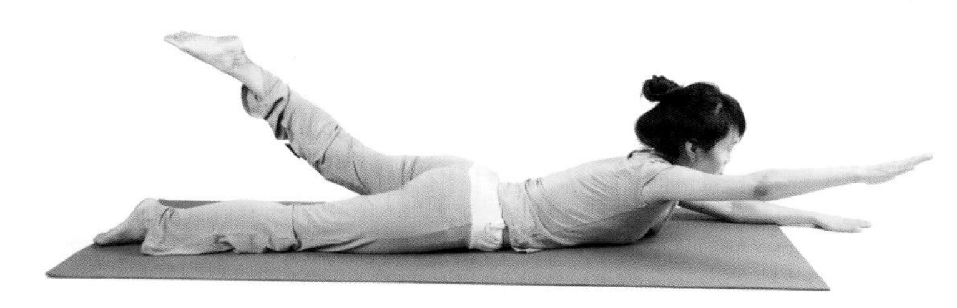

2　右上肢、左下肢同時挺直抬起，持續數秒鐘恢復原位。之後左上肢、右下肢同時挺直抬起，持續數秒鐘恢復原位。

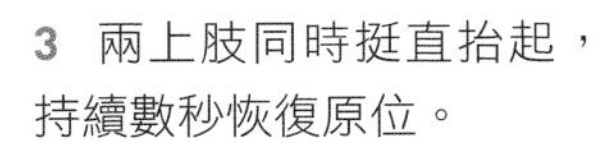

3　兩上肢同時挺直抬起，持續數秒恢復原位。

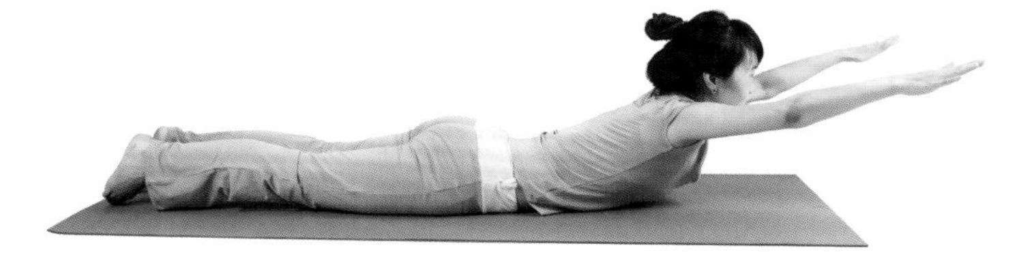

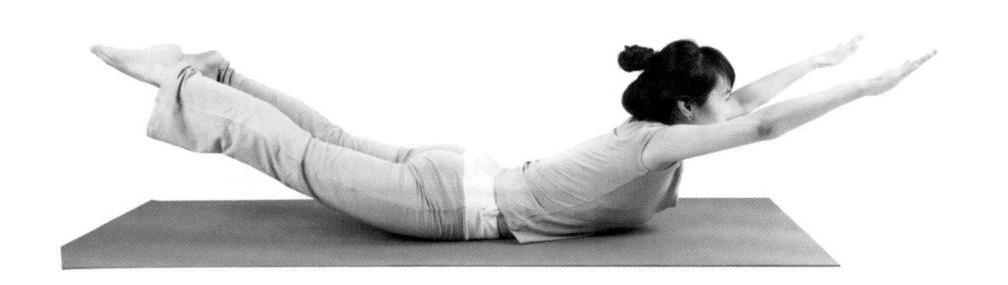

4　四肢同時起，持續數秒恢復原位。

腹肌操

1　仰臥位，屈肘於胸前，雙手互抱上臂。

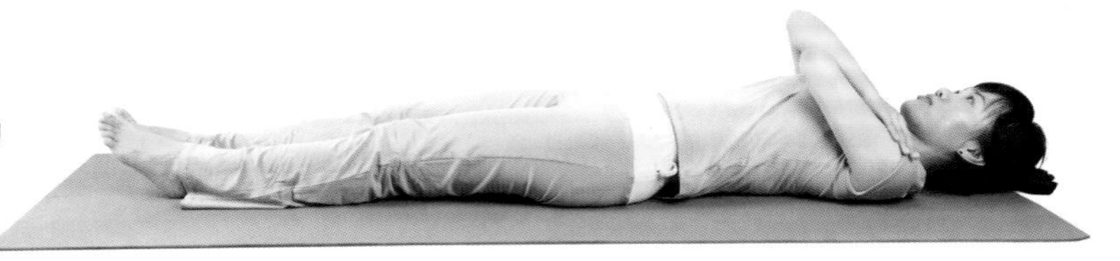

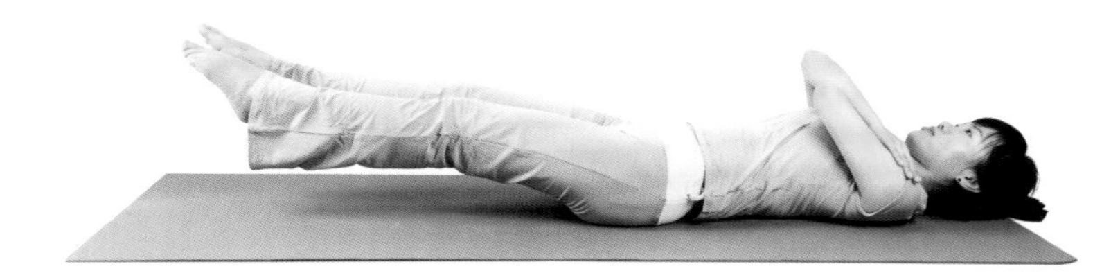

2　雙腿伸直，雙腳抬高約10公分，持續數秒鐘。

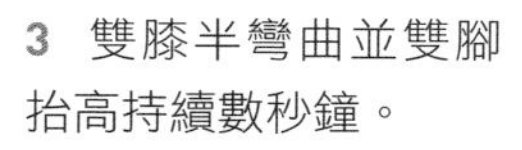

3　雙膝半彎曲並雙腳抬高持續數秒鐘。

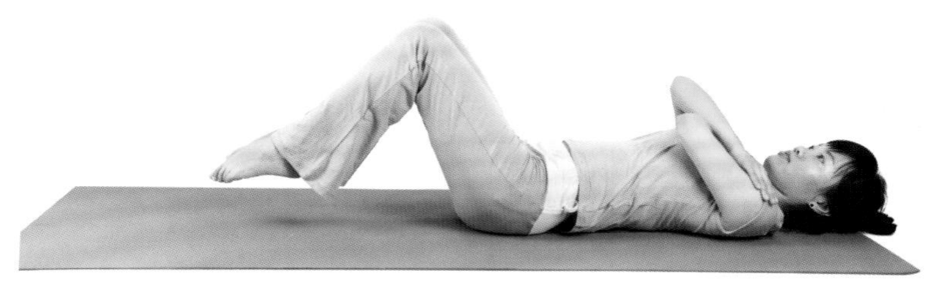

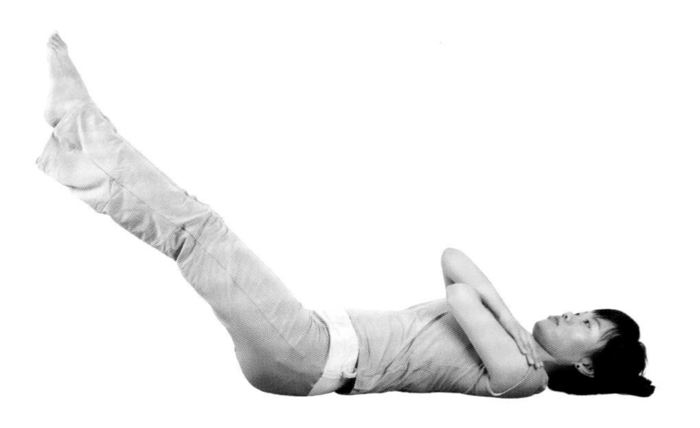

4　雙腿向斜上方伸直，維持數秒鐘。

筆記本伸展操，減少腹部脂肪

在辦公室可用筆記本來做道具，幫助活動三角肌、肱二頭肌和肱三頭肌，能有效減少腹部脂肪。

具體方法

1 右手握書本放至頭後方，準備吸氣。

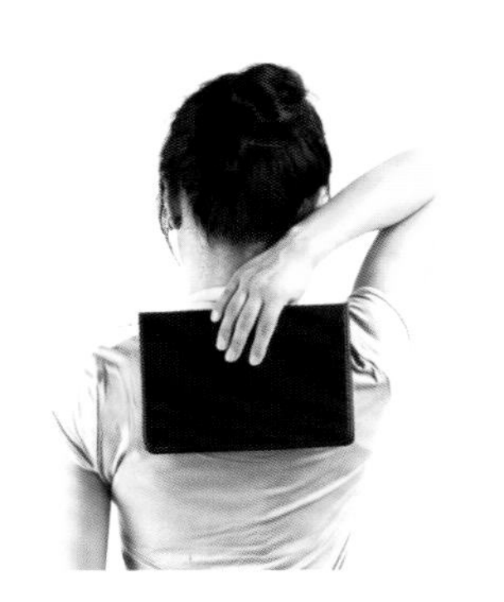

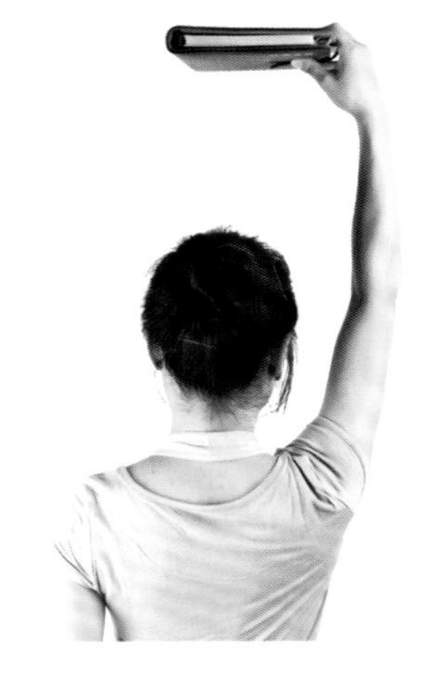

2 腰背挺直收腹，右手臂握書本上拉，吐氣時緩解手部力量，勿聳肩。

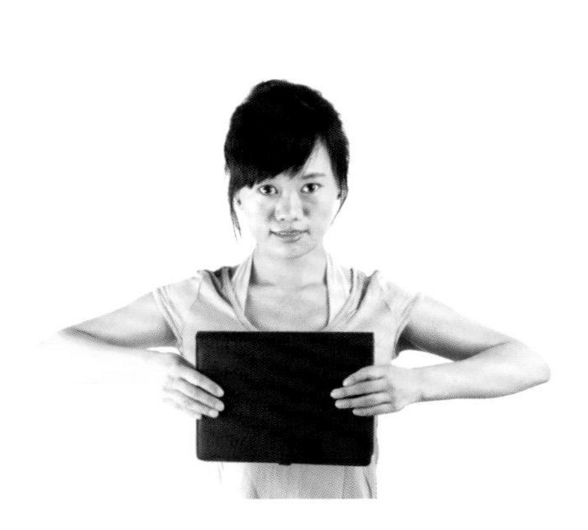

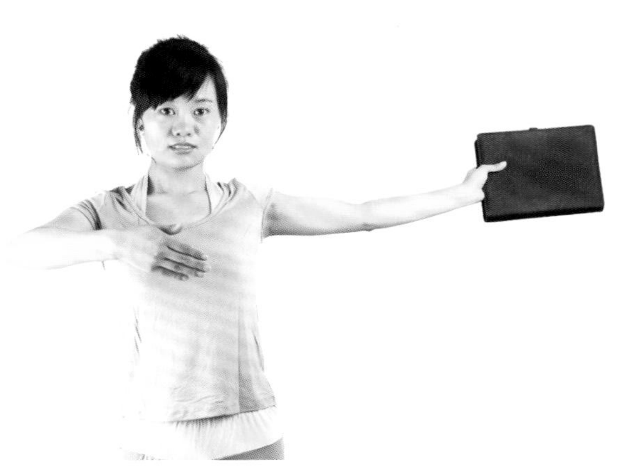

3 雙手輕握書本放於胸前，準備吸氣。

4 腰背挺直收腹，左手攜書本向左完全打開，輕輕吐氣，緩解腰部力量。反方向再來一次。

腹式呼吸減肥操，減少腹部脂肪

髖關節周圍聚集著腰大肌、臀大肌、股四頭肌等肌肉，透過「腹式呼吸減肥操」，活動肌肉比較集中的髖關節周圍，能有效消耗熱量，減少皮下脂肪和內臟脂肪。活動髖關節能鍛鍊到平時不太活動的深層肌肉，有助於燃燒脂肪，讓隆起的腹部變平。這個動作還可以糾正髖關節錯位和歪曲，透過優化姿態增加熱量消耗。

讓腹部鼓起來

雙腳分立，與肩同寬，令肩胛骨位於足跟正上方站立。想像氣泵，一邊吸氣一遍將腹部鼓起。在動作熟練之前，將手放在腹部比較容易做。

收腹

慢慢呼氣，慢慢將腹部收緊。一吸一呼，重複10～20次。

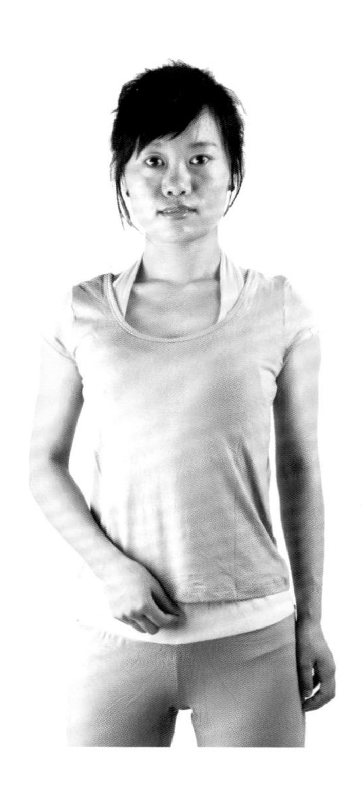

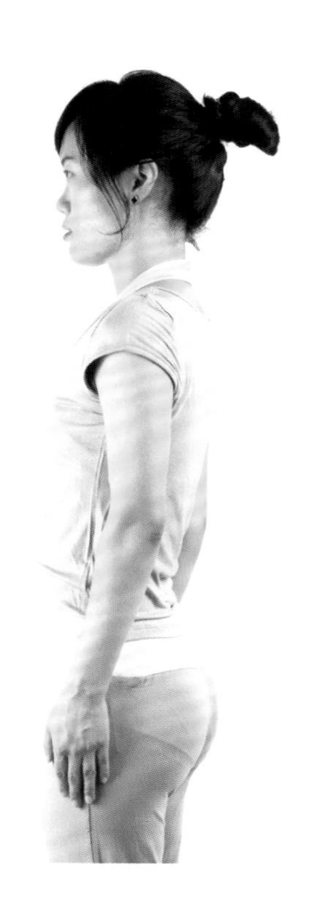

捏掐「游泳圈」燃脂法

抓住腹部脂肪伸展身體，能刺激肌肉、促進基礎代謝、幫助燃燒脂肪。同時用腹式呼吸將新鮮氧氣輸送到身體各處，增強脂肪燃燒的效果。捏掐「游泳圈」能增強心肺功能，提高體內氧氣循環率，進一步促進脂肪燃燒；還可刺激內臟系統，對改善消化不良和便祕等也有良好效果。

捏掐腹部兩側贅肉

1 抓住左右腹部贅肉，用鼻子吸氣，用嘴呼氣。
2 用左手輕輕抓住腹部左側的贅肉，用鼻子深深吸氣。
3 10秒鐘後將上半身向右彎，此時從口中慢慢呼氣。
4 換位，採取同樣方法做一遍

捏掐腹部中間贅肉

1 捏掐住腹部贅肉，用鼻子吸氣，用嘴呼氣。
2 兩腳稍分開，站立。兩手輕輕抓住腹部感覺比較累贅的脂肪部分，用鼻子深深吸進一口氣。

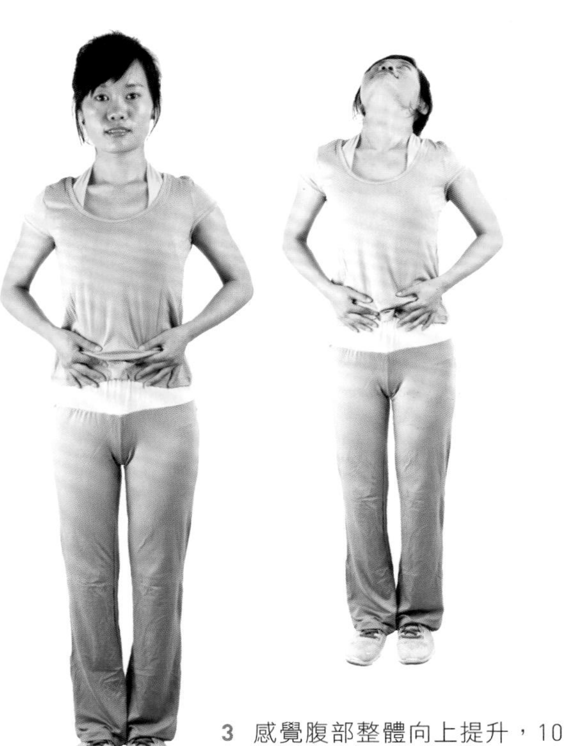

3 感覺腹部整體向上提升，10秒鐘後將上半身向後仰，此時從口中慢慢呼氣。

捏掐背部贅肉

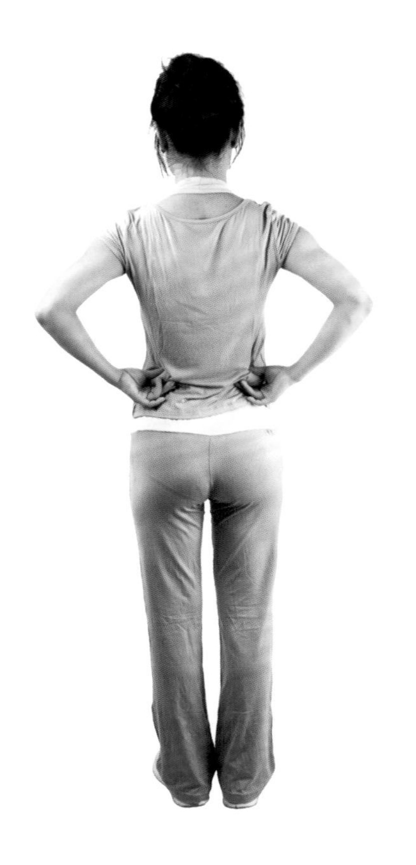

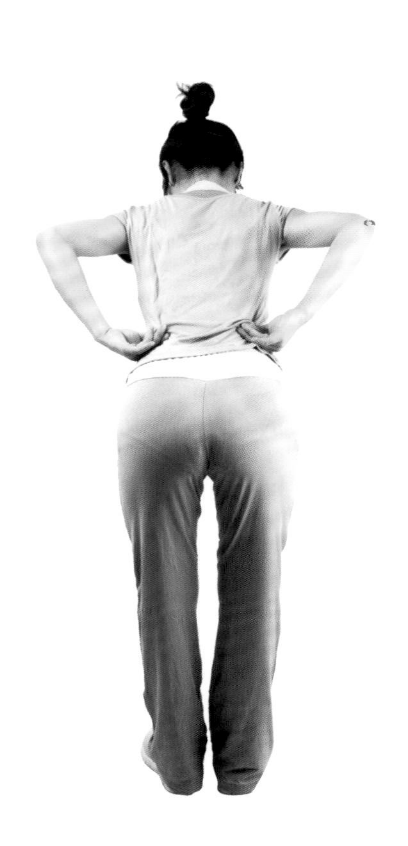

1 抓住背部贅肉，用鼻子吸氣，用嘴呼氣。
2 兩手抓住背部的贅肉，用鼻子深深吸進一口氣。
3 10秒鐘後向前彎腰，此時從口中慢慢呼氣。

鱷魚式瑜珈，擊退腹部贅肉

鱷魚式瑜珈能增強身體的新陳代謝，打造不易蓄積脂肪的體質，提高心理承受力，擊敗因壓力引發的飲食過量型肥胖。

具體方法

1 仰臥，將膝蓋豎起。伸開手臂，將手掌展開扣地，向腳的方向拉伸。
呼吸法：用嘴呼氣至腹部癟下去。

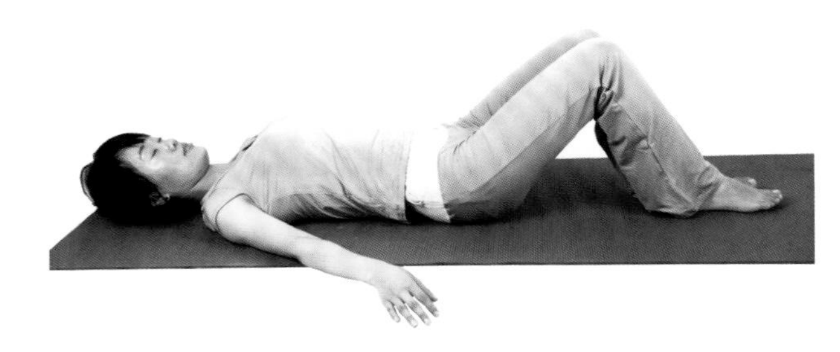

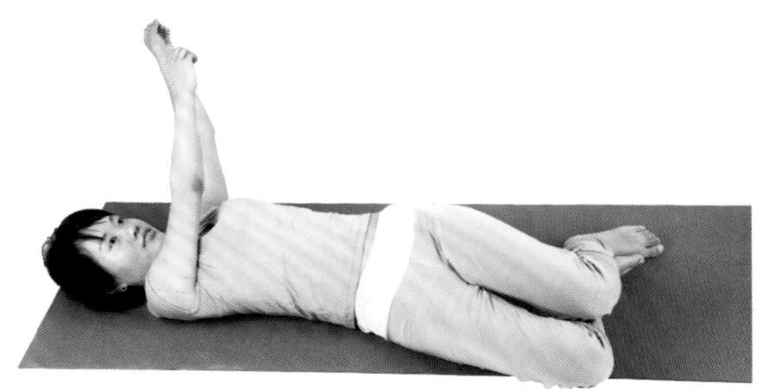

2 將大拇指握在手心握拳，慢慢舉起。同時蜷起雙膝，抬起腳跟。
呼吸法：用鼻子慢慢吸氣，腹部鼓起。

3 將手臂向左右任意一側放倒，膝蓋向相反方向倒下。此時，胳膊和膝蓋都不要觸及地面，保持這一姿勢。
呼吸法：邊呼氣邊將膝蓋放倒，之後做10次自然呼吸。

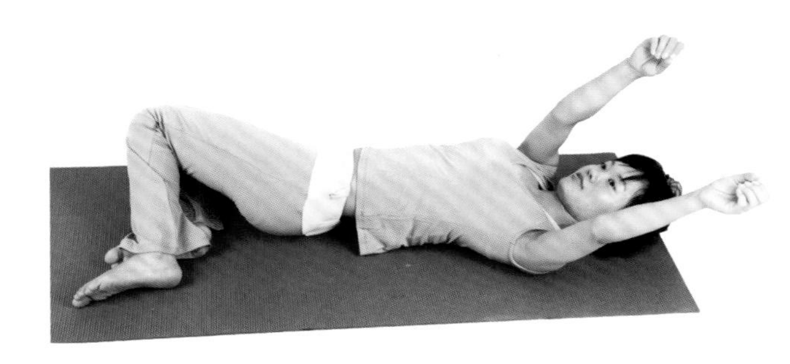

4 邊吸氣邊將手臂和膝蓋恢復到步驟2，呼吸兩次，然後按照步驟3的動作要領反方向做一遍。放鬆姿勢後，將做起來比較僵硬的一側再做一遍。

放鬆動作

呼氣時，身體逐漸放鬆。
雙腳放鬆分開，與肩同寬。
輕輕閉上眼睛。

05

降低胰島素負擔的運動

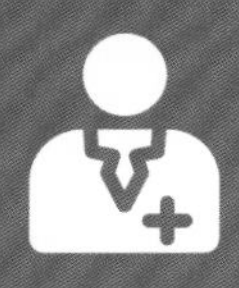

游泳可提高胰島素作用

游泳是一項全身運動，幾乎所有肌肉群和內臟器官都要積極參與活動，能增強各器官和系統的功能，使身體得到全面鍛鍊，提高胰島素作用。

具體方法

1 游泳時宜將心跳率保持在最大心跳率（最大心跳率＝220-年齡）的60～70%。測量方式是游一段時間後，對著錶數脈搏在6秒內跳多少次，數字再乘以10就是1分鐘的心跳率。
2 盡量減少休息時間，直到下一個來回比上一個減少10秒時，才可稍作休息。
3 快速且短距離游泳最能消耗熱量。
4 每次游泳的時間應控制在40分鐘以內，為了不極度透支體力，每次游泳最好間隔一天。

正確姿勢

1 頭部保持穩定，不能左右擺動。
2 身體保持水準姿勢。
3 移臂過程中手臂旋轉，手臂入水時小拇指先入水，腿打水6次，呼吸1次。
4 腿向上打水要快而有力，腳略內旋、繃直，向下打水時腿和腳自然放鬆。

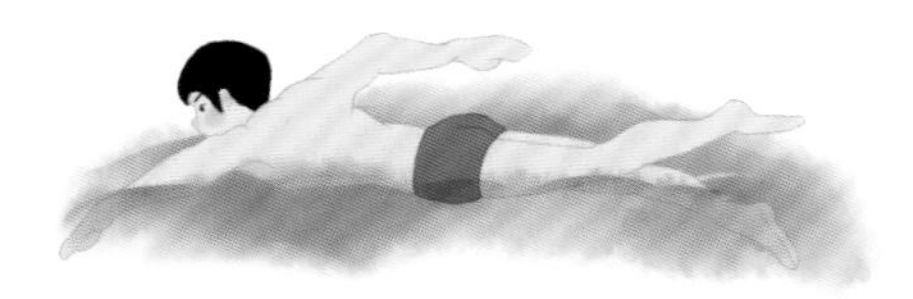

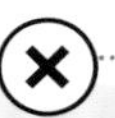

注意事項

- 雙腳出現皮膚損傷、潰爛的糖尿病患者不宜游泳，以免引發感染。
- 游泳時應隨身攜帶糖尿病卡及餅乾、糖果等含糖食物，以備低血糖時馬上補充能量。
- 游泳時間最好在餐後半小時或1小時，不可空腹及睡前游泳。空腹游泳容易導致低血糖。飯後立即下水游泳，容易出現嘔吐、胃痙攣或腹痛等不適感。
- 入水前要做好準備活動，可以做廣播體操或各種拉伸肌肉和韌帶的動作，做好準備運動後再下水游泳，能防止頭暈、噁心、抽筋或拉傷肌肉。
- 游泳後應立即擦乾皮膚，穿好衣服以免著涼。同時要簡單活動四肢，以消除疲勞。

踢毽子鍛鍊關節、韌帶、肌肉

血糖偏高者不適合較長時間運動，而踢毽子運動量不大，卻能使全身得到活動。同時，踢毽子不僅鍛鍊下肢關節、肌肉、韌帶，同時也能充分活動腰部。

具體方法

1 一腿站立支撐身體，另一腿膝關節向外張。
2 向內、向上擺動小腿，用踝關節內側踢毽子，等毽子落到膝蓋以下位置時，抬腳再次踢起。可以單腳持續踢，也可以用雙腳輪流踢。

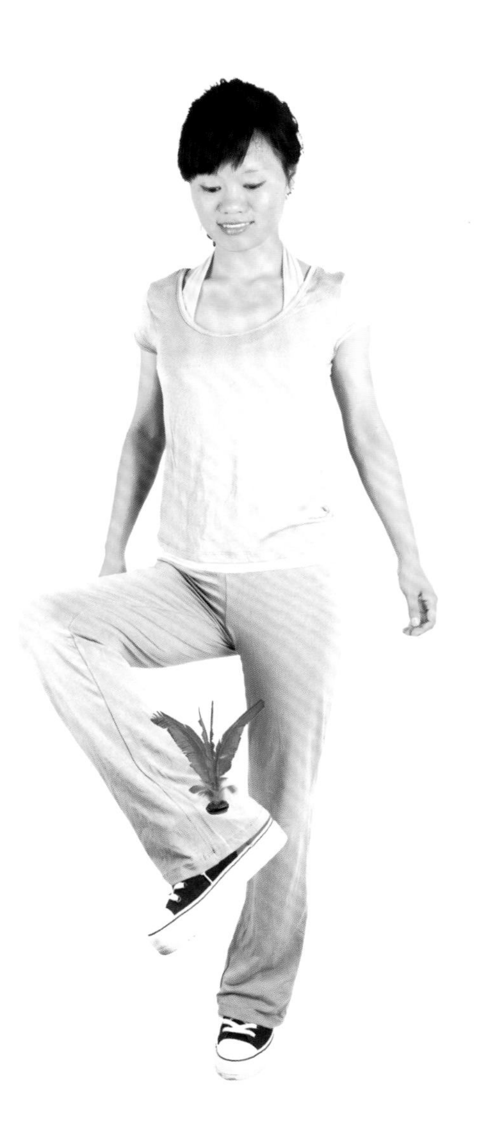

正確的姿勢

1 背部稍微彎曲，眼睛看著毽子。
2 手臂上擺，在踢毽子時身體要保持鬆弛。
3 腳抬起，用腳的內側去踢毽子。

注意事項

- 踢毽子對場地要求不高，只需一小塊比較平坦的空地即可。
- 中老年人在踢毽子之前一定要將身體活動開，以免在運動過程拉傷。
- 踢毽子時除了腿部，其他部位都要放鬆，不能過於僵直死板。

釣魚有利於降血糖

釣魚能夠讓人的大腦皮質興奮，啟動人體神經系統，同時還能增加胰島素分泌，具有降低血糖的效果。所以，不少血糖偏高者都把釣魚當成是自己健身、娛樂的項目之一。

具體方法

1 準備好魚竿、誘餌，找到一個合適垂釣的河邊、湖畔。
2 將魚餌繫牢，扔出魚竿靜靜等待，至釣竿顫動，迅速勾起。
3 垂釣時應保持良好坐姿，腰要坐直，腳自然下垂，這樣身體才可以放鬆，有利於血液循環。
4 最好預備一張輕巧的折疊躺椅，以供休息時使用。

正確姿勢

1 背部要挺直。
2 釣魚時最好採用長竿斜向垂釣的方法，這樣下鉤點與垂釣者之間的距離比較遠，人對魚的各種干擾就會小很多。

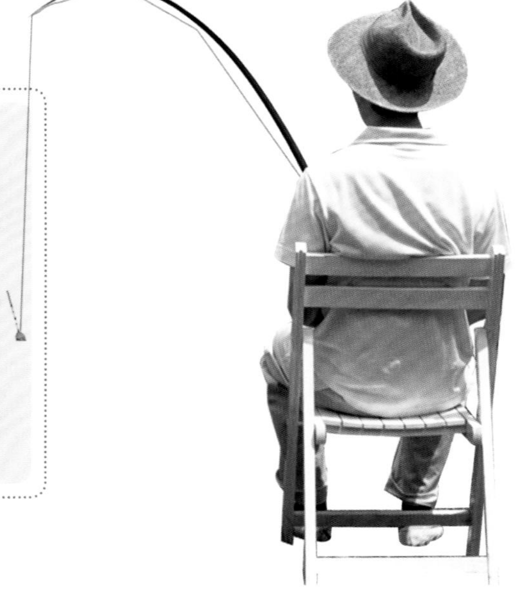

注意事項

- 如果是在晴天釣魚，水面反射的陽光會很刺眼，容易導致雪盲症，因此晴天釣魚時建議戴上墨鏡。
- 如果選擇在夏季釣魚，可能會被太陽暴曬，導致中暑，所以夏季釣魚時最好撐一把傘。
- 老年人最好用又輕又短的魚竿，這樣釣魚時不會太耗費體力。

打乒乓球減肥控糖

乒乓球運動強度適中，在運動中能夠消耗體內多餘脂肪，具有減肥、調控血糖的效果，非常適宜肥胖的糖尿病患者。打乒乓球能夠增強糖尿病患者的神經系統和內分泌系統功能，促進胰島素對糖代謝的調節作用，能夠幫助患者將血糖維持在較正常的水準。

具體方法

1 準備好球拍，找到合適的對手。
2 運動前稍稍熱身，一開始的發球接球以輕緩為主。
3 打一會要稍稍休息一下，避免太快的節奏和過於劇烈的跑動。
4 打球時要盡力而為，接球時不能過於勉強，以免肌肉拉傷和摔倒。

正確姿勢

背部、手臂和腿要保持彎曲。

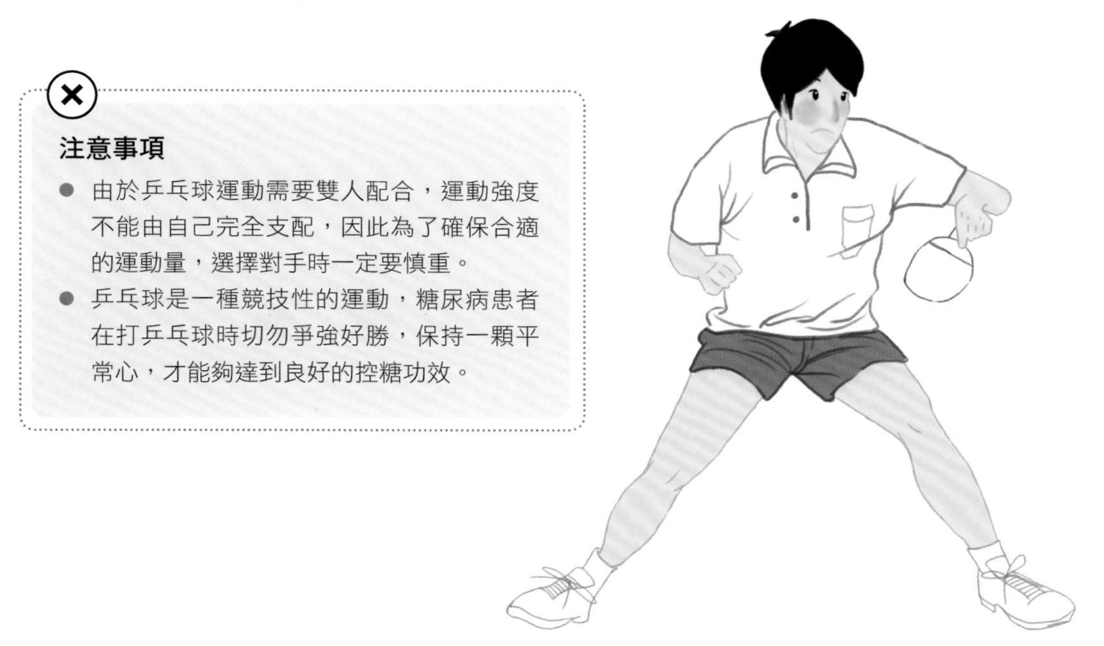

注意事項

- 由於乒乓球運動需要雙人配合，運動強度不能由自己完全支配，因此為了確保合適的運動量，選擇對手時一定要慎重。
- 乒乓球是一種競技性的運動，糖尿病患者在打乒乓球時切勿爭強好勝，保持一顆平常心，才能夠達到良好的控糖功效。

辦公室小運動，甩脂控糖

辦公室上班族大多面臨久坐的情況，應在工作間隙起身活動，或坐在辦公椅上做一些簡單的小運動。這樣不僅能緩解疲勞，還能防止久坐造成脂肪堆積，導致肥胖，也有一定程度的控糖效果。

打電話的時候站挺直

接打電話的時候不妨起身站立，脊背挺直，臀部用力，踮起腳尖。

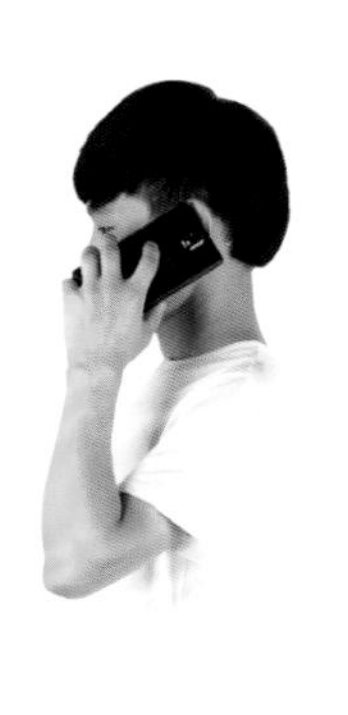

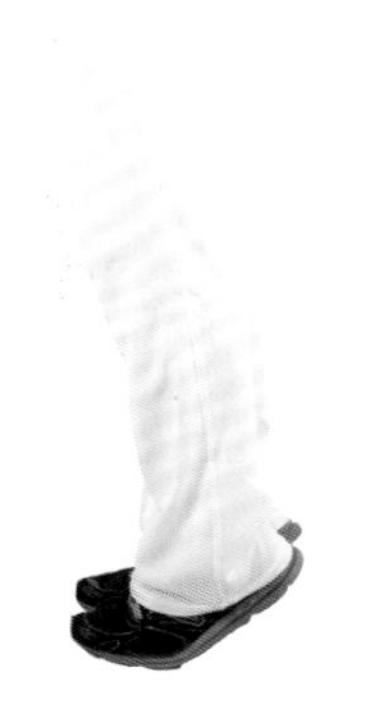

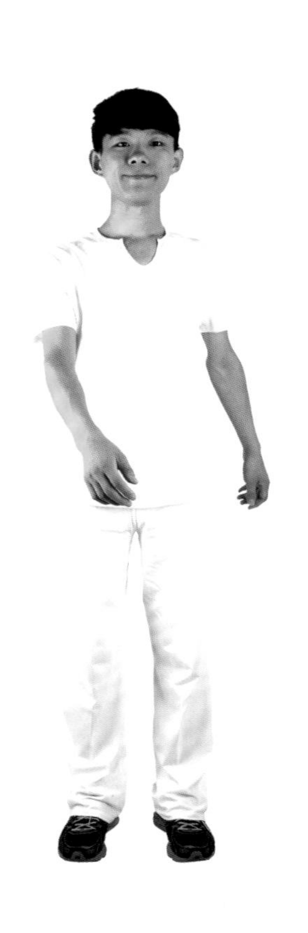

沒事的時候甩甩手

身體要站直，兩腳稍微分開，與肩同寬。雙腳腳趾向下用力，牢牢抓住地面。同時收緊肛門並上提，兩臂伸直同方向再向後擺動，這個過程要用些力氣，然後根據慣性自然擺動。眼睛平視前方，摒棄心中雜念，每次練半小時左右。

PART 3

戒菸篇

CARDIOVASCULAR CARE

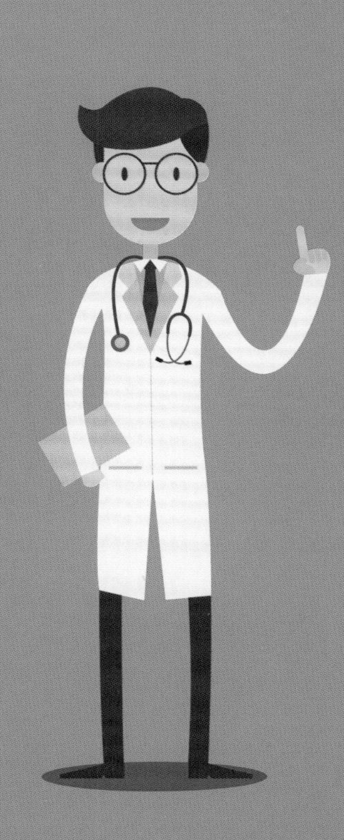

01

吸菸加快心血管疾病的發生

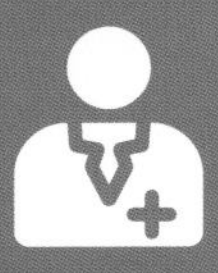

菸草是如何害人的

在菸霧中，人們會從菸霧中吸入尼古丁、一氧化碳、菸鹼和其他毒性物質，不但增加罹患呼吸系統疾病的危險，還導致癌症（尤其是肺癌），也顯著增加心血管疾病的患病危險。事件的終點可能是心肌梗塞、心臟性猝死和中風。遠離菸草，能降低心腦血管疾病發生的概率。

吸菸的其他危害

吸菸會帶來許多不良影響，如導致慢性阻塞性肺病、肺癌和其他癌症等。每年約600萬人死於菸草。

世界上大約有10億吸菸者，菸草的使用率在世界各地都有所增加。因此，戒菸行動勢在必行。

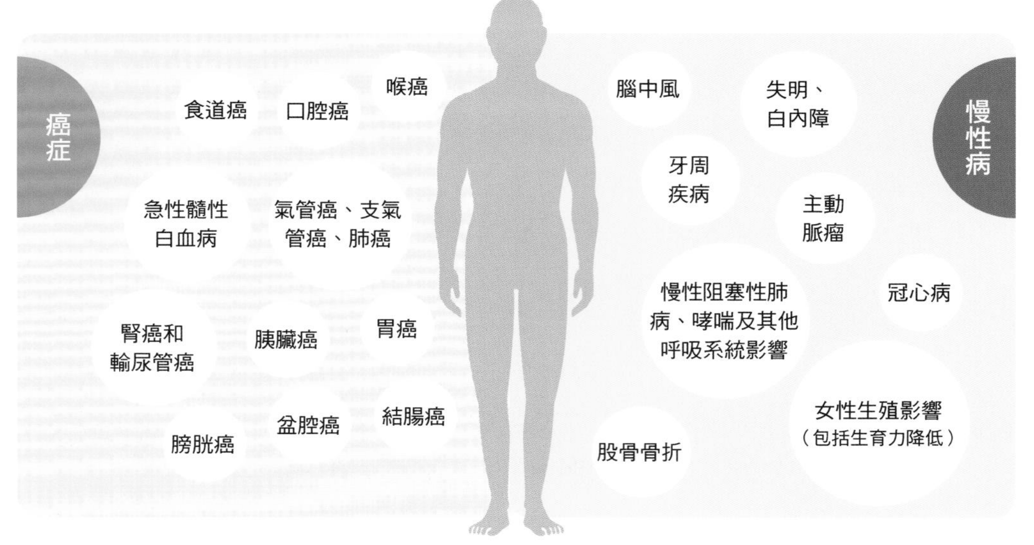

吸菸導致的疾病

別讓孩子也被菸草殘害

吸菸讓孩子深受其害

這一次，從兒童、青少年階段談起，重新審視「吸菸」這個侵蝕生命的嚴肅課題。在孩子面臨的若干心血管病危險因素中，有兩個突出的重點：吸菸和肥胖。在美國所有可預防的致死原因中，吸菸占第一位，肥胖占第二位。如今越來越多年輕人點燃了手中的香菸，前仆後繼步入吞雲吐霧的征程。也許他們的父輩和祖輩已經開始深知吸菸的危害，或身受其苦而不能自拔，或正在為撥雲見日而奮力戒菸。

吸菸越早，戒菸越難

世界範圍內，絕大多數吸菸者的吸菸歷史要追溯到他們的青少年時代，而且1／3～1／2的香菸嘗試者成了長期菸民。在發達國家，90％的吸菸者在18歲以前開始吸菸。國民健康署調查，青少年首次吸菸年齡約12歲，國小高年級生占約3成。

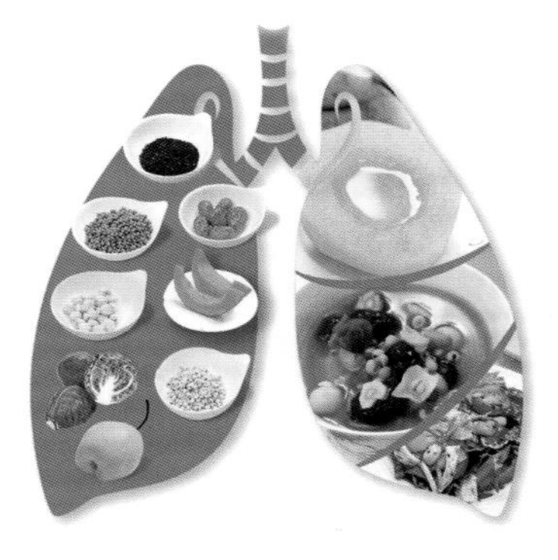

吸菸對肺的危害很大，平時可從飲食上調補，多吃梨、南瓜、蓮子、綠豆、百合等，可減輕肺部傷害。

值得警惕的是，開始吸菸的年齡越早，越容易成癮且難以戒除，進而越容易發生與吸菸有關的疾病。吸菸的青少年易患慢性支氣管炎、肺氣腫、肺源性心臟病和肺癌。15～19歲開始吸菸的人，患上述病症的死亡率比20～25歲後才吸菸的人高55％，比不吸菸者高1倍多。

吸菸損傷記憶，容易導致犯罪

動物試驗發現，吸菸對記憶力有不良影響。尼古丁會損傷大鼠的學習和記憶能力，尤其是使記憶能力明顯下降。青少年吸菸後往往出現頭暈、上課時注意力難以集中、思考能力和記憶力明顯下降、學習成績下降。

更糟糕的是，青少年經濟沒有獨立，但必須解決吸菸花費，也確實導致了一些青少年走上犯罪的道路。

戒菸，你將挽回10年生命

很多人認為自己吸菸已經很久了，再戒菸也不會有太多益處，請相信戒菸只有好處，沒有壞處。早戒早獲益，晚戒晚獲益。英國做過一項為期40年，超過萬人的隨訪研究，說明如果大家在60、50、40或30歲時戒菸，分別可贏得3、6、9或10年的預期壽命。戒菸後的身體變化如下：

戒菸 8 小時：
血液中一氧化碳含量降低到正常水準，血液中氧的含量增至正常水準。

戒菸 48 小時：
嗅覺和味覺對外界物質敏感性增強。

戒菸 72 小時：
肺活量增加。

戒菸 2 星期：
肺功能改善30%。

戒菸 1～9 個月：
咳嗽、鼻竇充血、疲勞、氣短等症狀減輕，痰減少，感染機會減少，體重增加2～3公斤。

戒菸 1 年：
冠心病危險減至吸菸者的一半。

戒菸 5 年：
比吸菸者肺癌病死率下降50%，口腔癌、食道癌發病率下降50%，心肌梗塞的發病率降低到非吸菸者水準。

戒菸 10 年：
肺癌發生率降至非吸菸水準。

戒菸 15 年：
冠心病危險與不吸菸者相同。

戒菸讓你享受更高品質的人生

讓你和家人更健康地生活

為了家人	❶ 減少家人罹患或死於癌症、冠心病、呼吸道傳染病和其他由於吸入二手菸引起的健康風險。 ❷ 如果你（妻子）懷孕了，戒菸會提高新生兒的健康概率。 ❸ 孩子不用再呼吸你的二手菸了。 ❹ 為孩子樹立好榜樣。
更好地享受人生	❶ 家裡從此不再烏煙瘴氣。 ❷ 手頭寬裕了。 ❸ 更有精神。 ❹ 不用再擔心自己一身菸味，甚至連呼吸也變得清晰。 ❺ 味覺、嗅覺、視覺和聽覺敏感性提高。

《菸害防制法》

- 修正案於2005年4月27日送進立法院，於2007年6月15日經立法院三讀通過，2009年1月11日施行。至此，標誌了臺灣重視菸害的新視野。
- 室內公共場所、室內3人以上工作場所及大眾運輸工具內全面禁止吸菸，違者將罰鍰2千至1萬元。

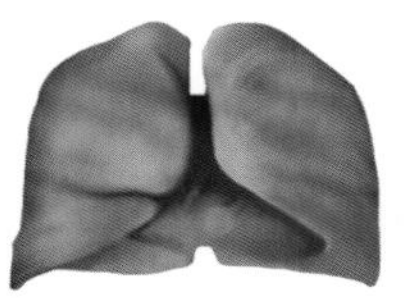
不吸菸的肺

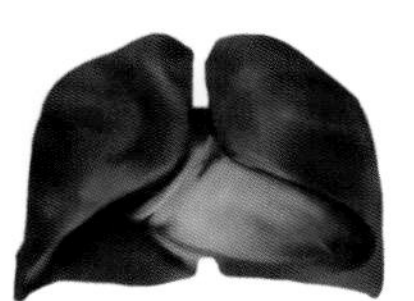
吸菸的肺

為什麼有些吸菸的人比不吸菸的人活得更長？

胡大一答：有人吸菸活到80多歲，他應該沒有慢性病家族史、沒有高血壓、血脂異常和糖尿病，否則違論80歲，60歲都難說。所以他不吸菸的話很可能活到90歲，甚至100歲，不過因為吸了一輩子的菸，結果只活到80歲。

那我少抽幾支菸行不行？

胡大一答：好多人以為過去每天抽一包菸（20支），現在一天抽5支或10支，少一點總可以了吧。其實，只要吸菸就會加倍罹患心肌梗塞的風險；不管實際吸了幾支，吸得越多風險就是越高。

02

制訂確實可行的戒菸計畫

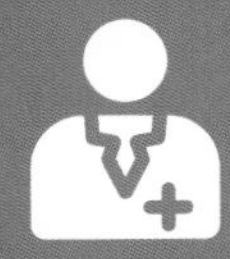

你如何看待戒菸

實際上，患急性心肌梗塞、不穩定型心絞痛、接受冠狀動脈繞道手術或介入（支架）治療的患者，最容易成功戒菸，而最好的勸說與指導者是醫護人員。遺憾的是，許多心血管疾病專家只把進行冠狀動脈繞道手術、放支架當成責任，不認為自己有責任勸誡患者戒菸，甚至這些專家就是癮君子。1985～1987年我在美國醫院進修時，看到醫生在患者接受心臟移植手術前與患者認真談話，要求患者改變生活方式：戒菸、只吃健康食品。一個患了心肌梗塞，接受治療的患者，如果不戒菸形同「無藥可救」，早晚會舊疾復發。同樣，我認為一個只給患者動手術，不勸誡指導患者戒菸、改變生活方式的醫生，是不負責任的醫生。

下面有5種對於戒菸的不同感受，看看哪一種最接近你的狀況呢？

1 我不想戒菸

我喜歡抽菸。為什麼要戒菸？我厭倦了每個人的喋喋不休，也沒有準備好討論戒菸的問題。

2 我正在考慮戒菸

我曾經想過好幾次不再抽菸了。其實我以前也嘗試過戒菸，可是太難了。現在，我又想戒菸了。

3 我決定戒菸了

戒菸對於健康的益處，比我吸菸的原因重要。我下定決心，是改變的時候。

4 我準備好戒菸了

我已定好開始戒菸的日期。

5 我正在努力戒菸了

我不再抽菸了，儘管有時我確實想念它。那時候，我就做些別的事情分散注意力。

別再用藉口拒絕戒菸

人會用各種藉口挽留對菸草的愛戀。之所以稱之為「藉口」，是因為所有與吸菸相關的「益處」，都可透過其他方式得到。

藉口一：吸菸幫我克服緊張

解釋：尼古丁（菸草中最主要的毒素之一）是一種興奮劑，因此吸菸確實能夠提高人在緊張時的反應能力。

解決方案：有氧代謝運動、冷靜思考和深呼吸同樣可以克服緊張。

藉口二：戒菸後會發胖

解決方案：這是事實，一般人戒菸後體重會增加。但是體重也能得到控制，像是有氧代謝運動和健康飲食，有助於減掉多餘體重。

飲食應有規律，並遵循營養健康原則。不要餓一頓、飽一頓，饑餓會激發吸菸的渴望。

當確實需要加餐時，選擇低熱量食物（蔬菜、水果、脱脂優酪乳等）。

嚼無糖口香糖讓嘴巴保持忙碌。

飯前先喝一杯水，助於產生飽腹感。

每天運動20～60分鐘，每週運動3～5次。如果運動還沒成為作息的一部分，那麼快走是個很好的開始。

藉口三：我太老了，不需要戒菸

解決方案：不論年紀，戒菸總是會帶來好處。年紀不是阻止你積極面對人生的推託之詞。

藉口四：我害怕出現戒斷症狀

解釋：尼古丁的上癮程度等同於海洛因，生理上確實會成癮。當吸菸者的身體不能持續定期獲得尼古丁，就會產生種種不適，比如煩躁、坐立不安，或頭暈、咳嗽、咽部不適等等。隨著肺部開始清除積累的黏液，咳嗽會增多、腸道可能紊亂（便祕和腹瀉），甚至可能產生眩暈感和妨礙睡眠。

成癮也同樣存在精神層面。起初，吸菸可以舒緩壓力；很快吸菸就演變成了一種應激反應（編註：壓力導致體內荷爾蒙和新陳代謝變化，引起心跳加速、血壓升高等等，使人變得警覺、注意力集中和反應靈敏），每當感到緊張、壓力、惱怒或無聊時，就會不自覺地點燃手中的菸；之後菸草就成了處理日常困擾的「必備品」。

解決方案：戒斷症狀只持續1～4個星期，所有症狀都將在這段時間內主動改善。而戒菸使人（包括家人）受益終身。

可能出現的戒斷症狀及緩解辦法

戒斷症狀	緩解辦法
咳嗽	❶ 喝熱飲 ❷ 使用止咳藥（糖漿）
壞脾氣、煩躁（吸菸的願望令人難以集中注意力）。	❶ 散步 ❷ 深呼吸或全身放鬆 ❸ 找家人或朋友（最好是有成功戒菸經驗的人）談談。
口乾	❶ 喝冷飲 ❷ 嚼無糖口香糖
感覺疲勞	❶ 每天適當加大運動量 ❷ 增加晚上睡眠時間或午休時間
頭痛	洗個熱水澡，幫助身體放鬆
饑餓	❶ 為自己提供一頓低熱量的加餐 ❷ 每天喝8杯水 ❸ 嚼無糖口香糖
睡眠障礙	❶ 睡前洗個熱水澡 ❷ 睡前喝杯熱牛奶 ❸ 睡前閱讀 ❹ 睡前做些伸展練習 ❺ 晚上不喝提神飲品

擬一份詳細的戒菸計畫

「千里之行，始於足下」，擬定起始時間是戒菸過程的第一件事。記住，最佳時間就是「現在」。捻熄手中的香菸、扔掉所有「庫存」和菸灰缸這些讓人不禁聯想的物品，開始制訂行動計畫吧！

列出戒菸理由

把這些戒菸理由寫在紙上，放在每天都能看到的地方。

拒絕吸菸的誘發因素

吸菸會滲入生活的方方面面，久而久之，只要在特定的場合、某種情感或感受、某項活動、某個特定的人物，甚至是一天中的某個固定時刻……都會誘發想抽菸的感覺。這就是「吸菸的誘發因素」。

吸菸的誘發因素	替代吸菸的措施
工作中感到壓力	深呼吸
吃完晚餐	立即離開餐桌，去刷牙
和朋友一起玩牌	選擇禁菸場所

戒菸計畫書

我，________，承諾在________（年月日）的________（具體時間）開始戒菸。
我戒菸的原因是：____。
我將：____。
學習新的方法處理壓力和排遣無聊：________________________。
嘗試其他興趣替代吸菸：__________________________________。
我將取得________________________對我的支持。
如果我戒菸成功，我將獎勵自己：__________________________。
1星期________、1個月________、半年________、1年________。

簽字________
日期________
見證人________

03 這些方法能讓你成功戒菸

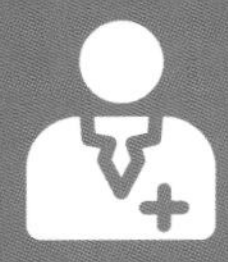

戒菸要一次了斷

目前有種觀點考慮到戒菸時怕一次戒不掉，就建議慢慢減量然後戒掉，這種方法不可取。這是為自己的下不了決心找藉口，慢慢地，戒菸的決心就會消失，菸也永遠戒不了。所以，戒菸要一次戒掉。

一次吸個夠不可取

其實，戒菸之初出現的不適，更要用戒菸藥物來治療，不應以少吸菸的辦法解決。還有的建議戒菸前1天一次吸個夠，直至厭惡香菸的氣味再戒掉。這種方法更不可取。臨床上曾有一次吸菸（40支以上）發生急性心肌梗塞的病例，尤其年輕男性更危險。

醫生的關鍵叮嚀

當戒菸遇到困難時

戒菸過程中總會突然燃起對香菸的渴望。這時做一些不能一舉兩得的事情（即不能一邊抽菸一邊做的事），如淋浴、游泳，去禁菸場所……

還可以隨身攜帶應急裝備，包括無糖口香糖、薄荷糖和其他能讓你忙起來的小玩意。

盡可能和不吸菸的人在一起，迴避吸菸場所。

當感到壓力時，吸菸不是唯一的解決辦法。學習放鬆技巧：深呼吸、冥想、瑜伽，欣賞令人舒暢的音樂，或洗個熱水澡。

吸菸解決不了實際問題。不要執著於感受（饑餓、氣憤、孤單或疲倦），而是把精力投放在真實的需要上（吃東西、溝通或睡眠）。

堅持就是勝利

相信自己

戒菸最初幾個星期是最難熬的，可能要一年才會回復正常生活。

首先要相信自己。倘若始終認為自己早晚會回到老路上，那麼很快就會尋找機會再次燃起香菸；或在無菸的日子裡，用幻想點燃香菸和享受吞雲吐霧，來克服對菸草的思念，不用太久，「白日夢」就會成為現實。

樂觀面對

積極樂觀地面對自己的選擇，把注意力放在自己的進步上。關注戒菸進行時的每一天，今天的任務就是今天沒有吸菸。當堅持了48小時遠離菸草，要祝賀自己。假使出現了反復，也不意味著宿命的降臨。

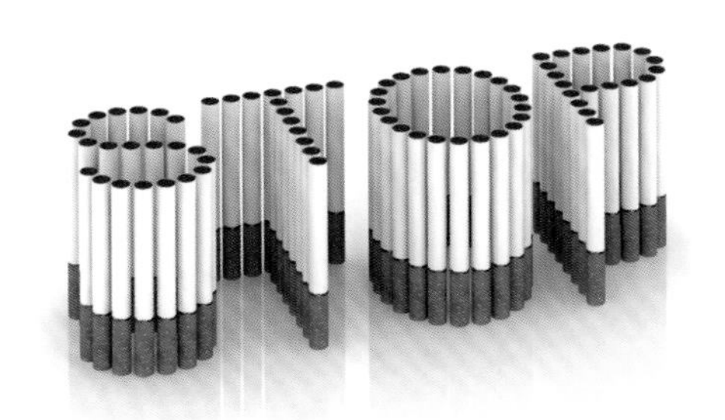

很多人在成功戒菸之前，都有過好幾次失敗的經歷。不成功的經歷是一次學習的過程，人就是在實踐中不斷成長。

失敗之後更要堅持

- 提醒自己放棄菸草的理由和決心。
- 回顧自己已經為戒菸付出的努力和艱辛。
- 思考經過了戒菸的嘗試之後，再次吸食菸草，感覺和看法是否一如往常（是否對吸菸有了新的認識？吸菸是否真的如想像中那麼美妙）。
- 找出令自己重拾菸草的原因（比如是不是出現了新的誘發因素），並且針對性地採取對策。
- 不要掉進同樣的陷阱（例如上次某人遞了一支菸給你。那麼，下一次遇到他就事先聲明你在戒菸，請他體諒，不要遞菸）。
- 不要欺騙自己，一支香菸只會傷害你，不會帶來任何益處。
- 戒菸永遠不嫌晚，改善健康狀況永遠不會太遲，不要放棄自己。

戒菸，藥物輔助更有效

戒菸初期如出現不適感，可到戒菸門診諮詢，在醫生的建議下使用戒菸藥物。但要注意戒菸藥不是萬能藥，使用效果因人而異。戒菸成功與否的決定因素，還是個人的決心和毅力。

現在世界上公認有效的戒菸藥物有三類。

第一類：尼古丁替代品

尼古丁替代治療已經上市20多年，其安全性和有效性得到了有效驗證，目的是替代菸草中的部分尼古丁成分，減輕戒斷症狀。抽菸時，尼古丁經肺直接進入動脈和大腦，替代品則是從靜脈進入血液系統，不易成癮，用量也遠低於吸菸，對人體危害很小。

應用尼古丁替代治療藥物的同時，必須完全戒斷菸草，否則身體承受的危害就更重了。尼古丁替代治療有禁忌症，包括：孕婦、兒童、疾病終末期、癌症晚期、心肌梗塞急性期、中風急性期、急性心臟衰竭發作期、重度憂鬱症和接診醫生不建議使用的族群。

1. 尼古丁舌下含片

其起效迅速，釋放均勻，減少了因口服給藥對胃腸道的刺激。劑量規格是2毫克／片，起始劑量是1～2片／小時，最高劑量20片／日，可根據菸癮發作的時間應用。應用4週後逐漸減量，推薦治療時間為12週。

不良反應：使用者有時會出現口乾、打嗝、噁心、頭暈、頭痛和喉嚨腫痛的感覺。

2. 尼古丁咀嚼膠（口香糖）

尼古丁咀嚼膠的優點是使人快速減弱對菸草的渴求，方便使用，還可避免過度使用。

使用方法：美國食品藥品管理局（FDA）1984年批准尼古丁咀嚼膠上市，1995年批准其為非處方藥。劑型有2毫克／片和4毫克／片兩種。尼古丁依賴程度低，包括尼古丁依賴評分（見下表）≤6分或吸菸<20支／日，應用2毫克咀嚼膠；尼古丁依賴程度高，包括尼古丁依賴評分>6分或吸菸>20支／日，和早期使用2毫克咀嚼膠治療失敗者，應用4毫克咀嚼膠。

評估內容	分數			
早晨醒來後多久吸第一支菸	≦5分鐘 31～60分鐘	□3 □1	6～30分鐘 ＞60分鐘	□2 □0
是否在許多禁菸場所 很難控制吸菸的需求	是	□1	否	□0
最不願意放棄哪一支菸	早晨第一支	□1	其他時間	□0
每天抽多少支菸	＞30支 11～20支	□3 □1	21～30支 ≦10支	□2 □0
早晨醒來後第1小時， 是否比其他時間吸菸多	是	□1	否	□0
臥病在床時是否仍吸菸	是	□1	否	□0

每次想吸菸時，就慢慢咀嚼1片尼古丁咀嚼膠，直至口腔有種麻刺感，待嚼到有辣味時，把它含在腮邊和牙齦之間，等麻刺感消失後繼續咀嚼，這樣重複大約30分鐘，讓大部分尼古丁從咀嚼膠中析出。為確保治療效果，使用咀嚼膠前15分鐘內避免飲用咖啡、果汁和碳酸飲料，使用咀嚼膠同時避免進食或飲水。單獨使用咀嚼膠，通常每天10～15片，不能超過24片，一個療程至少需要3個月。然後持續減少用量，當每天只需1～2片尼古丁咀嚼膠時，療程便可結束。不主張使用尼古丁咀嚼膠超過1年。

對於使用尼古丁貼片或安非他酮的戒菸者，在戒菸初期，咀嚼膠也對其有幫助。

不良反應：使用者有時會出現口腔和下顎疼痛、打嗝、噁心、頭暈、頭痛等症狀。

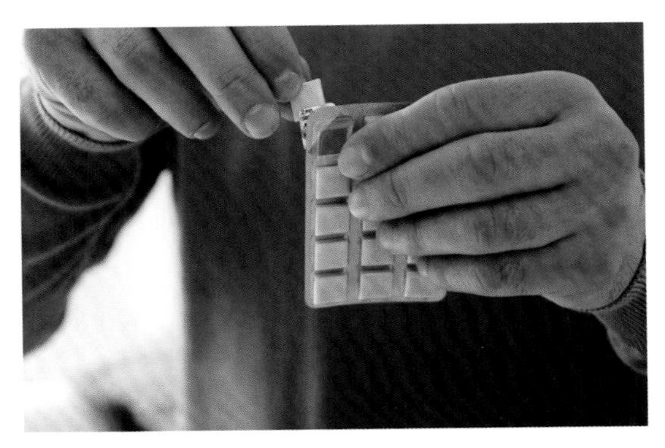

3. 尼古丁貼片

選擇軀幹或四肢清潔、乾燥、無毛、無傷口部位，撕去尼古丁貼片保護紙，迅速將之貼到相應部位，同時緊壓10～20秒，以確保貼片牢固。劑量規格分為10公分^2、20公分^{2}和30公分^2，有16小時和24小時兩種。

重度吸菸者（每日吸菸>20支），在第1～4週用30公分^{2}戒菸貼，第5～8週用20公分^{2}戒菸貼，第9～12週用10公分^{2}戒菸貼。中輕度吸菸者（每日吸菸<20支），在第1～4週應用20公分^{2}戒菸貼，第5～8週應用10公分^{2}戒菸貼。等過了規定的保留時間，再撕下舊的貼片，黏上新貼片時注意更換不同部位。尼古丁貼片不影響洗澡。標準療程一般為12週，有些戒菸者為了避免複吸，可能需要治療更長時間，但治療時間不要超過6個月。

第二類：安非他酮

安非他酮是一種具有多巴胺能和去甲腎上腺素能的抗憂鬱藥。1997年用於戒菸，適用於戒菸合併憂鬱症的患者。安非他酮是口服藥，至少在戒菸前1週開始服用，療程為7～12週。聯合應用安非他酮與尼古丁替代治療，可增強戒菸效果。

不良反應：口乾、易激動、失眠、頭痛和眩暈等症狀。

癲癇患者、厭食症或應用單胺氧化酶抑制劑者，禁用安非他酮，飲食紊亂者慎用安非他酮。

第三類：伐尼克蘭

伐尼克蘭是作用於$\alpha 4\beta 2$尼古丁一乙醯膽鹼受體的部分激動劑，對該受體同時具有激動和拮抗的作用。激動特性可以減輕吸菸者對吸菸的渴望和戒斷症狀，拮抗特性可以減少吸菸時的滿足感，有助於戒菸成功。國內外臨床試驗指出，伐尼克蘭治療菸草依賴的效果，不亞於尼古丁替代治療和安非他酮。

伐尼克蘭有0.5毫克和1毫克兩種劑型，在戒菸日之前1～2週開始使用，療程12週，也可以再治療12週，同時考慮減量。

不良反應：出現失眠、噁心、胃腸脹氣、便祕等症狀。

戒菸的8個小竅門

戒菸的方法多種多樣，在枯燥的戒菸過程中適時運用一些小竅門，可能有助於戒菸。

1	在隨身攜帶的小鏡子上，貼上自己膚色黯淡、牙齒發黃的照片。看到它，也許會使抽菸的手有所退縮。
2	把準備買菸的錢放在一個儲錢罐內，一天、一個月、一年慢慢累積，用這些錢獎勵一下自己，例如買件衣服、買些嚮往卻一直捨不得買的物品，或換種生活方式享受一下。
3	找些東西（除了食物）讓手不得閒。閒暇時嘗試做一些事情，比如做手工藝品、家居修理、園藝，甚至填字遊戲等。
4	拋棄消極的想法。憧憬一下沒有菸草會使生活更美好，注意力不要放在戒菸有多麼困難。
5	將所有菸蒂搜集在一個透明的大玻璃瓶中，每天看看有助於培養對吸菸的厭惡感。
6	不要攜帶菸草及相關物件，將它放到不易取得的地方。丟掉所有菸草、打火機和其他吸菸用具。在家中和辦公室中創造一個乾淨清新的無菸環境。
7	選擇無菸環境。享受戶外活動或去禁止吸菸的場所，例如圖書館、博物館、電影院、商店等。
8	去看牙醫，去除吸菸留下的牙漬，讓牙齒保持潔白。

戒菸4個「D」

1 深呼吸（Deep breathe）：一有吸菸的念頭就深呼吸：用鼻子深深地吸氣，數到5，用嘴慢慢將氣吐出。

2 喝水（Drink water）：以促進排出體內尼古丁。

3 做事情（Do something）：讓手和嘴忙碌，將注意力集中在其他有趣的事情上。

4 延遲（Delay）：渴望吸菸的急迫感只持續3～5分鐘，最多10分鐘，錯過這段時間就好了。

戒菸的精選食療

戒菸湯

❶

材料：魚腥草30克，地龍、遠志各15克，藿香、薄荷、甘草各10克，人參5克。

作法：水煎服，每日1劑，分4～5次服用。可以消除戒菸產生的各種身體不適、情緒煩躁。

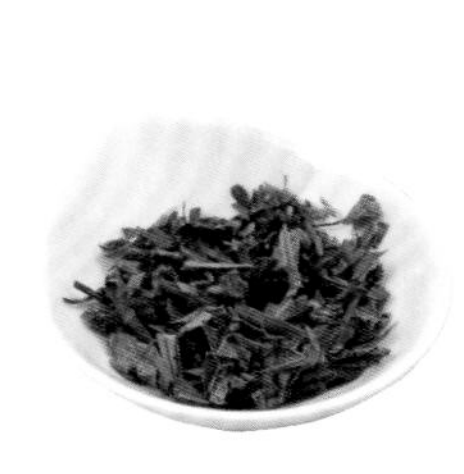

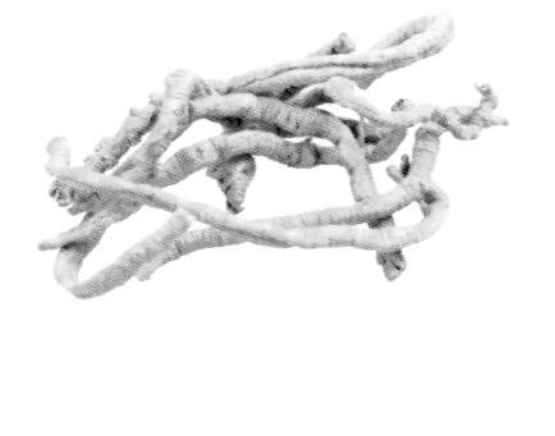

❷

材料：炙紫菀、炙款冬花各15克，補骨脂、清半夏、枇杷葉、前胡、茯苓、橘紅、桔梗各12克，川貝10克，乾薑9克，肉桂6克，細辛3克。

作法：水煎服，每日1劑。一般服藥6～9劑，有助於菸齡10年以上或菸癮較久者戒菸。

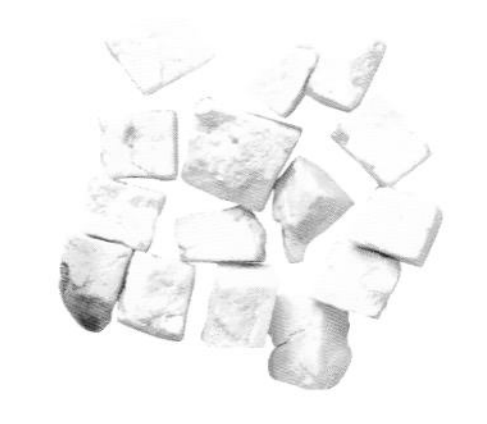

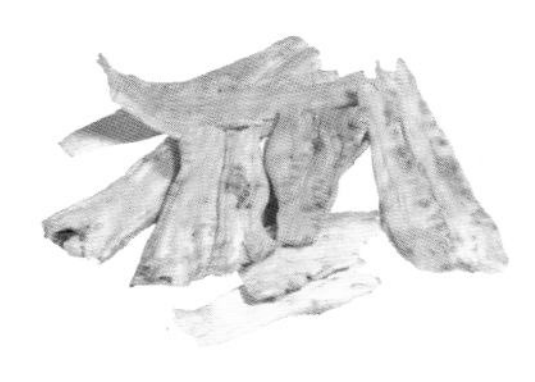

戒菸茶

❶

材料：魚腥草250克。

作法：水煎當茶飲，每日早晚各煎1劑服用。

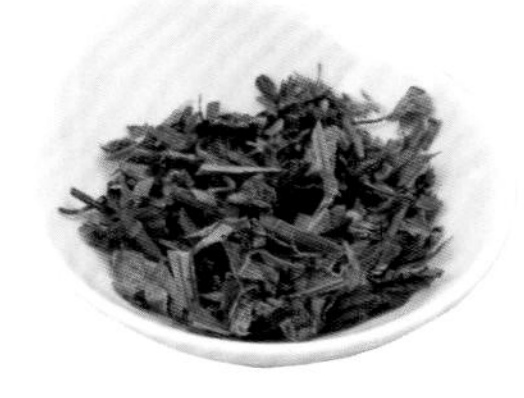

❷

材料：綠茶、薄荷、藿香、甘草各等份，砂糖少許。

作法：水煎當茶飲服，每日3～4次，連用2～3天。

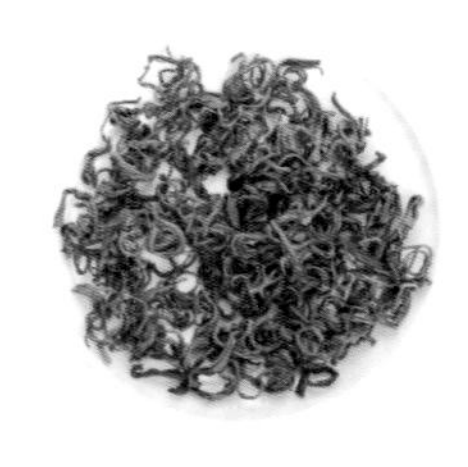

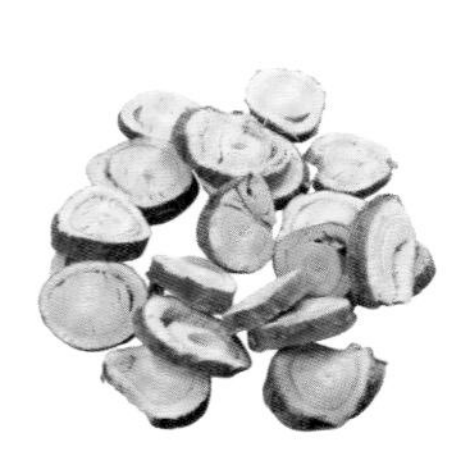

戒菸糖

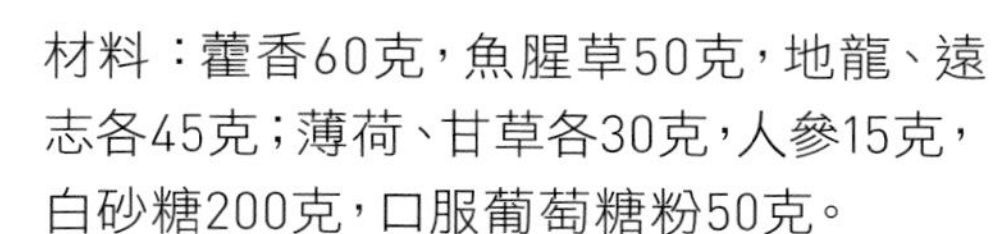

❶

材料：藿香60克，薄荷、甘草各30克，葡萄糖粉20克，白砂糖15克。

作法：將藿香、薄荷、甘草研成粉末狀，加入葡萄糖、白砂糖混勻備用，有菸癮時吃15克即可。

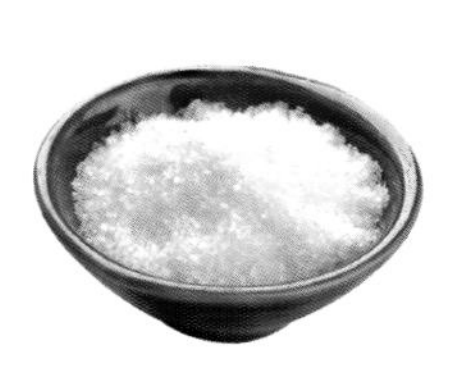

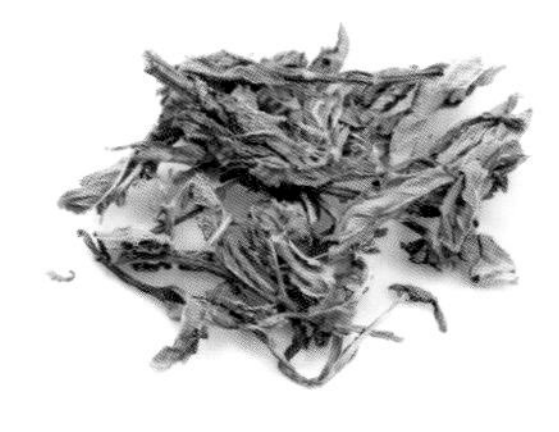

註：加糖的戒菸食療方不適合糖尿病患者。

❷

材料：藿香60克，魚腥草50克，地龍、遠志各45克；薄荷、甘草各30克，人參15克，白砂糖200克，口服葡萄糖粉50克。

作法：❶加水足量，將其倒入鍋內，煮3次（每次放涼再煮），每次20分鐘，用小火熬。❷當原液出現濃稠狀態時，加入白砂糖、葡萄糖粉，繼續熬到絲狀不粘手時，停火。❸趁熱倒入表面塗有食用油的大琺瑯盤中，稍冷將糖分割成若干小塊，經常含服。這種戒菸糖具有補氣扶正、醒腦提神、解毒祛痰的功效，不僅能輔助戒菸，還可改善吸菸引起的咳嗽、多痰、口乾、舌燥等症狀。

醫生的關鍵叮嚀

艾炷隔薑灸戒菸穴

精準取穴：戒菸穴位於列缺穴與陽溪穴之間的中點凹陷處。（陽溪穴位於人體的腕背橫紋橈側，手拇指向上翹時，在拇短伸肌腱與拇長伸肌腱之間的凹陷中；而列缺穴則是將兩手拇指和其餘四指自然分開，於兩虎口處垂直相交，一手食指搭在另一手上，手臂自然落下，食指尖處即是。）

具體方法：取薑片放在戒菸穴上，然後將艾炷置於薑片上點燃，每次3～4壯，艾炷如綠豆大或半個棗核大。在犯菸癮時隨時灸之，清肺解毒、保健肺部。

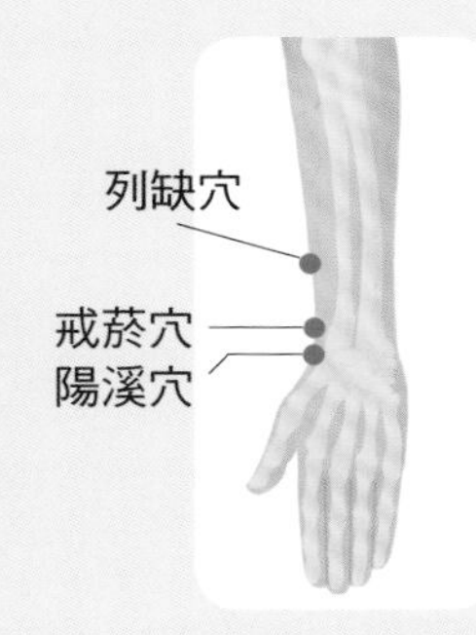

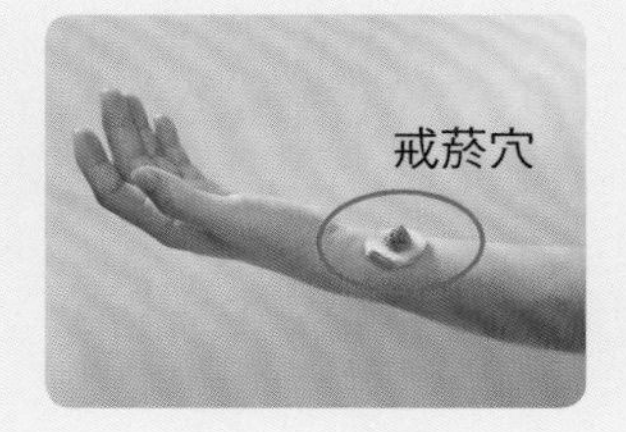

專題

對癮君子的「三要三不要」建議

吸菸三要

1 要充分尊重家人對吸菸的態度，考慮家庭成員被動吸菸的後果

眾所周知吸菸會危害他人，而家庭成員可能是最大的受害者。家人對吸菸的態度，成人比較模稜兩可；但少年對煙味比較敏感，可能會有抗議，但往往吸菸的家長根本不理會孩子的意見；幼兒對煙味敏感，但往往不能表達，需要體恤。請各位吸菸者銘記在心。

2 要有公共場所的概念

一個有道德水準和修養的人，會遵守這樣的吸菸標準：凡有一個不認識的人在場，就算是公共場所。如果恪守這個標準，就有較高的「菸德」。

3 要學會誠心地詢問「我可以吸菸嗎」

這句話在任何有人的場合，無論是熟人還是陌生人，都不多餘。所謂誠心，就是尊重別人內心的意願。為此要觀察，哪怕對方遲疑了一下，都應該理解為別人給出了否定答案。如果一面問「我可以吸菸嗎」，一面掏出香菸和打火機，甚至點起香菸，那都不是誠心，而是「成心」。

吸菸三不要

1 不要吸清晨菸、飯前菸、飯後菸、臥床菸

有人習慣早上起床的第一件事就是點一根菸，有的人晚上上床之後要抽一根菸才能入睡，有的人空腹狀態下吸菸，而「飯後菸」被說成是「活神仙」……其實，這些時間吸菸會放大吸菸的危害。

2 不要汙染計程車和電梯

計程車空間狹小（如果開放空調暖氣、關閉車窗，情形就更加嚴重），而且乘客替換率提高，除了司機受害，下一輪甚至幾輪乘客都要「享受」菸害。至於電梯，菸害比計程車更嚴重，因其空間較密閉，一口菸就可以讓整個電梯長時間烏煙瘴氣。

3 不要隨菸和勸菸

隨菸就是看到別人吸就跟著吸，尤其是在一些公共場所，明明看到禁菸標誌，但看到有人在吸菸，就覺得跟著吸沒有罪惡感。勸菸是一種非常不好的習慣，在一些聚會場所，勸菸會使平均吸菸量增加一半以上。

PART 4

心理篇

CARDIOVASCULAR CARE

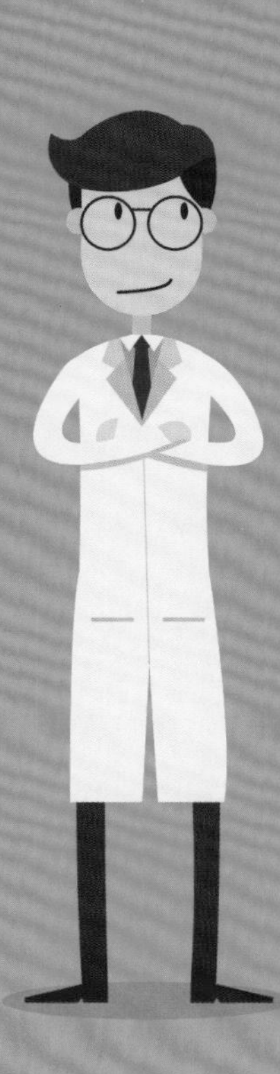

01 負面情緒也是心血管疾病的元凶

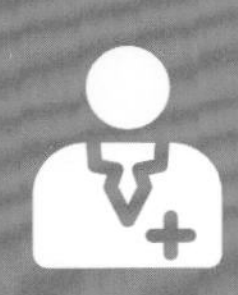

心理因素如何影響心血管健康

人的生理和心理是一個整體，它們相互影響、相互作用。「疾病應對反應」、「關注心臟的焦慮（HFA，heart-focused anxiety）」等專業詞彙，都解釋了雙心醫學（參見第151頁）和醫療的現實意義與理論基礎。

傳統的心血管疾病危險因素（高血壓、血脂異常、糖尿病、吸菸、肥胖等）只能解釋58～75%的冠心病風險，使得醫學工作者推測還有其他因素導致冠心病。隨著醫學模式轉變，越來越重視心理健康狀態對心血管疾病的影響。

交感-腎上腺髓質系統（SAS）易導致血壓升高

人在焦慮、憤怒、憂鬱或應激*時，會啟動交感-腎上腺髓質系統（SAS），產生「或戰或逃」反應。其生理變化主要是自主神經功能紊亂，交感神經末梢及腎上腺髓質釋放大量兒茶酚胺到血液中，使心跳率加快、心臟搏動加強、外周血管收縮導致血壓升高。動物試驗結果顯示，靜脈滴注兒茶酚胺可致心肌肥厚。

下丘腦-垂體-腎上腺皮質系統（HPA）亢進易導致糖、脂肪代謝紊亂

生理情況下，下丘腦釋放「促腎上腺皮質激素釋放因數」（CRF），促使腺垂體產生「促腎上腺皮質激素」（ACTH），而促腎上腺皮質激素刺激腎上腺皮質，分泌「糖皮質激素」。

人在憂鬱、應激時，下丘腦-垂體-腎上腺皮質系統（HPA）功能亢進，糖皮質激素負反饋抑制促腎上腺皮質激素功能下降，同時皮質醇晝夜分泌節律也出現改變，晚間不能抑制自發性皮質醇分泌，最終可導致高皮質醇血症。

大量糖皮質激素使身體的糖、脂肪代謝紊亂，引起血糖升高、糖耐量減退，導致高膽固醇血症和高三酸甘油脂血症。同時，大量兒茶酚胺氧化可產生大量氧自由基，與血漿中的壞膽固醇反應生成氧化低密度脂蛋白（ox-LDL），有強烈的致動脈粥樣硬化作用；兒茶酚胺與血小板上的α-腎上腺素能受體結合後，可啟動血小板，促使血小板聚集。

動脈粥狀硬化是一種慢性炎症反應。焦慮、憤怒、憂鬱、應激等狀態下，糖皮質激素水準持續升高，慢性、持續、過多的糖皮質激素分泌誘發「激素抵抗」，使糖皮質激素對炎症的抑制作用減弱，促使炎症發生，具體表現在患者血漿中急性期C反應蛋白（CRP）、腫瘤壞死因數α（TNF-α）和白介素-6（IL-6）升高。炎症反應可導致動脈粥狀硬化的發生發展，尤其是增加急性心血管事件的風險。

*編註：「應激」即壓力導致體內荷爾蒙和新陳代謝變化，引起心跳加速、血壓升高等等，使人變得警覺、注意力集中和反應靈敏。

病例分析

男性，39歲，已婚，教師。

患者於2006年做了左心房良性腫瘤切除手術。手術過程順利，術後病情平穩，無明顯不適，定期隨訪以防腫瘤復發。術後4年即能生活自理、正常工作。然而他情緒低落、表情淡漠、憂鬱、愁眉苦臉、唉聲嘆氣、多臥少動、不願與人交談，對周圍環境缺乏興趣，對生活喪失信心，消極悲觀。在術後最初4年，每年接受4次精神心理狀況檢查，檢查方式包括由精神科醫師完成個別心理交談和定式的量表測查。量表測查包括生活品質調查表、症狀自評量表（SCL-90）、漢密爾頓焦慮量表（HAMA）、焦慮自評量表（SAS）。

檢查發現患者有以下精神心理特點：最關切自己的健康，因此會主動返院複查；對於醫護人員在圍手術期及術後複查期間對待自己的態度變化異常敏感；害怕醫師談及腫瘤復發；精神性焦慮，感到害怕、易緊張。

患者表現出少量身體性焦慮（如心悸、發抖等焦慮症狀）和一些身體不適症狀（如頭痛、噁心、食慾缺乏、手腳發沉等）。

患者憂鬱症狀較明顯，主要表現為自我評價較低、自我感覺不良、乏力及精力下降、活動減慢而自責，對今後感到苦悶，對性生活缺乏興趣，存在較明顯的睡眠障礙。以上都代表精神因素對心血管疾病有很大影響。

情緒應激、緊張、憂鬱都是心血管疾病的危險因素

緊張同樣是心血管疾病的危險因素

眾所周知，冠心病的傳統危險因素包括高血壓、糖尿病、血脂異常、肥胖、睡眠呼吸暫停、吸菸、家族史等。在一個或多個危險因素的作用下，患者的代謝及神經體液調節機制發生異常，形成動脈內膜上富含膽固醇的粥狀硬化斑塊，引發血管腔狹窄。當血管腔狹窄到一定程度時，患者會感到胸悶、胸痛，臨床上即出現了心絞痛。有時是當患者情緒激動、用力排便時，也可能沒有明確誘因，斑塊發生破裂，引起冠狀動脈急性閉塞，臨床上就會發生急性心肌梗塞、惡性心律失常，甚至猝死。

憂鬱對心血管的危害堪比吸菸

2003年，澳大利亞國家心臟基金的專家工作組，回顧已發表的綜述，評價了與冠心病或急性心臟事件相關的社會心理危險因素。最後，以班克爾（Bunker）為首的專家組指出，憂鬱是冠心病的獨立危險因素，其危險程度與吸菸、血脂異常、高血壓等傳統危險因素類似；社會孤立和缺乏社會支持等，也與冠心病的發病及預後相關，它們分別使冠心病發病的風險增加2～3倍和3～5倍，並且無關患者的性別及所在國家、地區。此外，對冠心病而言，社會心理因素與傳統危險因素常共存。如憂鬱常影響到患者對治療的依從性和對健康生活方式的堅持，所以應加倍關注合併憂鬱的冠心病患者，若控制社會心理危險因素，或許能改善這些患者的臨床結果。

02 雙心醫療是對心血管和心理健康的雙重慰藉

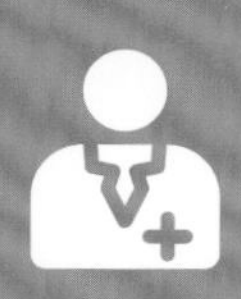

雙心醫療的含義

雙心醫療關注和服務患者的全面身心健康，是立足於心血管疾病的學科體系，以規範化診療作為框架，識別和干預精神心理因素對心血管疾病、心血管疾病的療效和預後的干擾

「雙心」就是要求醫務工作者恪守公益、預防、規範、創新，並回歸人文、回歸臨床、回歸基本功。

患者利益至上，時時考慮患者利益，一切為了患者健康。

預防疾病，促進健康，而不是等患病再就醫。

推動基本醫療保健服務公平可及，關注貧困弱勢群體。

醫生的關鍵叮嚀

心血管臨床指南強調重點

❶ 社會經濟地位低、缺乏社會支持、工作和家庭生活壓力、憂鬱、焦慮、敵對和D型人格（焦慮水準和憂鬱水準比其他族群高一截），都會促發心血管疾病以及病情和預後的惡化。
❷ 認知行為方法有效協助大眾採取健康的生活方式。
❸ 心理干預可抵消心理社會應激，促進健康行為和生活方式。

「雙心」醫療就在生活中

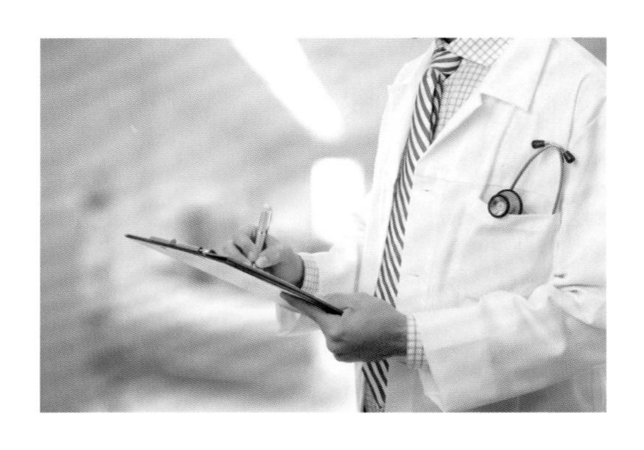

你也有過這樣的經驗嗎：做完醫生指定的所有檢查，仍然找不到病因？或者明明完全遵照醫囑治療，症狀卻不見緩解？

這種時候一定要堅持和醫生一起找到答案。有時候不僅僅是疾病，其他因素（如神經功能紊亂、情緒劇烈波動）也能引起身體不適。

傳統的醫學模式多半關注生理症狀和生理疾病，較少關注精神心理問題對生理疾病的影響。許多有精神心理問題的患者，常以心臟病症狀或其他生理症狀，反復於心臟內科或其他內科門診就診。即使醫生發現患者有心理問題，患者也拒絕到精神科就診，輾轉在內科重複診治，浪費了大量時間、人力和財力。

雙心門診的誕生

要解決心臟內科就診患者的精神心理問題，急需一門由心血管醫學與心理醫學交叉形成的綜合性學科，需要有一批掌握精神心理衛生知識的心內科醫生。20世紀90年代，便根據這個學科的特點，將這一學科總結為「雙心醫學」。雙心醫學是研究心血管疾病和精神心理因素相互影響和如何干預的醫學。「雙心門診」是雙心醫學中很重要的一部分。「雙心門診」設在心臟內科，由有經驗的心臟內科醫生出診。這些醫生均受過精神心理衛生知識的培訓，掌握了常見精神心理問題的診斷和干預方法，有能力識別患者的精神心理問題，並給予相應的建議，以達到「雙心兼治」的目的。

需要看雙心門診的情形

如果經常出現心臟不適症狀，反復就診卻沒有發現明顯的心臟問題；如果曾經患有心臟病，治療後各項指標已基本恢復正常，卻仍然有很多心臟病症狀，都應當想到是否存在精神心理問題。

做好心理調適，加強家庭關愛

配合醫生做好心理調適

心理調適是一種支持性心理治療方法。對患者來說，要做到的是和醫生建立良好的信任關係，相信醫生的專業知識、權威性和責任心，透過醫生和家屬的交流和溝通，甩開焦慮、憂鬱、恐慌等心理問題。

營造溫馨的家庭氛圍

家庭不僅是一個幸福的港灣，還可能是一個心理社會因素致病的發源地。在一個和諧的家庭中，人人都是神清氣爽，彼此關愛有加，可以減少應激時個體承受的壓力，消除煩惱，保持身心健康。

當人生病時，不僅需要物質方面的支援，更需要精神上的關愛和照顧。比如，一個高血壓患者除了要堅持服藥、定期複查，還要低鹽飲食、戒菸限酒、減體重，如若沒有家人的關注、配合與監督就很難實現。

病例分析

有位患者因為期前收縮（曾稱早搏，指異位起搏點發出的過早衝動，引起的心臟搏動，是最常見的心律失常）非常苦惱，甚至想到用自殺來解脫。他的家人不斷與醫生交流，讓患者意識到家人始終與自己同在，疾病沒什麼可怕，成功扭轉了患者的消極想法。

討論：
心理問題的根源來自個人認識與周圍環境的交流障礙。要尋找心理疾病背後的故事，重要的還是家人和社會的關愛、理解與支持。

03

甩掉緊張壓力

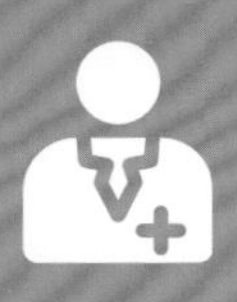

生活節奏快，壓力無孔不入

人一緊張，就會不自覺地給自己施加壓力。壓力無處不在，無時不在。遠古時候世界就充滿了帶來壓力的危險：為了抵禦熊和老虎的襲擊，祖先隨時做好奮戰或撤退的準備。時間進入到西元21世紀，壓力來源變成預算、帳單、最後期限、工作考核等。既然挑戰改變了，我們也需要新的技能和技巧來應對。

為什麼人會緊張

緊張是面對變化時產生的生理和心理反應，包括主觀和客觀反應，身體也會發生相應的變化，如肌肉繃緊、心跳加速、呼吸加快及糖和脂肪被釋放到血液中以適應體內代謝加快。同時還可能經歷不同類型的情緒變化，從焦慮、擔心到興奮。有時一些不自覺的表現也會洩漏自己緊張的「祕密」，如坐立不安、到處走動、說話聲音的改變或不停吃東西……而緊張也是把雙刃劍：

1. **緊張的光明面：**緊張可以激勵身體充分發揮功能、實現特定目標、增加生活樂趣等等。
2. **緊張的陰暗面：**如果不能及時從緊張中恢復過來，就可能導致身心俱疲，甚至引發疾病。

克服緊張，能降低心血管疾病的發病率

人不能完全消除緊張，因為這是人與生俱來的正常反應，但是可以馴服它，並和它和平共處。倘若克服緊張，身體會更加健康，包括免疫功能增強與降低心血管和其他慢性病發病率。此外，無論在工作和生活中，克服緊張還可幫助改善人際關係，和減少不必要的不快。

識別你的「緊張簽名」

之所以稱為「簽名」，是因為每個人緊張時的表現都不一樣。閱讀下面三個列表，對比自己的實際情況，歸納出自己緊張時的生理、心理和行為表現，總結規律。瞭解自己，才能進一步探討哪裡需要改善和如何改善。

生理反應

- 頭痛
- 口乾
- 胸痛
- 感冒
- 腹瀉
- 便祕
- 磨牙
- 胃灼熱
- 肌肉緊張
- 心跳加快
- 視線模糊
- 掌心出汗
- 皮膚起疹子
- 其他：________
- 背痛
- 胃痛
- 喉炎
- 手抖
- 失眠
- 疲勞

心理反應

- 無望
- 氣憤
- 害怕
- 糊塗
- 神經質
- 急躁易怒
- 憤世嫉俗
- 記憶力差
- 充滿敵意
- 擔心、不安
- 注意力難以集中
- 其他：________
- 憂慮
- 沮喪
- 冷淡
- 激動

行為表現

- 吸菸、喝酒
- 總是看電視
- 責備其他人
- 動不動就哭
- 語速比平時快
- 疏遠親人、朋友
- 對別人大喊大叫
- 食慾亢進或不振
- 服用鎮靜劑或其他藥物
- 不自覺地敲手指或扯頭髮
- 魂不守舍，如走路比平常容易跌倒、開車恍神（都非常危險）。
- 煩躁，不能專心地做一件事情；一心多用效果更差。
- 其他：________

寫下你的緊張日記

日期和時間	事件／場景	生理反應	情緒	行動
例：2017.10.15（週日）18:00	在家裡等家人一起去看電影，但電影已經快開演了。	磨牙、肌肉繃緊	急躁、焦慮、氣憤	不停走動和不斷催促對方

什麼事會讓你感到緊張，如何應對

很多事情都可能引發緊張，而且因人而異。是否會為有些看起來不起眼的日常瑣事大動肝火？是否一些人生的重大事件改變了原來的生活？是否在為懸而未決的大事小情日復一日地揪心？在下面三個清單中，哪些事情曾經在過去6個月裡引發緊張情緒？

日常瑣事

- 經常使用的物品沒有放在原來的地方，或弄丟東西。
- 塞車
- 出門時忘記帶外套
- 排隊等候
- 家裡亂七八糟
- 睡過頭
- 汽車在路上拋錨
- 與同事意見相左
- 被員警開罰單
- 遲到
- 與家人爭吵
- 錯過公車
- 其他：______________

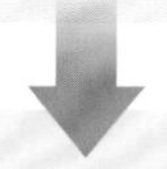

應對

每個人都可能遇到這些日常瑣事，放鬆自己的心態最重要。像是塞車、排隊都很正常；與同事意見不一致的時候要學會溝通等。

重大事件

- 結婚
- 離婚或分居
- 被解雇
- 被判入獄
- 家人、朋友或同事去世
- 換工作
- 搬家
- 準備重新回學校念書
- 孩子即將出生
- 被診斷患有重病
- 要上前線
- 準備動手術
- 孩子長大成人準備離開家（或離家很久的孩子準備回來看望父母）
- 其他：______________

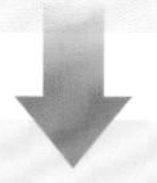

應對

這些重大事件在生活中出現的頻率不會太高。遇到了就做好萬全的物質準備和心理準備，真正發自內心接受。例如要結婚就列出代辦清單，一項項完成就不用擔心了。

困境

- 日常開支或還款出現問題
- 惡劣的居住環境
- 吵鬧的鄰居或有些鄰居是非太多
- 酗酒或吸毒
- 患有慢性病
- 與家人或朋友關係惡化
- 身體受傷，一段時期內生活不能自理
- 鄰居家遭竊或發生其他不幸
- 飲食不正常
- 被解雇
- 經濟不景氣
- 其他：______________

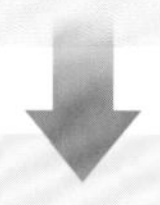

應對

遇到困境時，或許危機就是轉機。比如，被解雇時可以藉此考慮自己今後的職業生涯；還可以重回學校充充電。

緩解緊張情緒的方法

讓笑成為習慣

笑被譽為「生活的良方」、「靈魂的安慰劑」和「心靈的慢跑」。笑是舒緩緊張情緒的最好方法。

開懷大笑作用於肺、心臟，使大腦釋放促進快樂的化學成分，使肌肉放鬆。即便是微笑，已經足夠沖走消極的想法和緊張的情緒了。

購置一個活潑幽默的桌曆、欣賞戲劇或趣味表演，觀察寵物的滑稽動作……讓「笑」成為習慣！

深呼吸

假如感到緊張時的反應是呼吸急促，那麼深呼吸是適合的方式。另外，深呼吸也是熟練運用其他放鬆技巧的基礎，可以在任何時間地點應用。

舒服地坐下或平躺，緩慢地深深吸氣，彷彿吸入的氣體進入了腹腔，小腹也要鼓起來了，整個腹腔好像一個被吹起來的氣球，並保持幾秒鐘不要把氣呼出。

呼氣的時候一定要慢，使氣體從嘴中呼出，噘起的嘴可以控制呼氣速度，如同慢慢洩氣的氣球。

重複吸氣和呼氣的步驟。

伸展運動

伸展運動易學，而且是放鬆肌肉最快的方法。由於肌肉緊張的部位不同，伸展運動的方式也不同。

1. 肩部伸展

① 雙臂向前平伸，與肩同高，十指交叉。

② 翻轉掌心，下巴向胸部收回，雙臂向外延伸。

③ 保持10～20秒鐘。重複3次。

2. 背部伸展

① 身體直立，雙手放在後腰上。

② 緩慢地將上身後仰，同時放鬆頸椎，保持5秒鐘。

③ 再緩慢地將上身前傾，直到感受到背部肌肉拉長，保持5秒鐘。

④ 重複前兩個步驟3次。

漸進式放鬆

是否曾經過於緊張，以至於無法令自己放鬆；儘管很努力地嘗試，卻忘了平日放鬆時的感受。漸進式放鬆就是針對這種時刻最好的方法。它分為三個步驟，是一個先使肌肉收緊後再放鬆的過程。藉由充分體會這兩種狀態下的不同感受，重新感知自己的身體。

第一步：緊握拳頭，感覺手部肌肉的緊張。保持這一動作幾秒鐘。

第二步：鬆開拳頭。注意體會緊張感的消失，以及如何感到自己的手比剛才輕了，前臂也可能比剛才輕了。

第三步：比較收緊和放鬆時的不同感受。握拳時，手是否在抖動；而鬆開拳頭時，手是否感到發熱和刺痛？

將以上三個步驟運用於身體的其他部位：臉部、頸部、胳膊、胸、腹部、背、腿和腳。

想像

借助想像讓思緒飛到一個愉快、安全的地方，身體也因此得到放鬆。可以舒服地坐下或躺下，構思一幅平靜、安寧的美景，如高山流水，感受溫暖和放鬆。

注意力不集中會影響整個效果，不過可以藉由練習改變。恍神時，想一些自己最喜歡的場景可幫助集中精神；在放鬆之前進行有氧代謝運動（如慢跑），有助於集中精力調整呼吸和清空思緒。

寵物帶來快樂

寵物歡叫、跳躍、舞蹈，無休止快樂地搖著尾巴。誰能夠抵抗這種魅力？對於處在緊張狀態中的人，寵物如同上天的恩賜。寵物給予人的是無條件的愛，在某種程度上也給予了人精神寄託。假使自己不能養寵物，也可以幫助那些需要照顧寵物的人或定期參觀動物園、寵物商店。

照顧植物也能獲得同樣的益處。

靜聽內心，放鬆自我

無論人是否意識到，心聲（頭腦中的「自言自語」）都直接影響著人與外在世界的交流，其中也包括緊張程度。

分析並解決遇到的問題，勇敢面對生活

睿智地分析問題、平靜地接受現實、勇敢地面對改變，確信自己能主宰自己的生活——樂觀的生活態度使人更加健康。尤其要記得，即使不能控制事態的發展，至少能夠控制自己的反應。這對於改善我們處理事件的能力和效果大有助益。

學會冥想，讓身心慢下來

如果認同「望梅止渴」的原理，那就知道「冥想」是如何發揮作用的了。就像瑜伽課程最後的放鬆一樣，透過暗示自己感覺肢體發熱和沉重，同樣可以使身體得到放鬆。

第一步：舒服地坐下或平躺，衣著要寬鬆，閉上雙眼，然後試著清空思緒。

第二步：將思想集中在手臂上，反復對自己說：「我的手臂很熱、很沉。」直到真的覺得它們很熱、很沉。將第二個步驟應用於身體其他部位（臉部、頸部、手、胸、腹部、背、腿和腳），直到全身得到放鬆。

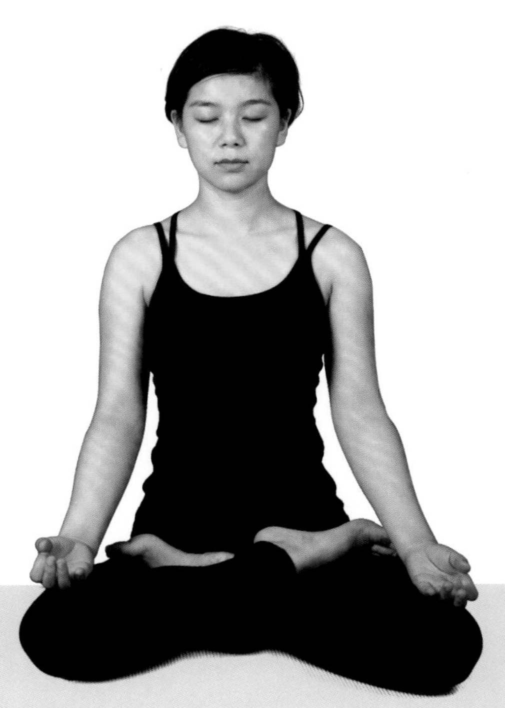

學習規劃，讓生活成為壓力的緩衝器

生活本身就是最好的壓力緩衝器。學習規劃的人生引導人獨立、自信自強，設立並追求目標，抵制無聊和孤單。細心照料自己的身體，也可以提高身體本身的抗壓能力。

學習規劃人生

1. 工作：工作能帶給人成就感和滿足感，同時也是生存的經濟來源。但稍不留神，工作就會變成生活的「統治者」，正如魯迅先生寫道：「人究竟是為了活著而吃米，還是為了吃米而活著。」

工作中的減壓法：①注意休息，午餐時間走出辦公室；不因為不必要的原因耽擱計畫好的休假。②在需要的時候尋求幫助。③合理安排時間，確定什麼事情應該優先處理。④關注自己的成績，不要只看到任務的完成情況。

2. 家庭和朋友：與家人和朋友建立緊密、親近的關係，可以在艱難的時刻得到關懷、支持和情感支柱。

3. 私人空間：獨自一人的時候，允許自己集中精力去思考問題（比如反思和家人的關係、自己的事業前途、財政狀況、健康情況）和做自己想做的事情。

4. 回報社會：幫助他人使自己有機會回報社會，同時也讓自己得到特殊的回報（如從不同角度瞭解生活）。

5. 信仰：是否常反思自己的言行和思想？是否應該遵循一定的道德標準？要懷抱著就現階段而言難以企及的理想嗎？或相信真的有某種超能力聯繫著地球……

重要性評估

問題1：生活中最重要的是什麼？

問題2：做什麼事花的時間最多？

問題3：做自己認為最重要的事情，是否花了最多時間？

（1）確定精力是如何分配在生活中每一個領域，用高、中、低三個等級評估這些領域的重要性。

（2）同樣用高、中、低三個等級，評估自己希望這些領域在生活中佔據的地位。切記，生活掌握在自己手裡。

尋找方法

不幸的是，緊急事件總是具有優先權，而願望只能退居二線。制訂一個行動計劃，可以在一定程度上幫人跟隨自己的心行事。選擇生活中最感興趣的三個領域，列舉自己的興趣點，確定自己最想做的事情和如何實現心願。

明確自己的興趣

我希望有更多時間	我感興趣的選項	感興趣的程度
例：1. 鍛鍊	❶ 每星期去健身房3～5次 ❷ 每天遛狗2次 ❸ 每星期遠足1次	低 中 高

呵護身心4步驟

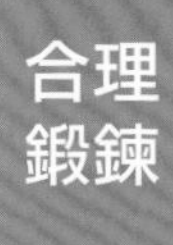

除了帶給人強健的體格和充沛活力，受過「鍛鍊」的心臟會大大提高效率。心臟每次搏動收縮泵出的血液增多，血流速度減慢，使導致緊張的腎上腺素分泌減少。即使處在緊張的狀態下，心跳率減慢帶來的一系列反應，也會使人更好地控制自己的情緒。

健康飲食

營養均衡的飲食提供每天體力和腦力勞動必需的熱量，注意控制咖啡因和糖的攝取量。

開心娛樂

工作時間就認真工作，休息時間痛快地玩：園藝、打牌、拼圖遊戲、藝術創作、音樂欣賞、打保齡球……在享受愛好的同時，身體得到了充分放鬆，也加強了想像力和創造力，有利於工作時更好地發揮。

充足睡眠

每晚按時上床睡覺是恢復活力的最好方式之一。睡前不要喝含咖啡因或酒精的飲料，進行鍛鍊的時間也不宜過晚。如果可能，培養自己睡午覺的習慣。假如精神緊張，就多給自己1小時的睡眠時間。

04

健康心態也是治病良藥

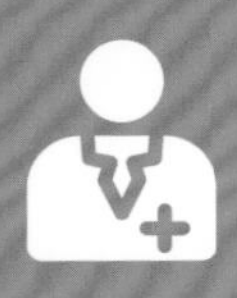

笑口常開防心病

研究證實，笑能降血壓；笑1分鐘可以有划船10分鐘的效果；笑可以刺激人體分泌多巴胺，使人產生愉悅感。美國白宮的保健醫生曾給布希開過一個健康祕方：話療，每星期至少與家人交流15小時；夫妻之間每天至少交流2小時，包括共進午或晚餐。

壞心情對血管健康不利

精神憂鬱、焦慮，很容易導致交感神經-腎上腺系統和下丘腦-垂體-腎上腺軸同時啟動，產生大量皮質激素，繼而導致血管系統承受巨大壓力。

如果無法緩解上述情況，時間長了容易引發血管疾病。

大笑能夠增加血管彈性

研究指出，大笑1分鐘可以牽動13塊肌肉，全身可放鬆47分鐘，使身體產生內啡肽。內啡肽是一種天然的鎮靜劑、麻醉劑、快樂劑，如果長期保持每天笑3次，每次3～4分鐘，能增強血管彈性。

捧腹大笑15秒＝服用他汀類藥物

研究發現，大笑（不是淺淺的微笑）持續約15秒鐘以上，越發自內心，對血管的正面因素就越多、越持久。除了刺激大腦釋放內啡肽，還能促使氧化亞氮釋放，幫助擴張血管，減少膽固醇沉積。

醫生的關鍵叮嚀

❶ 增加肺的呼吸量。
❷ 清潔呼吸道。
❸ 抒發健康的感情。
❹ 消除神經緊張。
❺ 使肌肉放鬆。
❻ 有助於散發多餘精力。
❼ 驅散愁悶。
❽ 減輕各種精神壓力。

樂觀是免疫劑

在生活中，不少人發現自己很容易生病，那是免疫力低造成的。如何提高免疫力呢？除了調整飲食，心態也很重要。保持樂觀的心態就可以增強免疫力。

好情緒讓免疫力起飛

研究發現，平和樂觀的心境可增強人體免疫力。很多研究都指出，積極樂觀的人身心更健康，死於心血管疾病的概率較低，肺部功能也更健全。那麼，該如何保持樂觀態度呢？下面的方法不妨一試。

1　每晚抽出一點時間，坐下來回想一天中成功的、積極的和快樂的事情。

2　堅定信心過好每一天，不沉湎於往事，不過於擔心未來。

3　學會積極思考，積極面對人生。

腫瘤喜歡壞情緒

我們知道每個人體內都有原癌基因，誰都有可能得癌症，但為什麼大多數人不會得？人體有一群「健康衛士」叫作淋巴細胞，其中有50億個特別能戰鬥抗癌的細胞。

有研究顯示，免疫細胞裡的50億個「抗癌戰士」，往往被人的精神狀態影響，發現腫瘤細胞後，人體的NK細胞（自然殺手細胞）就會向腫瘤細胞靠攏，5分鐘之內將其殺死。殺死一個癌細胞需要5～10個NK細胞。但當一個人經常情緒低落、生氣憂鬱時，NK細胞功能就會受到抑制。據測試，情緒經常低落的人，其NK細胞活性能力會降低20％以上。

難怪在腫瘤患者身上，醫生大多可以發現這樣被稱作「癌性格」的致病因素，比如孤僻、多疑、憂鬱、好生悶氣、沉默寡言、鬱鬱寡歡、狹隘嫉妒、急躁易怒等不良情緒。這些都是癌細胞產生和發展最有效的媒介。因此，若為了抵抗腫瘤，保持良好情緒非常重要。

隱形殺手——憂鬱

憂鬱症在老年人中較為普遍，據不完全統計，在60～70歲的老年人中，憂鬱症的發病率約占50%。

如何識別老年憂鬱

要識別老年憂鬱症並不困難，只要發現老年人具有持續2週以上的憂鬱、悲觀、焦慮情緒，並伴有右圖中的任何4項症狀，都可能是老年憂鬱症。

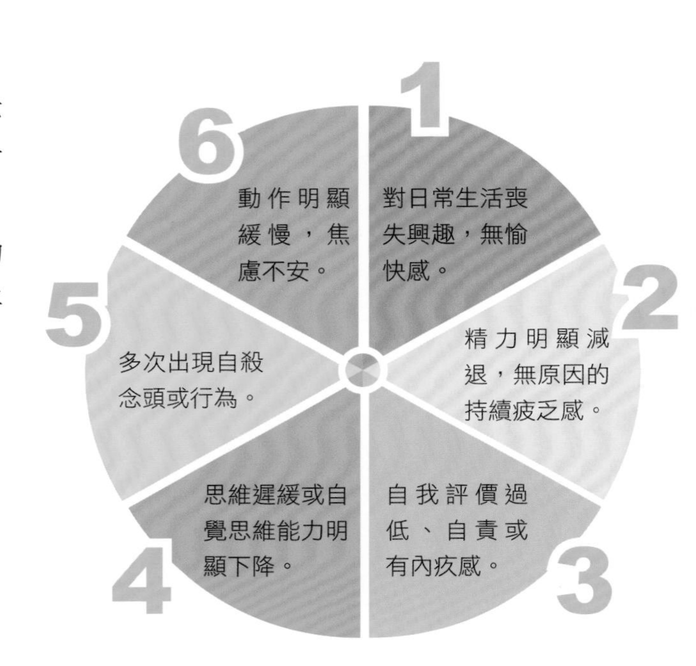

緩解憂鬱的三種方法

大聲發洩：大聲喊叫可以緩解精神壓力，減輕緊張情緒，使皮質醇（與心臟疾病相關的因素之一）的產物釋放緩慢。同時，大聲喊叫可以刺激內啡肽釋放，而內啡肽是人體的天然鎮痛劑。

傾訴：情緒低落時可用傾訴來緩解。有時即使是在淩晨4點，也可以向最親密的朋友或家人傾訴煩惱，他們的臂膀可以放心倚靠。有時傾訴可能會需要專業人員——專職律師、心理諮詢師，用合理、無偏見的方式來梳理你的感情。

愛撫寵物：寵物身上有一種獨特魅力，它可以使人忘卻一切煩惱。調查顯示，養寵物的族群中，患高血壓的比例要比不養寵物的族群小。

PART 5

用藥篇

CARDIOVASCULAR CARE

01

合理應用阿斯匹靈，預防心腦血管疾病

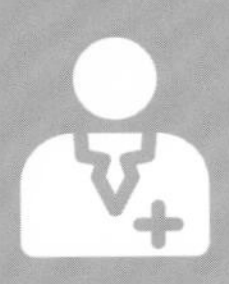

阿斯匹靈服用須知

什麼情況下需服用阿斯匹靈

阿斯匹靈在臨床上的應用已超過一個世紀。它首先作為解熱鎮痛藥物應用，之後用於抗風濕治療（需用大劑量）。近年來的大量臨床試驗顯示，阿斯匹靈的抗血小板作用對中風和心肌梗塞有一級和二級預防作用。

急性心肌梗塞發作早期，盡快嚼服300毫克阿斯匹靈。

與安慰劑對比，阿斯匹靈可使患者死亡風險減少25%；與早期溶栓藥合用，可使死亡率下降40～50%。病情穩定後，應長期堅持服用阿斯匹靈（75～150毫克／日）。

停經前沒有高血壓、糖尿病或血脂異常的女性，無上述危險因素的中青年男性，無須使用阿斯匹靈。

應該服用多少

冠心病（心絞痛、心肌梗塞、接受過冠狀動脈支架植入／繞道手術）患者或缺血性中風患者，應長期服用阿斯匹靈75～150毫克／日。

男性≥55歲，女性停經後，有糖尿病、血脂異常和高血壓等多種心血管危險因素的患者，每日服用阿斯匹靈75～150毫克／日，用於1級預防中風或心肌梗塞，防患於未然。

男性≥55歲；女性停經後，65歲以下；沒有器質性心臟病，無高血壓、糖尿病、血脂異常的心房顫動患者，預防中風可用阿斯匹靈，劑量為75～100毫克／

日。有器質性心臟病或有上述高血壓等危險因素者，應用華法林，阿斯匹靈效果不好。總之，除急性心肌梗塞早期需用一次300毫克劑量之外，用於心肌梗塞或中風一級和二級預防的阿斯匹靈劑量為75～150毫克／日，常用100毫克／日的片劑。劑量<75毫克／日，效果不確切；劑量>150毫克／日，沒有必要，而且可能出現不良反應。

需用藥多久

作為一級或二級預防，只要患者可良好耐受，未發生嚴重不良反應，應長期持續用藥。

有哪些不良反應

阿斯匹靈的主要不良反應是引起出血。對於消化潰瘍活動期的患者，可加重潰瘍病，引起消化道出血。高血壓患者應在使用降血壓藥物，使血壓下降至140／90毫米汞柱以下再使用阿斯匹靈。若在血壓未得到控制時使用阿斯匹靈，可能增加腦出血的風險。

建議服用阿斯匹靈的時段

阿斯匹靈有抗血小板作用，這種作用是持續性的，停服藥物5～7天後，作用才逐漸消失，因此可根據患者的情況，設定自己每日的服藥時間。如高血壓患者夜間血壓高，難以控制，需用多種降血壓藥物，可將其中一種降壓藥物安排在睡前服，並同時服用阿斯匹靈，能一定程度地加強降血壓的作用。

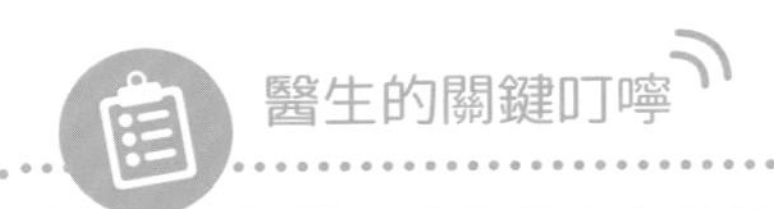

人人必知的心臟五大預防

❶ 防發病——零級預防

零級預防指從每個新生命啟動開始，從小培養健康生活方式，預防心血管病的危險因素，即預防高血壓、血脂異常和糖尿病，不沾染菸草。零級預防針對全族群，即預防的全族群策略。

❷ 防事件——一級預防

很少人只有一個心血管疾病危險因素，往往是吸菸、高血壓、血脂異常、糖尿病、肥胖和不良生活方式等多種危險因素並存，因此若只處理一部分心血管疾病危險因素，只能事倍功半。危險因素因人而異，每人個別分析後可估計其未來10年發生心肌梗塞或中風的危險程度，並適當採取相應措施。

❸ 防後果——挽救心肌，挽救生命

時間就是心肌，時間就是生命。急性心肌梗塞是可救治的疾病，而實現救治的關鍵是患者從發病到救治的時間，治療越早效果越好。從到達醫院門口（急診室）到第一次球囊擴張術（一種擴張血管，使血液暢通的手術）之間的時間現在要求是60分鐘，歐洲一些國家已降到50分鐘以下。

❹ 防復發——康復與二級預防

對於已經獲救的心肌梗塞或中風存活者，他們是再發心血管事件的極高危險群，最重要的是二級預防（防復發）。零級預防是沒危險因素時去防危險因素，一級預防是防發病（即防冠心病和中風），那麼二級預防就是患者已經發病（冠心病或中風）後防止復發。

❺ 防治心臟衰竭——構築心臟健康的最後防線

由於早期干預成功，越來越多心肌梗塞和中風患者存活下來。目前來看，心肌梗塞後存活的人，10～15年後常見慢性心力衰竭。

如何看待「阿斯匹靈抵抗」

近年來，「阿斯匹靈抵抗」被炒作得很熱。它是指一些一直堅持服用阿斯匹靈的患者，發生了中風或心肌梗塞。這種現象引起了學術界的關注和研究興趣。但至今很難界定哪位患者的確存在「阿斯匹靈抵抗」。現有的研究性檢測指標與患者臨床的實際情況不一致。不少學者認為，與其稱這種現象為「阿斯匹靈抵抗」，不如稱之為「無效」，不可因為這一不能明確界定的現象，導致需用阿斯匹靈的心血管高危患者，對使用阿斯匹靈產生懷疑和用藥延遲。

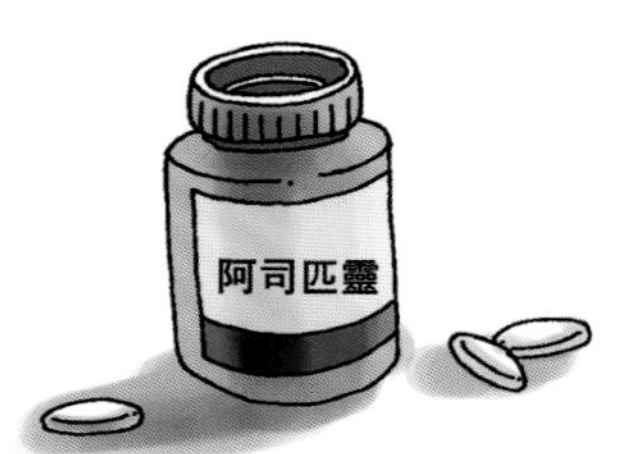

甚至有位德國藥理學專家表示，需用阿斯匹靈的患者因考慮「阿斯匹靈抵抗」而未及時使用阿斯匹靈，是最明確的阿斯匹靈抵抗。

Q：阿斯匹靈應該早上服用還是晚上服用？

A：有人因為血小板在淩晨2時到上午10時之間更活躍（也是心血管疾病高發時段），而認為晚上吃阿斯匹靈更有效。也有研究發現，若早晨服用阿斯匹靈，血液於夜間前列環素水準更高，對預防夜間心血管疾病發作更有效，提出應早晨服藥。

其實，在哪個時間段服藥並不重要，只要堅持長期服用阿斯匹靈，就能獲得持續的血小板抑制效果。目前普遍認為長期服用阿斯匹靈的作用是持續性的，早晚沒有多大區別，關鍵是堅持。

Q：阿斯匹靈腸溶膜衣錠應該飯前還是飯後服藥？

A：以前的阿斯匹靈進到胃，在酸性胃液作用下崩解，可引起胃腸道刺激，甚至胃黏膜損傷出血，飯後服用可以減少此類不良反應。

目前阿斯匹靈腸溶膜衣錠外有一層耐酸的包衣，保護它順利透過胃內酸性環境不被溶解，到達小腸鹼性環境緩慢釋放吸收，減少胃腸道不良反應。如在飯中或飯後服，阿斯匹靈會與食物中的鹼性物質混合，延長胃內停留時間，釋放的阿斯匹靈藥物會產生胃腸道不良反應。

空腹服用可縮短胃內停留時間，順利到達吸收部位小腸，所以建議空腹服用阿斯匹靈腸溶膜衣錠。但前提條件是選擇膜衣品質好的藥錠。

02

高血壓的用藥和治療

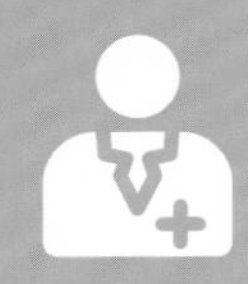

高血壓藥物治療的10點注意事項

1. 血壓應逐漸下降。
2. 治療應因人而異，按照病情嚴重程度、血流動力學障礙程度以及其他主要病情。
3. 應從一種藥物開始，階梯式增加，重症高血壓病例外。
4. 複方聯合療法優於大劑量單一療法，因為複方用的各種藥物劑量較小，引起的不良反應較少。
5. 避免使用不合適的藥物劑量。
6. 不要驟然停止某一種治療，或突然放棄某一種藥物。
7. 自己熟悉一定數量的藥物，並堅持用這些藥。最新、最貴的藥物不一定是最好的。
8. 優先選用對情緒和精神無影響的藥物，因為它們極少干擾日常活動。
9. 治療應無限期持續，除非絕對必要，不要隨意更換藥物。治療應簡化，如果可能，每天1片藥即可。
10. 對疾病要有耐心。

高血壓藥物治療的原則

高血壓降壓藥物治療的主要原則，是降壓的同時保護標靶器官，應該選擇降壓效果好且安全係數高的降壓藥。

根據血壓高的程度選用藥物

高血壓的藥物治療主要選用利尿藥、β受體阻斷劑、鈣拮抗藥、血管緊張素轉化酶抑制劑（ACEI）及血管緊張素II受體拮抗劑（ARB）五大類。還要再配合非藥物治療，如改善患者的生活方式及習慣，有助於控制血壓。

抗高血壓藥物長期單獨使用後常會失效，但加大劑量又易引起不良反應而難以持續，所以臨床實踐常採用聯合用藥，以增強療效及減少不良反應的發生。

高血壓危象及高血壓腦病時的藥物選用

宜靜脈給藥以迅速降低血壓，可選用硝普鈉、二氮嗪、粉防己鹼，也可用高效利尿藥，如呋塞米等，但應注意不可降壓過快，以免造成重要器官血液灌注不足等。

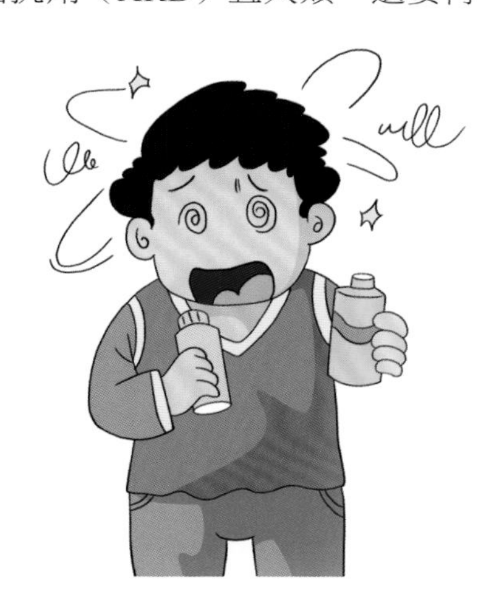

高血壓併發症患者應根據病症選藥。

1. 高血壓合併心功能不全、心臟擴大者，宜用利尿藥、Captopril等，不宜用β受體阻斷劑。
2. 高血壓合併竇性心動過速，年齡在50歲以下者，宜用β受體阻斷劑。
3. 高血壓合併腎功能不全者，宜用Captopril（輕度腎功能不全者）、硝苯地平、甲基多巴。
4. 高血壓合併消化性潰瘍者，宜用Captopril，不宜用蛇根鹼錠。高血壓合併支氣管哮喘、慢性阻塞性肺病患者，不宜用β受體阻斷劑。高血壓伴有潛在性糖尿病或痛風者，不宜用噻嗪類利尿藥。高血壓伴有精神抑鬱者，不宜用蛇根鹼錠或甲基多巴。

高血壓患者的個體化用藥方法

降壓藥物的選用應個體化，因人而異，考慮不同降壓藥物的不同不良反應，盡量取其治療的效應而避其不良反應，同時可以根據患者的年齡、有無併發症及血漿腎素水準等進行綜合考量。

1. β受體阻斷劑及利尿劑，應作為無併發症高血壓患者的初始治療藥。
2. 對較為年輕和正常或高腎素患者，β受體阻斷劑和ACEI效應可能較好，而對老年人和腎素低者，則利尿藥或鈣通道阻拮劑（CCB）可作為首選藥。
3. 合併心臟病的高血壓患者，應接受β受體阻斷劑及ACEI治療。左心室肥大患者，ACEI或ARB為首選，可聯合CCB或利尿劑，β受體阻斷劑效果較差。對穩定型心絞痛患者，選β受體阻斷劑、CCB或ACEI降壓優於其他降壓藥。心臟衰竭患者，選利尿劑、ACEI／ARB和β受體阻斷劑，效果優於其他降壓藥。
4. 血脂異常時，可選ACEI、ARB、CCB、α1受體阻滯劑，避免選用利尿劑和β受體阻斷劑。
5. 糖尿病和非糖尿病腎病腎功能不全者，ACEI／ARB效果優於其他降壓藥，可聯合CCB或小劑量利尿藥，避免大劑量利尿劑和β受體阻斷劑。
6. 預防中風時，選用ACEI／ARB降血壓效果優於β受體阻斷劑，CCB效果優於利尿藥。
7. 收縮期高血壓的老年人，應先接受利尿劑治療。

慎用非處方藥

慎用吲哚美辛
使用吲哚美辛後，會抑制體內的前列腺素合成，含量降低，導致血管收縮，血壓升高。

慎選感冒藥
含鹽酸偽麻黃鹼的感冒藥，服後會引起血壓升高、心跳加快等不良反應。

慎用萘甲唑啉
高血壓患者不可濫用萘甲唑啉，因為其中含有的麻黃鹼可導致高血壓。

慎用甘草片
甘草片所含的甘草流浸膏若與降壓藥合用，可能反而使血壓升高。

慎用鎮痛藥
含有對乙醯胺基酚的鎮痛藥、退燒藥，如對乙醯胺基酚、乙醯胺基酚緩釋片等，有使人罹患高血壓的風險。

03

血脂異常的用藥和治療

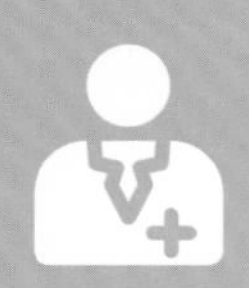

健康飲食和科學鍛鍊是維持血脂正常的良好開始，但仍需服用藥物。當醫生開出處方需要服用降脂藥物，請記住以下幾點。

一、無論自我感覺或血脂水準是否改變，仍要嚴格按照醫生處方服用降脂藥物。二、因藥物之間可能發生相互作用，就醫時務必告知醫生目前服用的所有藥物，包括維生素和中（成）藥。三、開始服藥後如果產生任何不適，例如乏力、肌肉酸痛、顏面潮紅、噁心、頭痛或者口腔異味等，要及時和醫生溝通。四、不要頻繁更換醫生，保持診療的連續性，避免由於醫生個體差異，造成頻繁調整診療方案。

血脂異常者的降脂目標

危險等級	改變生活方式治療	開始藥物治療	治療目標值
低危險（10年危險性＜5%）	TC≧240 LDL-C≧160	TC≧270 LDL-C≧190	TC＜240 LDL-C＜160
中危險（10年危險性5～10%）	TC≧200 LDL-C≧130	TC≧240 LDL-C≧160	TC＜200 LDL-C＜130
高危險（冠心病等危症）	TC≧160 LDL-C≧100	TC≧160 LDL-C≧100	TC＜160 LDL-C＜100
極高危險（急性冠狀動脈綜合症，或缺血性心血管病合併糖尿病）	TC≧120 LDL-C≧80	TC≧160 LDL-C≧80	TC＜120 LDL-C＜80

註：TC為總膽固醇、LDL-C是低密度脂蛋白膽固醇（壞膽固醇）；單位為毫克／分升。

細說六大類降脂藥物

目前臨床上可供選擇的降脂藥物種類很多，歸納起來分為六大類。

他汀類	他汀類是目前臨床試驗證據充分，應用最多的降脂藥物，是防治冠心病和缺血性中風的首選藥物，主要降低膽固醇，尤其是壞膽固醇。當前供臨床使用的他汀類藥物有Atorvastatin、Rosuvastatin、Simvastatin、Pravastatin、Fluvastatin、Lovastatin和Pitavastatin。
貝特類	這類藥物的突出作用是顯著降低三酸甘油脂。目前臨床常用的貝特類藥物包括Fenofibrate、Gemfibrozil、Bezafibrate和Clofibrate。
菸酸及其衍生物	為減少不良反應，使患者能耐受有效劑量，應使用緩釋劑型。目前最明顯能降脂的藥物，是能升高好膽固醇的菸酸。菸酸另一獨特作用是降低脂蛋白。
膽酸螯合劑	透過減少吸收食物中膽固醇的，來降低血膽固醇水準。
膽固醇吸收抑制藥	Ezetimibe可有效抑制膽固醇和植物固醇在小腸的吸收。
其他	包括Probucol、魚油製劑ω-3脂肪酸等。

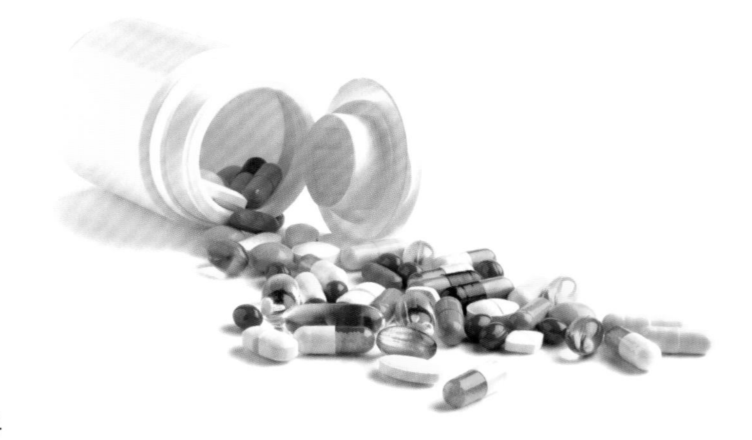

他汀類是降脂特效藥

應用他汀類藥物不單是降低膽固醇，也藉此穩定斑塊，預防冠心病，減少發生急性心肌梗塞、不穩定型心絞痛、中風等的發病概率。

他汀類和Ezetimibe是至今唯一有大量臨床研究證據顯示，可減少不穩定型心絞痛、心肌梗塞、中風和總死亡率，改善預後的藥物。

他汀類藥物不僅具有降脂作用，還可抗炎、改善血管內皮功能和預防血栓，安全性好，不良反應少，極少患者由於不良反應而停藥。

他汀類藥物抗動脈粥狀硬化的主導作用為降低壞膽固醇。服用他汀類藥物可阻止血管進一步病變，甚至可使血管病變消退。將壞膽固醇降到80毫克／分升以下可看到斑塊消退。

他汀類藥物降血脂的特點

他汀類藥物對血脂最主要的影響是降低壞膽固醇，且這種作用強於其他任何一種降脂藥物。此外，可使總膽固醇和壞膽固醇下降20～60%。有些他汀類藥物還能輕度升高好膽固醇。值得一提，他汀類藥物還可適度降低三酸甘油脂。

醫生的關鍵叮嚀

首選藥物是他汀類藥物。他汀是降膽固醇與預防冠心病的基礎用藥，其他藥物作為他汀的合作夥伴，在需要聯合用藥時酌情選用。

如果三酸甘油脂水準＞500毫克／分升，可能導致急性胰臟炎（一種可能致命的兇險疾病）。這時要先選貝特類藥物，降低三酸甘油脂水準，隨後再根據血脂水準換用或加用他汀類藥物。

單用他汀不能使膽固醇下降達標，增加他汀劑量又發生嚴重不良反應時，可用他汀聯合Ezetimibe。研究指出，他汀劑量倍增僅可使降低壞膽固醇的療效增加6%，而他汀與Ezetimibe合用，降低低密度脂蛋白膽固醇的效果增大20%。例如，Atorvastatin10毫克或Simvastatin20毫克與Ezetimibe10毫克合用，相當於Atorvastatin80毫克療效，即10+10≧80。

若患有混合型血脂異常，可在他汀基礎上聯合使用ω-3脂肪酸或貝特類或緩釋菸酸類藥物。

用藥前的膽固醇越高，服用他汀類藥物後膽固醇下降的幅度越大。適當加大他汀類藥物劑量，可進一步降低血膽固醇的水準。聯合使用Ezetimibe是更安全有效的用藥方案，亦有單片複方製劑如維妥力。

服用他汀類藥物4～6週以後，膽固醇穩定下降，肝酶和肌酶也在此時增高。服藥後4～8週，應複查血脂和肝酶、肌酶。

Simvastatin	常見商品名為祛脂寧、欣迪等。
Lovastatin	常見商品名為舒脂錠、路脂定錠、特拿脂錠、法拉利錠等。
Pravastatin	常見商品名為服他寧等。
Fluvastatin	常見商品名為福脂寧長效緩釋、希零脂。
Atorvastatin	常見商品名為立舒脂、安通脈、逸吉斯等。
不良反應	頭痛，胃腸道反應，白血球、血小板減少，肝功能損害等。對本品過敏、孕婦、哺乳期婦女、持續肝功損害者禁用。

他汀類藥物的服藥時間

他汀類藥物大多不是長效藥物，應在睡前服用。因為血中膽固醇最主要是肝臟合成的（肝臟每天大約合成800毫克膽固醇），而肝臟合成膽固醇最活躍的時段為睡後數小時，所以睡前服他汀類藥效果最好。

他汀類藥物需常年堅持服用

血脂異常是一種慢性疾病，對動脈粥狀硬化和冠心病的作用終身存在，且逐步加重。已經有冠心病、糖尿病、中風、外周血管疾病、高血壓或合併一項以上危險因素的患者，應該長期堅持降脂治療。譬如有高血壓、吸菸、55歲以上的男性患者，應該堅持服用他汀類藥物。

他汀類藥物不僅降膽固醇，而且可以穩定和逆轉動脈粥狀硬化斑塊，這種作用只有透過長期治療才能實現。服用他汀類藥物治療時間越長，收益越大。

達到降脂目標後仍需要長期服藥維持療效。不能一時血脂正常就認為天下太平，而停用他汀類藥物。

常見降脂藥Q&A

Q：停用降脂藥物後，血脂會反彈嗎？

A：冠心病患者停用他汀類藥物，血脂水準會回升，還可能增加冠心病惡化急變，甚至有發生心肌梗塞的危險。

Q：長期服用降脂藥物安全嗎？

A：他汀類藥物上市後已有充分的臨床證據，指出其安全性良好，且堅持用藥對預防冠心病有持續效果。

Q：降脂藥物對脂肪肝有效嗎？

A：脂肪肝患者常常合併血脂異常。但由於目前尚沒有準確可靠的方法，判斷脂肪肝改善的程度，所以臨床上難以確定降脂藥物對脂肪肝的確切療效。我們常見到的脂肪肝患者，肝轉胺酶偏高。但如果患者因冠心病的危險需服用他汀類藥物，大多不會導致肝損害加重，有些患者轉胺酶反而下降，甚至恢復正常。

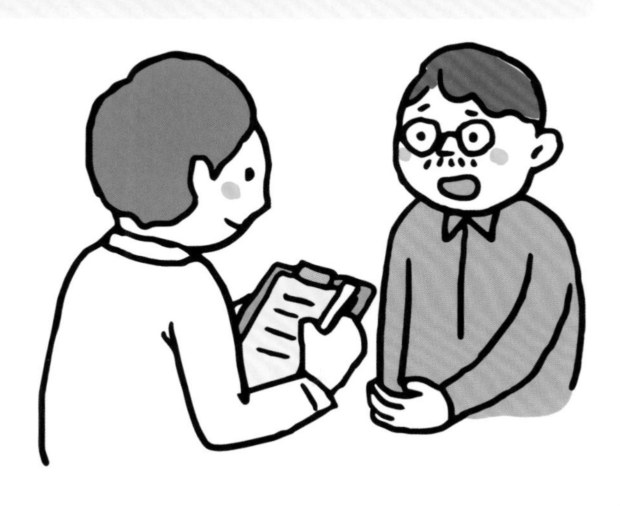

哪些人需強化降脂

強化降脂是指將高危險患者的壞膽固醇水準降至＜100毫克／分升，極高危險患者壞膽固醇降至＜80毫克／分升，高危險或中等危險患者的壞膽固醇降低30～40％。大量臨床試驗結果指出，冠心病高危險群不但要早期應用降脂藥物，更要強化降脂。

以下是冠心病高危險群：

1.冠心病族群：首先是明確心肌梗塞和進行過冠狀動脈血運重建（支架或繞道手術）的患者，其次是明確診斷有典型心絞痛發作的患者。

2.冠心病等危險症狀族群：首先是糖尿病患者，以及雖沒有發生心肌梗塞，但存在其他臨床表現的動脈粥狀硬化（如周圍動脈疾病、主動脈瘤、有症狀的頸動脈斑塊、中風）者，其次是存在多重心血管危險因素者（如吸菸、過量飲酒、血脂異常、55歲以上的男性）。

3.冠心病極高危險群：在確診動脈粥狀硬化性疾病的基礎上具有下列情形者：存在多個危險因素（如糖尿病、吸菸）、急性冠狀動脈綜合症患者。

降脂更降罹病風險

對於血脂異常的干預，是為了降低發生心血管事件的危險水準，而非單純為了降脂。

為了防治冠心病，應積極進行降脂治療，降脂治療要求達到的目標值應因人而異。而對於沒有冠心病危險因素（高血壓、吸菸等）的年輕人，總膽固醇或壞膽固醇的水準輕微升高不需要藥物治療，只有當飲食控制無效且血膽固醇特別高時，才考慮服用降脂藥物。

醫生的關鍵叮嚀

老年急性冠狀動脈綜合症患者，強化降脂同樣有效

臨床研究證據指出，與小於65歲的患者相比，老年極高危險患者同樣能從早期強化降脂治療中獲益。發病24小時內開始強化降脂，使冠心病死亡、非致死性心肌梗塞、再發缺血事件發生的危險顯著下降。急性冠狀動脈綜合症發生後24個月的隨訪資料指出，強化降脂治療能顯著降低70歲以上老年患者，發生心血管不良事件的風險。

04

冠心病的用藥和治療

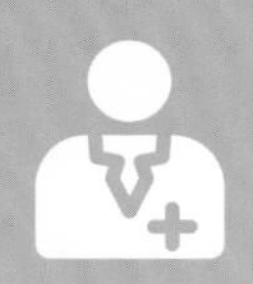

ABC治療

「ABC治療」是針對冠心病各種臨床表現的共性防治原則。在此基礎上，根據每位患者的實際情況，制訂科學合理的個體化治療方案。

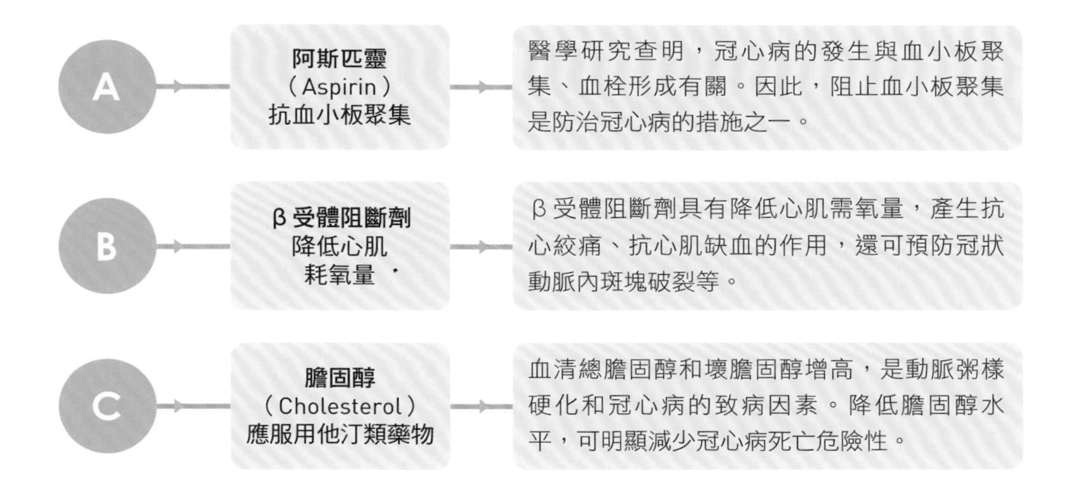

緩解心絞痛的藥物

心絞痛是心肌缺血的表現，因此能夠預防和治療心絞痛的藥物，都有降低心肌耗氧量和改善冠狀動脈血流的作用。

目前常用的藥物有三類：硝酸酯類、鈣通道阻滯劑和腎上腺素能β受體阻斷劑。需要說明的是，這三類藥都必須由醫生嚴格把關其適應症和禁忌症。

如何使用硝酸酯類藥物

硝酸酯類藥物可預防和治療各種類型的心絞痛，療效可靠，常用藥物有硝酸甘油和異山梨酯。硝酸甘油透過擴張血管，促進血流分佈到缺血區。是速效、短效的抗心絞痛藥物，可以快速起效，緩解心絞痛發作。

如何正確使用硝酸甘油

1　患者應隨身攜帶硝酸甘油。

2　硝酸甘油要在察覺到胸痛發作先兆時立即使用，不要等到胸痛發作後再用。

3　將硝酸甘油片放在舌下，待其溶化。品質合格的硝酸甘油片在20～30秒內溶化。

4　咀嚼硝酸甘油片也有好的效果，但不能嚥下。因為硝酸甘油從口腔黏膜直接吸收入血，在胃內將失去作用。

5　硝酸甘油生效迅速，胸痛可在服用後1～2分鐘內緩解。若含服1片硝酸甘油，5分鐘內胸痛尚未緩解，應服第2片；仍持續胸痛者可服第3片，並急診送至醫院心臟內科查明胸痛原因。

6　一天數次發作心絞痛的患者，應服長效的硝酸甘油。

7　含服硝酸甘油時，患者應坐下或躺下；若服藥後感到頭暈乏力、出虛汗，應立即平臥。

8　應用硝酸甘油後胸痛很快緩解的患者，需適當減輕活動的強度和速度。

9　患者注意發現和總結哪些強度的活動（運動）或情緒波動會誘發心絞痛，應在這些活動前服用硝酸甘油預防心絞痛發作。

10　長期使用硝酸酯類藥物會產生耐藥性，此時要根據醫囑增加藥量或間斷給藥，但不宜突然停藥或減量。長期使用硝酸甘油等硝酸酯類藥物的患者，一旦突然停藥，可產生症狀復發，臨床稱為「反彈現象」，加重原有病情，常表現為心絞痛、急性心肌梗塞或猝死。

11　多主張間歇使用硝酸甘油及硝酸鹽類，即24小時內最好有6～8小時無硝酸甘油，目的是利用停用的幾小時恢復血管的反應性。

Tips：
青光眼和低血壓患者不能使用硝酸酯類藥物。

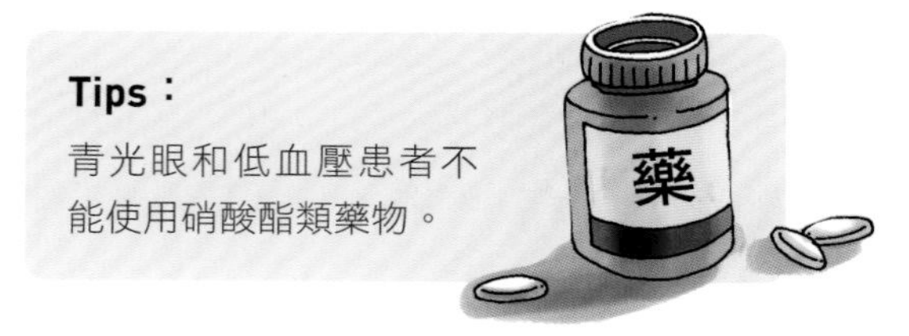

β受體阻斷劑和鈣通道阻滯劑

β受體阻斷劑能降低心肌耗氧量

β受體阻斷劑可透過降低心肌耗氧量預防和治療心絞痛，是常用的治療冠心病和高血壓的藥物，主要透過阻斷體內腎上腺素能β_1受體發揮治療作用，常用藥物有美托普洛、壓控樂膜衣錠、Carvedilol等。

1. β受體阻斷劑對冠心病有多種作用

① 減弱心肌收縮力，減低心肌耗氧量，減輕心肌缺血，緩解心絞痛。
② 減少心肌梗塞面積的擴大。
③ 降低心跳率，減少快速心律失常，減少猝死。
④ 保護心臟，減少冠心病急性事件發作。

2. β受體阻斷劑的禁忌症

① Ⅱ度、Ⅲ度房室傳導阻滯。
② 心動過緩，心室率≦50次／分鐘。
③ 低血壓。
④ 嚴重心臟衰竭或心臟衰竭的急性發作期。
⑤哮喘。

鈣通道阻滯劑對心絞痛有良好效果

1. 鈣通道阻滯劑主要用於冠狀動脈痙攣引起的自發性心絞痛

人體內血管和心肌的收縮都需要鈣離子。鈣通道阻滯劑是阻止鈣離子透過細胞膜上的「慢通道」，流到血管平滑肌和心肌細胞，抑制血管收縮，擴張周圍血管和冠狀動脈，一定程度上可減弱心肌收縮力，緩解冠狀動脈痙攣所致的心絞痛，對於運動誘發的冠狀動脈收縮也有作用。

2. 鈣通道阻滯劑具有較好的降血壓作用

常用於伴有高血壓的心絞痛患者。

3. 治療急性心肌梗塞不能用短效二氫吡啶類鈣通道阻滯劑（硝苯地平）

這類藥物擴張周圍血管的能力很強，常引起反射性心動過速，可使心肌梗塞面積擴大，增加死亡率。

心絞痛的預防和處理

預防心絞痛發作的三大根本措施

預防心絞痛的根本措施在於以下三點：控制心血管病的危險因素；治療已經存在的冠狀動脈病變；阻止冠狀動脈病變繼續發展。患者可以根據醫生處方進行長期藥物預防，根據心絞痛類型選用抗心絞痛藥物。一般來說，阿斯匹靈和硝酸異山梨酯適用於所有類型的心絞痛，勞力型心絞痛可加β受體阻斷劑，自發型心絞痛可加鈣通道阻滯劑。家中要常備急救箱，準備硝酸甘油片、異山梨酯等。硝酸甘油要隨身攜帶，尤其外出時更要形影不離。

有冠狀動脈病變，如何減少心絞痛發作

在治療冠狀動脈病變的基礎上，採用以下措施可以減少心絞痛發作。

1.避免過度體力活動，如運動量過大、運動速度過快、過度用力等。

2.避免過度興奮、憤怒、焦慮、緊張等。

3.臨時藥物預防。對於不可避免的過度體力或腦力活動，可在活動前用藥加以預防。根據活動時間，選用有效時間相同的藥物。常用藥物有舌下含硝酸甘油，1～3分鐘起效，藥效持續10～30分鐘；舌下含異山梨酯，5分鐘起效，藥效持續10～60分鐘；口服異山梨酯，20分鐘起效，藥效持續4小時。

心絞痛發作時如何處理

冠心病患者根據醫生處方，日常要隨身攜帶硝酸甘油等急救藥物。

心絞痛發作時立即休息，停止任何活動。當胸痛持續時間很長，含服硝酸甘油不能緩解時，應立即打急救電話或就近到醫院就診。當心絞痛發作緩解後，又在短時間內復發時，含服短效硝酸甘油後應加服一片戊四硝酯。

心絞痛反復發作時，患者精神通常比較緊張，可同時服一片Diazepam以穩定情緒，並透過減少心肌耗氧量來幫助減少心絞痛發作。

05

心臟衰竭的用藥和治療

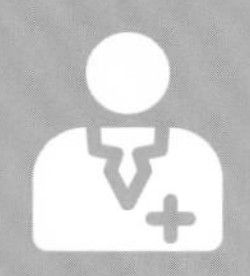

心臟衰竭的常規用藥

ACEI是心臟衰竭治療的基石和首選藥物

ACEI不僅是常用的降壓藥物，也是治療心臟衰竭的重要藥物，可降低慢性心力衰竭患者的死亡風險，減少住院次數。85～90%的心臟衰竭患者可以耐受這類藥物的短期和長期治療。ACEI有許多種類，醫生會堅持循證用藥，選擇經過臨床試驗證實可以降低病殘率和死亡率的藥。

應用ACEI的注意事項

醫生處方前需要瞭解患者的下列情況

❶ 病史：譬如發生過血管水腫（常在顏面部）的患者不應使用ACEI。
❷ 監測立位和坐位血壓，防止出現低血壓。
❸ 監測腎功能（測定血清肌酸酐），防止腎功能惡化。
❹ 測定血清鉀水準，防止出現高鉀血症。
❺ 患者是否正在服用利尿劑，兩種藥物合用可進一步降低血壓。
❻ 過度限制飲水可發生血容量不足，表現為直立性低血壓。
❼ 其他正在進行的藥物治療，避免藥物相互作用。

Tips：

營養品和激素不推薦用於心臟衰竭的治療。曾經有幾種營養品（輔酶Q10、肉鹼、牛磺酸和抗氧化劑）與激素（生長激素和甲狀腺激素）被嘗試用於心力衰竭治療，後被臨床試驗否定了，即這些營養品或激素不能改善心臟衰竭患者的存活率和臨床狀態。

應用ACEI的基本原則是從「小劑量」開始，逐漸遞增，直至達到目標劑量。劑量調整的快慢取決於每位患者的臨床狀況。有低血壓史、低鈉血症、糖尿病、氮質血症和服用保鉀利尿劑者遞增速度要慢一些。而ACEI應用1週後應複查血鉀，輕度血鉀升高不是使用ACEI的禁忌症；若血鉀≥100毫克／分升，應停用ACEI。

ACEI需長期服用

ACEI發揮臨床療效通常需要數週、數月或更長時間，只有長期服用才有意義。為了達到長期治療的目的，醫生和患者都需要瞭解和堅信以下事實。

❶ 症狀改善往往出現於開始治療後的數週至數月。
❷ 即使症狀改善不顯著，ACEI仍可減少疾病進展的危險性。
❸ ACEI治療早期，患者可能出現一些不適反應，但一般不會影響長期應用，醫生會根據患者在治療過程中的反應和與其他治療的相互影響，調整ACEI的治療計畫。
❹ 中途撤除ACEI可能導致臨床狀況惡化。

這些人不能用ACEI

當前或近期有明顯水腫而沒有使用利尿劑的患者，不能使用ACEI。因為這些患者使用利尿劑後，體內鹽和水的平衡會出現較大變化，影響身體藥物反應。

使用ACEI時需要關注這些

1.注意腎功能變化：治療前和治療過程中定期檢查腎功能，特別是藥物加量後1～2週，病情穩定後的第3個月和之後的每3～6個月更要監測腎功能。

2.注意血壓變化：ACEI有降壓作用，收縮壓低於100毫米汞柱的患者需從很小劑量開始用藥，密切監護；如果患者出現頭暈、視力模糊等低血壓表現，要及時就醫。即使出現過低血壓也不可怕，大多數患者的血壓可以恢復，減少利尿劑和硝酸酯類藥物劑量後，可繼續使用ACEI，但要遵醫囑。

ARB安全、有效，耐受性好

ARB被譽為20世紀90年代心血管藥物的一個里程碑。

現有的臨床資料指出該類製劑安全、有效，耐受性好，有心、腦、腎保護作用，是一類有前途的心血管藥物。

迄今為止，在治療慢性心臟衰竭的大規模臨床試驗中，取得證據的ARB是Losartan、Valsartan和 Candesartan。該類藥物的療效與ACEI相似，不良反應更少，但價格較高。使用ARB同樣需要監測腎功能、血壓和血鉀。

樹立使用β受體阻斷劑的信心

心臟衰竭發生、發展與交感神經系統啟動有關。β受體阻斷劑可以阻斷交感神經啟動，抑制交感神經系統興奮產生的不良作用，長期（≥3月）治療慢性心臟衰竭則可以改善心功能、提高心臟排血能力、防止心臟變形，降低心臟衰竭復發和死亡風險，尤其可減少猝死。

使用β受體阻斷劑須知

❶ 並非所有β受體阻斷劑都能治療心臟衰竭，有臨床證據顯示，對心臟衰竭有效的β受體阻斷劑是壓控樂、美托普洛和Carvedilol。

❷ β受體阻斷劑治療遵循「個體化」原則。β受體阻斷劑必須從小劑量開始，根據患者的耐受情況，醫生會逐步增加劑量直至目標劑量或最大耐受量。劑量遞增間期一般為2週，繼而長期維持β受體阻斷劑治療。β受體阻滯劑是負性變力性藥，可降低心肌收縮力，開始使用時可能加重心臟衰竭症狀，繼續治療症狀逐漸減輕。

❸ 由於β受體阻斷劑的起效時間較長，需要2～3月才能看到臨床療效，所以更要避免突然停藥，突然停藥可引起病情顯著惡化。

❹ 在處方β受體阻斷劑前，醫生會確認患者沒有明顯水腫；對於當前或近期有水腫的患者，更要先使用利尿劑，消腫後再使用β受體阻斷劑；在使用β受體阻斷劑後更要監測患者的體重，根據需要採取措施，如增加利尿劑的劑量。

❺ 患有呼吸系統疾病（支氣管痙攣性疾病）、有症狀的心動過緩（心跳率＜60次／分鐘）或心臟嚴重房室傳導阻滯的患者，不宜使用β受體阻斷劑（除非已經採用起搏器治療）。

洋地黃是歷史最悠久的抗心臟衰竭藥物

洋地黃透過強心作用可減少症狀並提高運動耐量。可以與利尿劑、ACEI和β受體阻斷劑聯合應用。儘管患者可以耐受常規劑量的洋地黃，但長期使用也可發生心血管系統的不良反應，使得治療心臟衰竭的益處大打折扣，所以越來越少使用。

使用洋地黃須知

❶ 當ACEI或β受體阻斷劑在治療心臟衰竭的初始階段，未能改善症狀時，使用洋地黃可減少症狀。

❷ 對於使用ACEI和β受體阻斷劑後症狀已經緩解的患者，不急於使用洋地黃。

❸ 洋地黃還可降低心房顫動的心室率。伴有心房顫動的心臟衰竭患者心室率較快，應常規使用洋地黃以降低心室率，改善心室功能和症狀。聯合使用洋地黃和β受體阻斷劑降低心室率更有效。

❹ 洋地黃因毒性較大，劑量宜偏小。當前醫學界多是自開始即用固定量的維持量療法（區別於從小劑量開始逐漸增加劑量）。使用隆我心治療心力衰竭的起始劑量和維持劑量為每日0.125～0.25毫克。對於70歲以上、腎功能受損或瘦小的患者，隆我心宜用小劑量0.125毫克，每日1次或隔日1次。

使用洋地黃過程中，需要就醫的情形

❶ **胃腸道症狀：**表現為厭食、噁心、嘔吐、腹痛、腹瀉，其中厭食是洋地黃中毒的最早表現。

❷ **精神症狀：**較常見的有疲乏、煩躁、易激動、昏睡及精神錯亂，有時出現頭痛、失眠、眩暈、抑鬱、全身不適，此類症狀一般發生在胃腸道出現症狀和心律失常後。

❸ **視覺異常：**視力模糊、周圍視野閃光，特徵性表現為黃視症或綠視症，好像透過有色玻璃看東西。

❹ **心臟表現：**包括心肌收縮力改變（心肌收縮力先增強後減弱）和心律失常（如室性期前收縮、室性心動過速和心臟傳導阻滯）。

❺ **懷疑洋地黃中毒：**可依照醫囑暫時停藥數日，觀察停用洋地黃後1～3日內的症狀變化，如果症狀迅速減輕，說明存在中毒。

利尿劑不能單獨用於心臟衰竭的治療

利尿劑消除水腫

心臟衰竭患者最明顯的症狀，是由肺部和周圍循環瘀血引起的。利尿劑可以維持鈉的平衡，增加心臟衰竭患者排泄鈉和水的數量，使肺水腫和外周水腫在數小時或數天內消退。作用較強的是環利尿劑，如Bumetanide、Furosemide和Torasemide，劑量越大作用越強，適用於大多數心臟衰竭患者。

利尿劑除了可以快速緩解症狀外，也是保障其他藥物治療安全性和有效性的基礎。但單一的利尿劑治療不能保持心臟衰竭患者的療效，要根據患者的具體病情聯合其他藥物治療。

監測利尿劑效果和調整利尿劑劑量最可靠的指標，是每日體重變化。應用利尿劑治療的心臟衰竭患者應每天測量體重，若體重增加1～2公斤或3天增加2公斤以上，代表水腫加重需立即就醫。對已經應用大劑量環利尿劑仍有明顯水腫的患者，建議住院治療，尤其是對伴有低鈉血症、腎功能不穩定和四肢濕冷等顯現心功能較差的患者。

利尿劑通常從小劑量開始，逐漸增加劑量或使用次數直至尿量增加，體重每日減輕0.5～1.0公斤。一旦病情得到控制，如對心源性呼吸困難和端坐呼吸療效滿意、水腫消退、體重穩定，即可逐漸減少利尿劑至最小有效劑量並長期維持，一般需無限期使用。在長期維持期間，仍應根據體重和水腫的變化隨時就醫，調整劑量。

哪種利尿劑更好

❶ 胃當腎功能很差時，噻嗪類利尿劑（例如Hydrochlorothiazide）的作用很弱，這種情況在老年人心臟衰竭中很常見。

❷ 嚴重心臟衰竭時，噻嗪類利尿劑與環利尿劑有協同作用，可以合用。這種藥物合用無論在療效還是在不良反應方面，均優於單純增加環利尿劑劑量。

❸ Metolazone是一種強力利尿劑，常作為最後可選擇的藥物。

❹ 為了預防利尿劑所致的低鉀血症，可同時使用保鉀利尿劑（如Spironolactone等），預防低鉀血症時，使用一般補鉀藥物的療效較差，而且容易導致補鉀過量。

慢性心臟衰竭的治療

慢性心臟衰竭治療過程中，要根據心肌收縮力是否降低，以及患者是否有症狀等，考慮採用適當的治療方法。

如果患者心肌收縮力顯著降低（左室射血分數降低），則屬於收縮性心臟衰竭。更要長期使用ACEI和β受體阻斷劑治療。即使沒有呼吸困難、水腫等症狀，也要堅持治療。這些藥物從小劑量開始，逐漸增加至規定劑量。一般沒有必要使用利尿劑和洋地黃。

如果患者存在喘憋、水腫等心臟衰竭症狀，首先更要使用利尿劑治療，收縮性心臟衰竭患者還可加用洋地黃強心治療，同樣需要使用ACEI和β受體阻斷劑改善長期預後，還應使用小劑量的Spironolactone（每日25～50毫克）。但所有用藥要遵醫囑。

晚期心臟衰竭的治療

晚期心臟衰竭是指診斷明確並經過正規治療，仍有嚴重心臟衰竭症狀。除了上面列出的藥物治療以外，晚期心臟衰竭患者可間斷使用正性變力性藥物，如靜脈注射擬交感神經藥物、多巴胺受體啟動劑或磷酸二酯酵素藥物。有時使用主動脈內氣囊泵或心室輔助設施、血濾或血透等循環支持也是必要的。這些臨時治療的目的是配合患者的長期治療，如為心臟移植做準備。終末期心臟衰竭患者採用改善症狀的治療。

醫生的關鍵叮嚀

非冠心病所致心臟衰竭，又沒有其他需要抗血栓治療的疾病患者，沒有必要使用阿斯匹靈等抗血栓藥物。嚴重心臟衰竭長期臥床患者，可使用抗凝藥物預防血栓和肺栓塞。過去有血栓栓塞史或伴心房顫動的心臟衰竭患者，必須長期接受抗凝治療，可用常規方法口服華法林，並定期監測凝血狀態（凝血時間監測值INR保持在2～3）。

PART 6

心血管疾病對症調養方案

CARDIOVASCULAR CARE

01

高血壓：血壓不只「降」還要「穩」

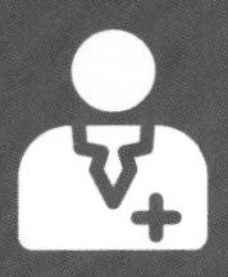

如何診斷高血壓

高血壓的診斷標準和危害

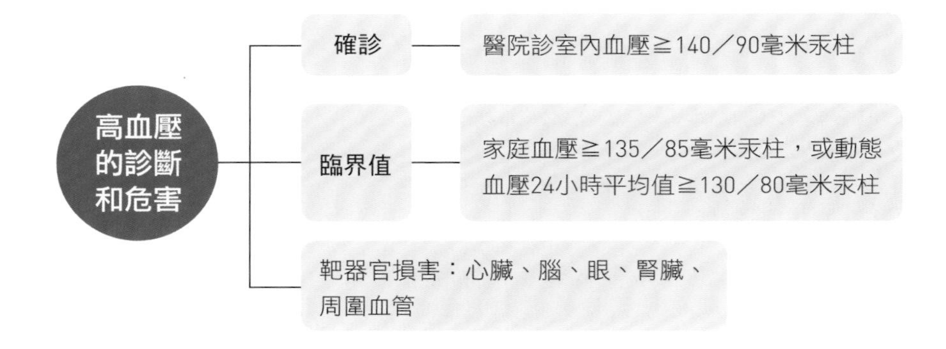

高血壓的分級

根據臺灣心臟暨高血壓專業學會指出，成年人高血壓定義為收縮壓高於140／舒張壓高於90 毫米汞柱，依照血壓異常程度又可分為三級。

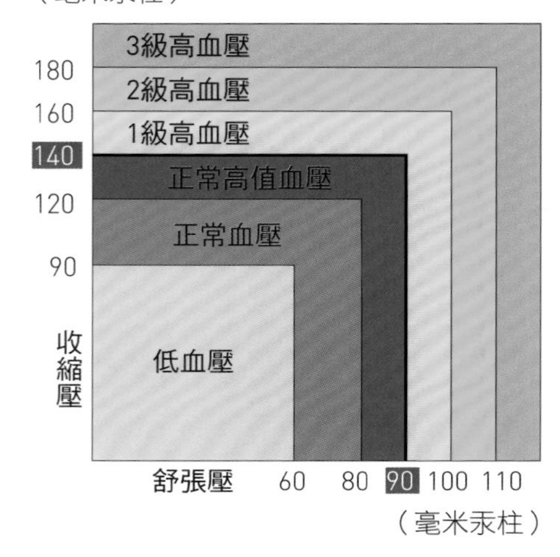

如何檢查高血壓

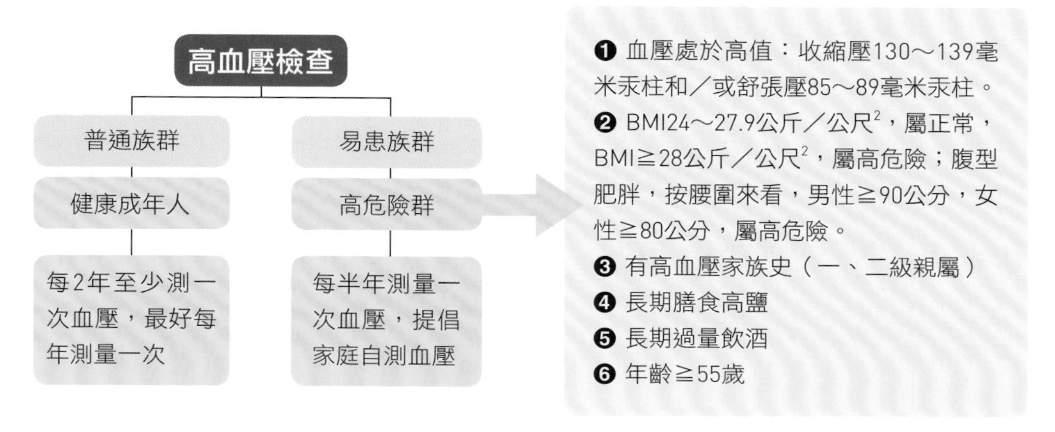

血壓來回波動危害心腦

別讓你的血壓忽高忽低

血壓來回波動就例如很多患者今天量血壓高了，就吃降壓藥。血壓正常就停了，過兩天血壓又高了，又吃藥。這種血壓來回波動比較危險，對大腦、心臟都很不安全，容易出現腦血管意外。

我有一個患者也是老鄰居了，不在意自己的血壓，怎麼勸他定期吃藥，他仍然忘記服藥，結果反復出現腦中風，最後因為腦中風而早逝。如果他能認真吃藥，我想他再活個10年、15年沒什麼問題。因為只要把血壓控制好，就可以減少心肌梗塞、腦中風、心臟衰竭的發病率，降低總死亡率。因此，控制血壓不僅保護心、腦，而且可以延長壽命。

堅持一天一片藥

我要強調以下幾點：第一，吃降壓藥要堅持，就是即使血壓正常了，也不要盲目減量，更不要輕易停藥。第二，應選用長效藥，一天內不要波動太大。「寧可忘了一頓飯，別忘了一頓降壓藥，活一天吃一天」，是高血壓患者保命的最根本措施。

保持平穩降壓準沒錯

血壓水準與心、腦、腎併發症的發生率呈線性關係，因此高血壓患者的首要治療目標是最大限度地降低心腦血管發病和死亡的危險。研究資料證實，血壓降低10／5毫米汞柱，中風發生率降低40%，心肌梗塞發生率降低16%，心臟衰竭發生率減少50%，惡性急進型高血壓發生率減少94%，同時不增加癌症與其他非心血管疾病相關的死亡。

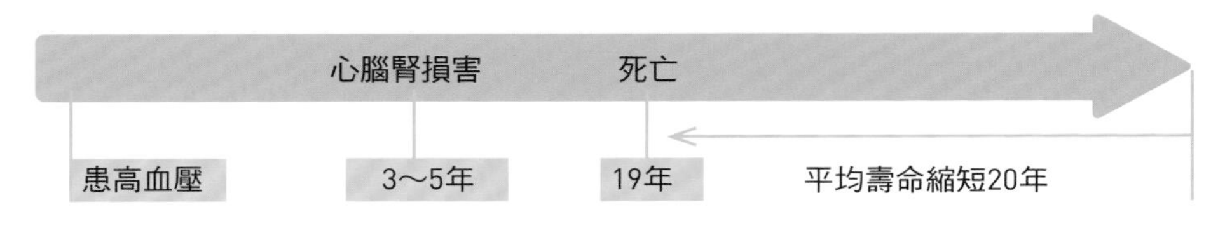

明確降血壓目標

一般情況下，高血壓患者的血壓都應降至140／90毫米汞柱以下。75歲以上的高齡老人可降至150／90毫米汞柱以下。合併糖尿病的患者血壓應降至130／80毫米汞柱以下。有慢性腎病、24小時蛋白尿不足1克者血壓應降至125／75毫米汞柱以下。

不適宜快速降壓

如果出現高血壓危象，比如腦出血、心臟衰竭等，需要使用短效降壓藥，使血壓很快降下來，同時撥打急救電話（119）。但平穩的慢性高血壓不主張快速降壓，因為短效藥讓血壓降得快，升得也快。一天之內血壓來回波動，對身體不好。

醫生的關鍵叮嚀

從「輕度」高血壓就要開始重視

「輕度」高血壓是指收縮壓140～159毫米汞柱和／或舒張壓90～99毫米汞柱。由於「輕度」一詞給人相對安全的錯覺，很容易就被忽略了。但即使是輕度高血壓也會縮短壽命。此階段首選非藥物療法，也就是改善生活方式。規律的有氧代謝運動、必要時減輕體重、低鹽低脂飲食、不酗酒、少喝含糖飲料、遠離菸草、充足睡眠、保持樂觀的生活態度。堅持3～6個月，如果降壓效果不明顯就需要藥物治療。但即使進行藥物治療，仍必須維持上述的健康生活方式。

不同危險分層的高血壓治療應因人而異

高血壓的危險分層

其他危險因素和病史	1級高血壓	2級高血壓	3級高血壓
無其他危險因素	低危險	中危險	高危險
1～2個危險因素	中危險	中危險	很高危險
≧3個危險因素	高危險	高危險	很高危險
標靶器官損害或有糖尿病併存的臨床情況	很高危險	很高危險	很高危險

心血管疾病的「九大危險因素」

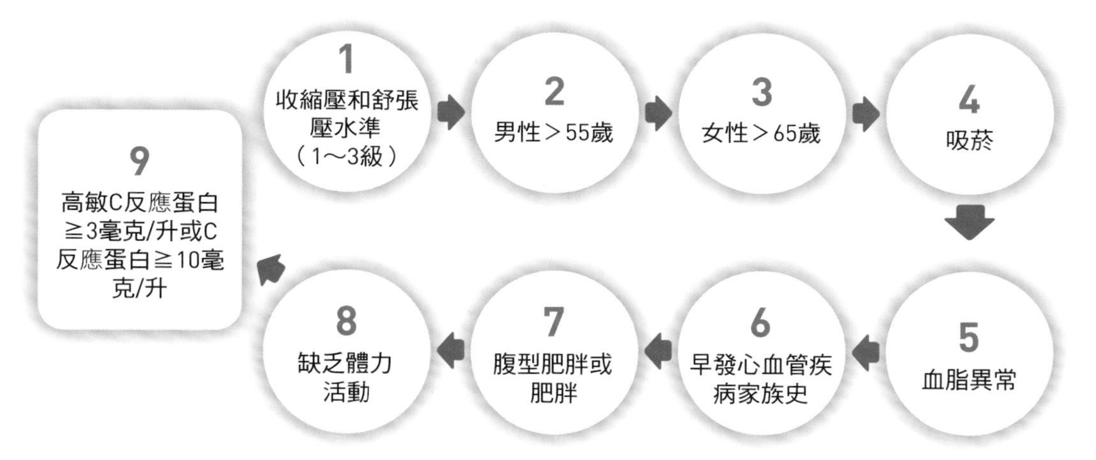

註：肥胖指BMI≧28；腹型肥胖指男性腰圍≧90公分，女性腰圍≧80公分。

不同危險分層的高血病患者，10年中發生心血管事件的百分率：低危險組＜15%，中危險組為15～20%，高危險組為20～30%，很高危險組≧30%。

一位高血壓患者，其血壓水準位於180／90毫米汞柱，依據分級，屬於高血壓3級；判斷其危險分層，應從高危險水準算起：無危險因素時為高危險組，伴有1～2個危險因素或≥3個危險因素，有心腦腎損害或糖尿病時屬於很高危險組。

高危險和很高危險患者：需立即開始對高血壓及併存的危險因素，和臨床情況進行藥物治療。中危險和低危險患者：醫生會先觀察患者的血壓及其他危險因素一段時間，進一步瞭解情況，然後決定是否開始藥物治療。高血壓病的發病因素複雜，治療時應因人而異。

高血壓的「家庭康復」同樣重要

急性高血壓患者住院初期，家屬和親朋好友應配合醫生的搶救和治療，嚴格限制探視，目的是確保患者有足夠的精神調養和體力休息。

當患者可以接受探視和需要陪護時，家屬應注意下列問題：不要與患者談論或讓其聽到敏感話題，情緒波動會對病情產生負面影響。患者飲食要適量，細嚼慢嚥。應先行諮詢醫務人員患者目前是否適合食用家屬帶來的食物。

高血壓患者應做到這些

出院後回到家中，高血壓患者一定要做到以下幾點：

1 嚴格按照醫囑，堅持系統治療。

2 定期到醫院複查。

3 按照醫生的建議進行體育鍛鍊或康復運動。

4 在能力範圍內幫助家務，但不能過度勞累。

5 戒菸，少喝酒。

6 安排合理飲食，營養搭配恰當。

7 保持排便通暢。

8 記錄病情變化，學會一些基本的自我護理技術，如測脈搏、量血壓等。

照顧者應該做到這些

高血壓患者的家屬在患者康復過程中，應努力做到以下幾點：

1 督促患者按時服藥、定期複診。

2 對患者多關心，若遇到患者被疾病（包括病痛和疾病知識）困擾和情緒反常時，可以代替患者向醫生諮詢，幫助患者消除對疾病的恐懼。

3 監督患者出院後的合理飲食和危險因素控制，比如堅決支持和耐心幫助患者戒菸。人的生活習慣是很難改變的，家人是改進不良生活習慣的有效助力。

4 盡量安排空餘時間與患者共同度過，譬如一起鍛鍊。

5 留心觀察患者，及時發現不良事件，及時就醫。

如何適度運動降血壓

運動前檢查血壓、血糖、心跳率

高血壓患者在運動之前，首先要進行身體檢查，包括血壓、心跳率、血糖、心電圖等，並諮詢醫生，判斷是否適合運動或是否適合做某些運動。

5～10分鐘的準備活動不可少

高血壓患者在運動前5～10分鐘，可以動動脖子、彎彎腰、活動活動關節，或先慢跑2分鐘，再做些柔韌性鍛鍊，使全身做好適應運動的準備，並使得心跳率慢慢適應接下來的活動。準備活動以5～10分鐘為宜。

運動後慢慢停下來，避免頭暈

高血壓患者運動後不要立刻停下來，要循序漸進地恢復到休息狀態。因為突然停止會導致血液回流受阻，容易造成大腦缺血，繼而出現頭暈，甚至失去知覺等。為了避免這些情況發生，運動後可以繼續慢跑，或快走3～5分鐘，同時做些簡單的上肢活動，讓心跳率慢慢地恢復到正常水準。

運動後，如感到無力、噁心，下次運動時需要適當調節，可以稍微減少運動時間長度，或換其他運動。

需要注意的三個運動細節

1　運動時不可空腹或過飽。

2　可以帶些糖果，以免運動過程中出現低血糖的情況。

3　在運動過程中若要與人交談，不可過度興奮，以免血壓突然升高。

血壓突然升高時的緊急降壓小動作

按摩腹部

雙手重疊，以肚臍為圓心，用接觸腹部的手按順時針方向慢慢按摩腹部，每分鐘30圈左右，至腹部感覺有熱感為宜。

肚臍上下有神闕、關元、氣海、丹田、中脘等穴位，經常輕輕按摩，會具有降壓和輔助治療腦中風的效果。

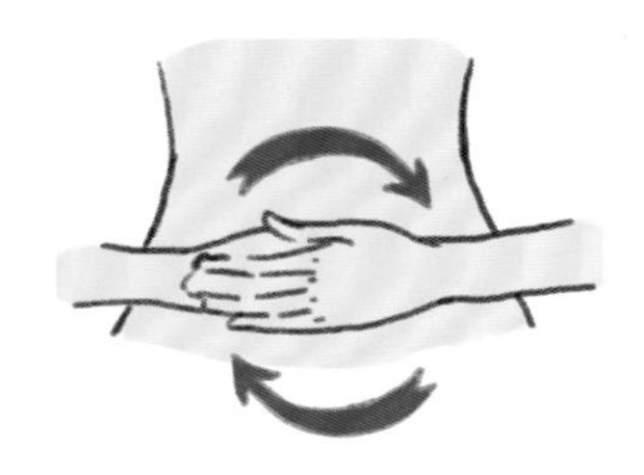

捏大腳趾

用手的指甲掐住在大腳趾與趾掌關節橫紋的正中央，維持2分鐘。

此方法可以在血壓突然增高時進行，因為大腳趾是血壓反射區所在位置，可以幫助降壓。

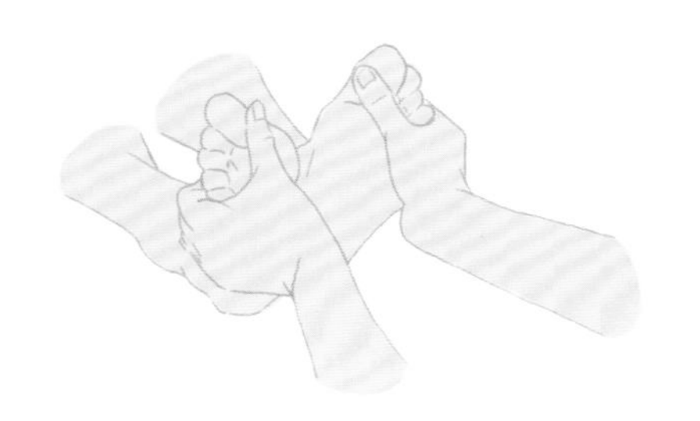

擦頸部

將雙手互相擦熱，擦臉數次，自額前兩側太陽穴向後至枕部（後腦杓），然後沿頸部向下分按兩肩，再轉至額前，向下按摩至胸部。重複20次左右，每日早晚各一次。

經常擦頸可促進氣血運行，有效降低血壓。

深呼吸

此方法適合到醫院就診時出現的血壓波動、升高，即所謂的「白袍高血壓」。取坐位，閉上眼睛，頭部和肩部及四肢不要緊張，身體放鬆，緩緩地做深呼吸。呼氣時，心裡默念「噓」，注意力集中，讓心情盡量放鬆，慢慢地重複10～20次（一呼一吸為一次），血壓往往會下降。呼吸完以後，再閉目靜坐幾分鐘。

02 冠心病是健康殺手，但可防可控

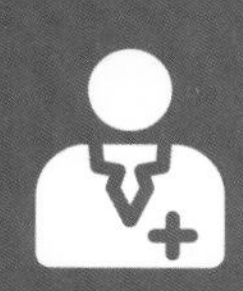

冠心病是由冠狀動脈狹窄或閉塞引起

為什麼會發生冠心病

由於心臟不停地跳動，這就需要源源不斷地供應大量熱量，而其所需要的熱量和氧氣都來自於冠狀動脈。想像一下，如果冠狀動脈發生狹窄或閉塞，心肌得不到充足的血液和氧氣供應，必然會發生損傷，甚至壞死，引起冠心病。

胸口痛就是心臟病嗎？

胸口痛，一般從醫學的角度或從大眾的角度來理解，都認為是心臟病。當然，心臟病胸口痛有一個特點，就是一過性。

胸口痛通常是由運動誘發的，一停下來就好的，叫一過性。代表血管堵塞得很嚴重了，只剩一條縫，是很嚴重的狹窄。血流平時夠用，但運動需要血流加快的時候，它就不夠用了。

一過性的胸口痛是心肌梗塞的先兆。如果出現這種典型的心絞痛、心肌缺血，代表很快就要發生心肌梗塞了。

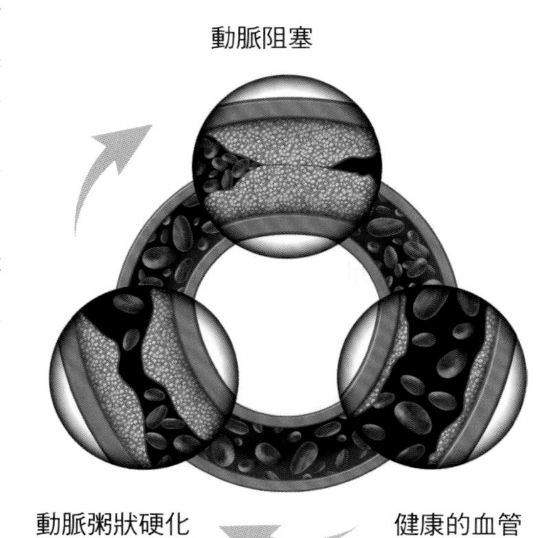

冠心病的常見類型和症狀

冠心病的五種常見類型

心絞痛：心絞痛是冠心病的主要類型，分為穩定型心絞痛和不穩定型心絞痛，表現為發作性胸骨後疼痛，為一時心肌供血不足引起。

心肌梗塞：心肌梗塞是在冠狀動脈病變的基礎上，發生冠狀動脈血供應急劇減少或中斷，使心肌嚴重而持久地缺血導致心肌壞死。

無症狀性心肌缺血：雖無臨床症狀，但客觀檢查有心肌缺血表現的冠心病，亦稱隱匿型冠心病。患者有冠狀動脈粥狀硬化，但病變較輕或有較好的側支循環，或患者痛閾較高因而無疼痛症狀。其心肌缺血的心電圖表現可見於靜息時，也可見於增加心臟負荷時，或僅在24小時的動態觀察中間斷出現。

缺血性心肌病：缺血性心肌病型冠心病的病理基礎是心肌纖維化，由心肌的血供應長期不足，心肌組織發生營養障礙和萎縮或大面積心肌梗塞後，纖維組織增生所致。其臨床特點是心臟逐漸擴大，發生心律失常和心臟衰竭。

猝死：由於在動脈粥狀硬化的基礎上，發生冠狀動脈痙攣或血栓堵塞，導致心肌急性缺血，造成局部電生理紊亂，引起短暫的嚴重心律失常（特別是心室顫動）所致。

冠心病的四種常見症狀

冠心病的常見症狀都是由不同程度的心肌缺血造成的。極輕的心肌缺血，可能沒有症狀，只有在儀器檢查時才能發現。當心肌缺血比較嚴重時，就會出現如下症狀。

心絞痛：心絞痛的特點是突然發作，疼痛點位於胸前或胸骨後，猶如重物壓迫或緊束的感覺。

心跳緩慢：有些人心臟每分鐘跳50～60次，甚至有的人只有30～40次。心跳緩慢，嚴重影響心臟向身體供血，這樣就會使人感到頭暈、氣短、心悸，有時還會突然昏倒。

心律失常：心律失常包括心動過速、期前收縮、心房顫動等。

心肌梗塞：心肌梗塞的主要表現是心前區部位突然發生持續性的劇烈疼痛，嚴重時有瀕死感，疼痛可持續數小時或數天。

診斷冠心病需要做哪些檢查

心電圖

此種檢查方法簡便、設備簡單、價格低廉、結果可靠，患者檢查時無任何痛苦。這是診斷冠心病最常用，也是最簡單的檢查方法。

動態心電圖

這是一種檢查者可以隨身攜帶連續記錄24～72小時的動態心電圖儀。主要目的是記錄心絞痛發作時的心電圖異常改變，發現無症狀性心肌缺血，對冠心病的診斷價值較高，準確率為50～60%。這種動態和長時間的連續監測記錄，對一次性心絞痛、心律失常和原因不明的暈厥、心悸都能提供有價值的診斷。

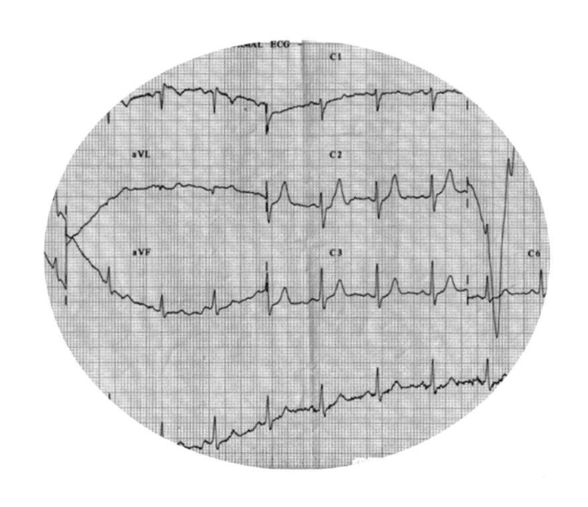

心臟CT

冠狀動脈鈣化是冠狀動脈粥狀硬化的標誌，超高速CT不僅可以較清楚地顯示冠狀動脈鈣化程度，而且還能評估心臟的運動功能及心肌、冠狀動脈的血流灌注，對冠心病的診斷意義更大。另外，心臟螺旋CT也能夠發現冠狀動脈硬化，同樣有助於診斷冠心病。

左心功能測定

可採用超音波、平衡態放射核種血管造影術等檢查。

冠狀動脈造影

可以清楚地診斷冠狀動脈的各主要分支狹窄性病變的部位，並估計其程度，是診斷冠心病的精確標準。但這是一種創傷性檢查。

一般來說，心電圖不能評估心臟功能，要結合病史、症狀和其他檢查方法全面綜合判斷。

急性心肌梗塞：和時間賽跑的急症

患者要牢記「有胸痛上醫院」！因為心肌梗塞常常發生在後半夜至淩晨，患者不願叫醒親屬而等到天亮，往往錯失救治良機。或者身體健康的人突發胸痛時，會以為是胃痛，想說忍一忍就過了，但往往隨之喪命。一定要盡快呼叫緊急救難（119），去有相關搶救配備的大醫院。

把握搶救的黃金1小時

冠心病最常見的表現是胸痛，半數以上急性心肌梗塞無前兆，以突發的胸悶、胸痛為表現。面對急性心肌梗塞，我們要求在最短時間內盡快開通導致心肌梗塞的「罪犯」血管，溶栓要求在到達醫院後半小時內進行，經皮冠狀動脈介入（PCI）要求在到達醫院後60～90分鐘內進行。如能在起病1小時內完成溶栓和PCI，治療後即使用最先進的檢查技術，也查不到心肌梗塞的痕跡。搶救所用藥物（溶栓藥）或器械（如支架）的成本是固定的，治療越早，挽救的心肌和生命越多。

第一時間呼叫救護車

胸痛患者呼叫緊急救難（撥打119）會獲得明顯助益，不要自行轉運（包括乘坐計程車、由家人或朋友開車，更不能自己開車前往醫院）。

救護車上就能給予的治療措施

急性心肌梗塞患者的死亡，約2／3發生於發病第1～2小時內，經常死於到醫院之前。救護車上配備有必要的搶救器材和藥物，是確保患者安全到達醫院的最好工具。

救護車轉運急性心肌梗塞患者時常用的治療包括下面五個方面。

1 給氧氣。無論有無併發症，急性心肌梗塞患者都有不同程度的缺氧。轉運途中一般可用鼻導管吸氧，速度2～4升／分鐘。

2 止痛。劇烈疼痛常使患者煩躁不安，容易擴大梗塞面積，誘發心律失常及心臟衰竭。

3 可舌下含服硝酸甘油，靜脈輸滴硝酸甘油則更好。硝酸甘油可擴張冠狀動脈，增加側支血流到缺血心肌，有利於緩解缺血性疼痛。

4 進行心電監測和準備除顫器。

5 嚼服300毫克阿斯匹靈以抗血小板凝聚。

減少院內診斷和治療的時間

使用急救醫療服務系統轉運，可引起急診室醫生的重視，或透過預先已有的心電圖，減少院內診斷時間，縮短再灌注治療時間。

如何選擇溶栓與PCI

急性心肌梗塞後心肌壞死的數量，是決定患者預後最重要的因素，限制心肌壞死範圍最有效的方法，有助於早期恢復冠狀動脈血流。急性心肌梗塞中，90%是血栓形成後，堵塞冠狀動脈的結果。因此，使用藥物溶解血栓，暢通冠狀動脈，簡便可行，能明顯縮小心肌壞死範圍，降低死亡率。

溶栓治療適用於發病早期（一般3小時內），或不適合立刻進行冠狀動脈介入治療的患者。盲目等待PCI，甚至不惜長距離的轉運，反而延誤了挽救心肌的最佳時間。

就地溶栓，還是轉診做PCI

合理的策略應該是對於早期就診，尤其是3小時內、年齡較輕、心肌梗塞面積較大（例如廣泛前壁心肌梗塞）的患者，如果沒有溶栓的禁忌症，應就近在醫院盡快溶栓，再擇期進行PCI；對於就診較晚、年齡較大、心肌梗塞面積小（如下壁心肌梗塞）的患者，可選擇轉診PCI；假若有急診PCI條件的醫院，但沒有配備24小時在醫院待命的PCI團隊，也難確保D-to-B要求，此時仍可選擇「先溶栓再PCI」的策略。

需要注意的是，近期有腦血管病、出血性疾病和血壓高的患者，不宜採用溶栓治療。

做過溶栓還需要做PCI嗎？

原則上，溶栓治療開通血管的成功率，最多只有70%。只要判斷溶栓失敗，應立即冠狀動脈造影並開通阻塞血管，最能挽救心肌。對於溶栓成功的患者，可在24小時內造影，常規進行血管造影的評價，並據此進行恰當的血運重建治療，但不宜過早（患者可在溶栓後轉診，並在轉診的第二天進行血管造影）。

溶栓越早，心肌壞死範圍越小

常用的溶栓藥物有尿激酶、rt-PA等，發病6小時內溶栓，尿激酶再通率為50～60%，rt-PA為60～70%。溶栓越早，再通率越高，心肌壞死範圍也越小。發病超過6小時，溶栓的再通率很低。rt-PA雖然再通率高，但價格昂貴。

冠心病急救措施

學會兩種急救方法

讓患者保持呼吸道通暢的方法

當冠心病急性發作時，有些患者可能發生噁心、嘔吐，甚至喪失意識，呼吸道會有大量堵塞物，如痰、唾液、嘔吐物等，這些堵塞物會阻礙患者呼吸，可能對其生命造成威脅。此時應讓患者側躺，並注意清理呼吸道。

1　救護者一手放在患者頭後部和頸部，另一手放在患者腋下，使其側臥。

2　將患者下面的手臂朝頭部方向伸直，使頭枕在這只手臂上。

3　解開患者的衣領、褲袋、胸罩等。

4　用手帕或手指清除患者口鼻中的堵塞物。

5　將耳朵靠近患者的口鼻，確認呼吸通暢。

在等待救護車和送患者去醫院的過程中，保持患者側躺姿勢，不能夠仰躺，以免再次嘔吐造成口鼻堵塞。若側躺時發生嘔吐，請重複上述最後兩個步驟。

心肺復甦術

急性心肌梗塞患者或冠心病猝死者發生心跳呼吸驟停時，需進行心肺復甦術，這樣有可能為除顫爭取時間，挽救生命。心肺復甦術應該在心跳、呼吸驟停後馬上進行，最遲不要超過4分鐘。

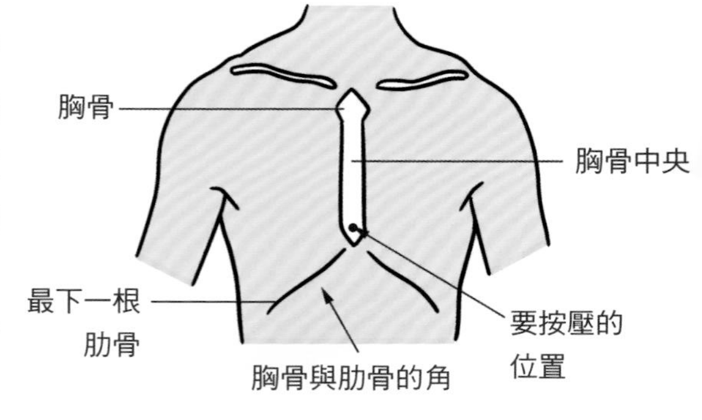

胸外心臟按壓的位置

1　使患者仰臥在堅硬的平面上。將患者的下巴稍向上抬，迅速檢查患者口腔、鼻腔是否通暢，如不通暢則迅速清理。

2　救護者跪在患者胸部旁邊，找到兩乳頭連線的中央，即大約在胸骨的下1／3處，就是按壓位置。

3　將兩手疊放在需要按壓的位置上。一隻手的掌根部放在要按壓的位置上，再將另一隻手重疊放這只手上。

4 抬起兩手手指，用手掌根部按壓。

5 施救者雙肩處於患者胸骨正上方，肘部不要彎曲，雙手放在按壓部位不要離開，用自己的體重加力按壓。使患者的胸部因按壓而向下凹陷3.5～5公分。注意要避免因用力過大而造成肋骨骨折。按壓後即放鬆，但注意掌根不要離開患者胸部。

6 如此反復為1次，1分鐘做100次。注意，按壓時間的長短和放鬆時間相同。

7 人工呼吸，將手掌放於患者額頭，輕輕傾斜患者頭部。用另一隻手輕輕抬起患者下巴，打開氣管。一隻手捏住患者鼻孔。完全覆蓋患者的嘴。向患者嘴中吹氣1秒。觀察胸部，判斷氣流是否吹入。如果是，繼續第二輪。以心臟按壓：人工呼吸＝30：2的比例進行，操作5個週期（心臟按壓開始送氣結束）。

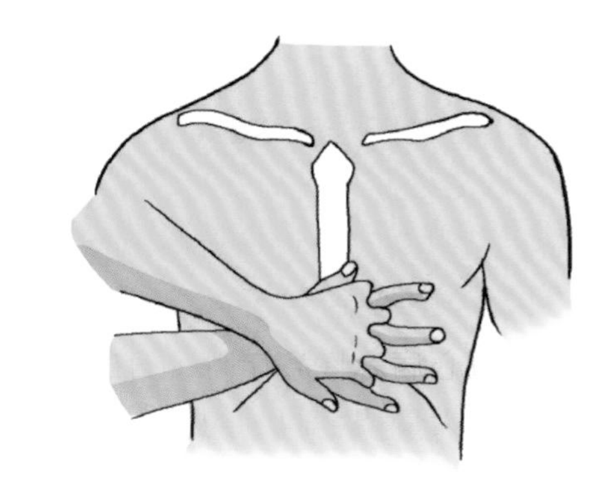

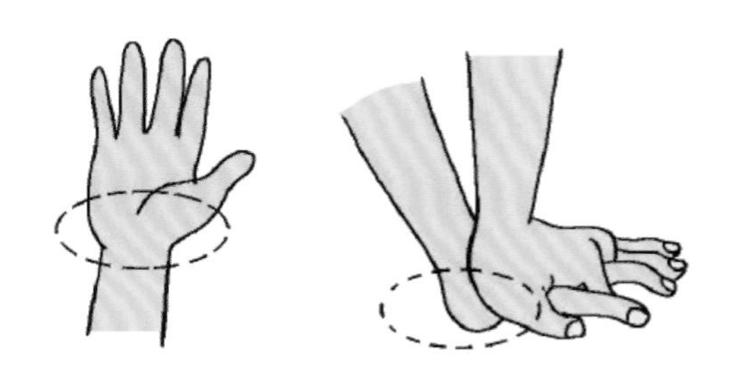

雙手交疊，手掌根放在胸外心臟按壓的位置上。

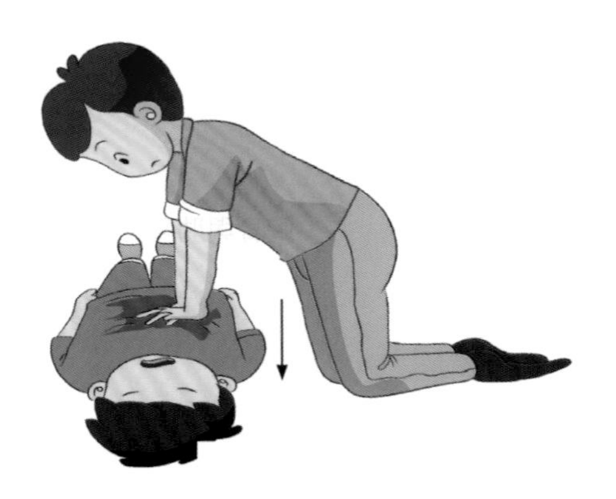

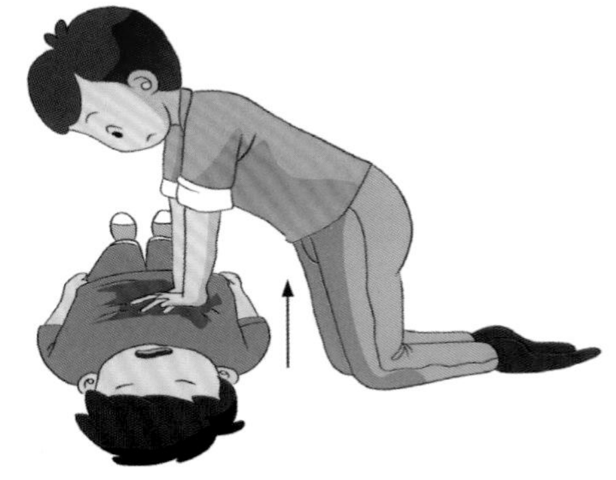

牢記緊急情況下的救助過程

當家裡有人冠心病急性發作時，家屬要牢記兩方面的內容：一是根據現場情況自行救治處理，如服藥、保持呼吸道暢通、心肺復甦術等，這種救治通常要持續到救護人員到來；二是呼叫急救系統求助。如果周圍還有別人，那就請他撥打急救電話。如果僅有你自己在場，在緊急施救的同時撥打急救電話「119」。

呼救電話要說明哪些情況

1 患者的性別、年齡。

2 患者目前最危急的情況，如心跳停止、昏倒、呼吸困難等。

3 自己的姓名與電話號碼。

4 患者所在的準確地點、門牌號碼，盡可能指出附近街道的交會處，或大家都熟悉的顯著標誌。

5 已做過哪些處理。

6 詢問一下救護人員到來之前還應該做什麼。

如果不知道該說什麼也不要緊張，接聽電話者會逐步詢問。切記不要先掛斷電話。要等急救部門接聽電話者先掛斷電話後再掛電話，以免對方還有需要瞭解的相關資訊。

救護人員到來之後

簡短清楚地回答或理解以下內容：

1 講明救護人員到來之前，患者情況的變化。

2 講明患者以前得過什麼疾病。

3 患者將被送往哪個醫院。

4 瞭解需要攜帶的物品，並迅速為其準備。

心絞痛的急救

心絞痛的典型症狀

典型的心絞痛大多發生在胸骨後上段或中段位置，可波及心前區，範圍有手掌或拳頭大小，疼痛可放射至左臂、肩、頸、下巴及手指等部位。患者出現陣發性的前胸壓迫感、沉重感、窒息感、緊縮感，伴有窒息或瀕死的恐懼感。勞累過度、情緒激動、飽餐、寒冷、吸菸、心搏過速等可誘發心絞痛。

發生心絞痛的其他徵兆

1　胸部以外部位疼痛，比如牙痛，但經口腔科醫生檢查又沒有牙病，吃止痛藥無效；或感到咽喉發緊、有燒灼感；少數心絞痛表現為左肩、左臂疼痛，有時甚至表現為腿疼、腰疼；還有的表現為胃部鈍痛、隱隱作痛。

2　呼吸困難，經常喘不過氣來，需長長地吸氣，這時也應懷疑是否為心絞痛發作。

發生心絞痛怎麼辦

1　患者應立即停止正在進行的活動，原地休息。保持鎮靜，以免因情緒緊張而造成需氧量增加，心絞痛病情加重。

2　盡快舌下含服硝酸甘油片，一般2～5分鐘內即可緩解。若未能緩解，隔5分鐘再含服一次，仍未緩解則須立刻撥打119。也可使用治療心絞痛急性發作的其他類型藥物，如硝酸異山梨醇酯氣霧劑。

3　可用手輕輕按摩患者前胸部，或用熱水袋熱敷患者前胸。患者做幾次深呼吸，有助於改變身體的缺氧狀態。

如在室內則須開窗通風，同時解開患者衣物及領帶等；若家中有氧氣可立即給患者吸氧。

緩解心絞痛之後

疼痛很快得到緩解後，若以往尚未經醫生診斷，或從未發過心絞痛，或這次發作的感覺與以往發作明顯不同，都應立即去醫院諮詢醫生；醫生已經診斷為冠心病的患者，應找出引發本次心絞痛的誘因，如勞累、激動、發怒等，之後在生活中要注意避免。

心肌梗塞的急救

冠心病病情加重的信號

1 心絞痛發作越來越頻繁。

2 心絞痛發作時間超過15分鐘。

3 心絞痛部位改變，如放射性疼痛、牙痛、胃痛、頭痛、疼痛放射至左肩和左背。

4 噁心、嘔吐，無力，想解大小便但失禁。

5 出虛汗，脈搏不齊（心律失常）。

6 心裡難受發空。

7 面色蒼白，說話無力。

8 憋氣，煩躁不安。

如果患者有上述2項以上的症狀，應立即呼叫「119」急救，並就近就醫。

發生心肌梗塞怎麼辦

發生後1小時內是救治黃金期，立刻撥打119並採取以下措施：

1 患者立即停止一切活動，原地坐下或躺下安靜地休息，也可原地蹲下。不要緊張，精神要放鬆。即使患者倒在地上也不要將其搬到床上。

2 患者舌下含服硝酸甘油片，若無效，3～5分鐘後再次使用。同時將300毫克阿斯匹靈嚼碎服下。對精神緊張、恐懼或焦慮不安的患者，可給其口服1片Valium。

3 如在室內則須開窗通風，同時解開患者衣物及領帶等；若家中有氧氣可立即給患者吸氧。

冠心病猝死的急救

冠心病患者如發生突然撲倒，家人或周圍的人要趕緊檢查其心跳和呼吸情況，在撥打急救電話的同時，立即進行心肺復甦搶救。搶救中要保持鎮靜，千萬不要搖晃患者。持續心肺復甦，無論如何都不要放棄搶救，直到專業救護人員到來。

冠心病患者也要適量活動，有助於恢復心臟功能

運動訓練可以改善患者的血液循環，防止血栓形成和發生栓塞，促進心臟功能恢復。運動訓練更是康復過程的關鍵，可以提高患者自信，有效改善抑鬱、焦慮情緒，促進患者獨立。

醫生應遵循專業、安全、有效的原則，按照運動參加者的實際情況和愛好，制訂合理的運動項目（形式）、強度、時間、頻率和過程中的注意事項；循序漸進，動靜結合，分步驟、分階段逐步進行。運動時要監測身體狀況，必要時需就醫並接受醫生指導。其中快走是最簡單，運用也最廣泛的運動類型。

每次運動20～40分鐘，每週至少3次

若患者可以耐受，建議以規定的強度持續運動；有明顯間歇跛行、心功能儲備低或體質衰弱的患者需要間斷的運動方案，即出現症狀（如跛行、疲勞或呼吸困難）時終止運動，症狀消失後再開始運動直至再次出現症狀。以此類推，直到各段運動時間總和達到規定的運動時間。

建議康復治療開始時運動頻率為每週至少3次，至少持續3～6個月；若在此期間患者無外傷性併發症，且對增加頻率有興趣，可將運動頻率增加至每週4～5次。

運動過程注意事項

1 運動中出現胸悶、胸痛、面色蒼白、口唇青紫、明顯呼吸困難、頭暈、噁心、嘔吐、動作失調、心律失常或誘發心絞痛，及時就醫查明原因。

2 運動時心跳率超過130次／分鐘或心率波動範圍超過30次／分鐘，及時就醫並查明原因。

3 運動時血壓＞200／110毫米汞柱，收縮壓升高＞30毫米汞柱或下降＞10毫米汞柱，及時就醫並查明原因。

4 運動時心電圖監測ST段下移≥0.1毫伏或上升≥0.2毫伏，及時就醫並查明原因。

5 運動後出現疲勞感持續不退，有失眠、食慾減退、下肢水腫、持續心跳率加快等症狀出現，及時就醫並查明原因。

03

血脂異常，多餘的膽固醇才是大惡人

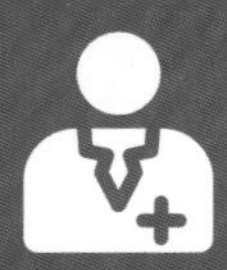

血脂異常怎麼查

血脂異常本身沒有特別明顯的症狀，不做血脂化驗很難發現，很多人在檢查時發現血脂異常，往往感覺「突如其來」。就血脂監測來說，建議檢查時就查這四項：總膽固醇（TC）、三酸甘油脂（TG）、低密度脂蛋白膽固醇（LDL-C，壞膽固醇）和高密度脂蛋白膽固醇（HDL-C，好膽固醇）。

血脂的檢測方法

總膽固醇（TC）

正常參考值

110～200毫克／分升

疾病徵兆

增高：動脈粥狀硬化、腎病綜合症、膽管阻塞、糖尿病、甲狀腺功能減退等。
降低：惡性貧血、甲狀腺功能亢進、營養不良、嚴重肝臟疾患等。

三酸甘油脂（TG）

正常參考值

＜150毫克／分升

疾病徵兆

增高：動脈粥狀硬化、肥胖、糖尿病、脂肪肝、腎病綜合症、胰臟炎、原發性血脂異常、口服避孕藥、妊娠等。
降低：重症肝損害、甲狀腺功能亢進、垂體機能減退、吸收不良等。

壞膽固醇（LDL-C）	好膽固醇（HDL-C）
正常參考值 ＜120毫克／分升 **疾病徵兆** 增高：心腦血管疾病、甲狀腺功能減低、腎病、糖尿病等。 降低：生活中飲食不正常、肝病等。	**正常參考值** ＞40毫克／分升 **疾病徵兆** 增高：降低發生動脈硬化的危險。 降低：腦血管病、冠心病、高三酸甘油脂血症、吸菸、糖尿病等。

化驗血脂前的注意事項

1　空腹12小時以上。要求在抽血前一天晚上8點鐘開始禁食（包括零食），可少量飲水。於次日早上8～10點抽血，次日早僅可少量飲水，也就是應空腹12～14小時後，晨間抽血。

2　抽血前應有2週時間保持平時的飲食習慣，以免改變飲食影響血脂。抽血前一天不要吃高脂餐、不飲酒、不做劇烈運動。近3個月無急性病、外傷、手術等意外情況。心肌梗塞發生後，應在24小時內抽血檢查，才能代表事件發生前的基線水準。

3　抽血前最好停止服用影響血脂的藥物（如血脂調節藥、避孕藥、某些降壓藥、激素等）2～4週，否則應記錄用藥情況。如果是在服用降脂藥物治療的過程中檢驗藥物效果，不需要停藥。

4　至少要有兩次化驗結果證實血脂異常，診斷方可確立，兩次檢查間隔時間不宜超過3週。

5　心肌梗塞或冠狀動脈繞道手術後數週，膽固醇水準較低，不能代表平時的血脂水準。

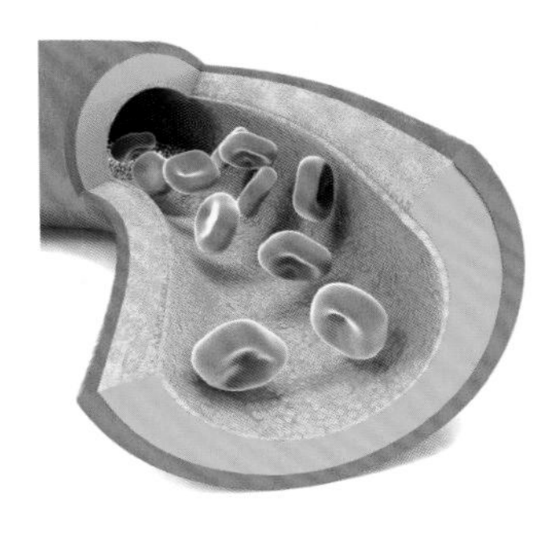

血脂監測正常就不用降血脂嗎？

化驗單上的「正常值」（參考範圍）只適用健康族群，不適用於已經患有冠心病、中風或糖尿病的患者；因其未來十年發生心血管事件（心肌梗塞、中風和心血管死亡）的危險最大，所以膽固醇水準需要降得低於「正常參考值」很多。

膽固醇水準合適與否，不是依據族群平均水準或化驗單參考值，而是依據患者整體危險性高低（具體數值參見173頁）。例如冠心病、糖尿病患者要低於100毫克／分升，高血壓、肥胖患者低於130毫克／分升，如果是年輕人、健康的人，則要低於160毫克／分升。

醫生的關鍵叮嚀

「瘦」不是血脂正常的精確標準

體型正常或偏瘦的人，也常見血脂升高。引起血脂升高的原因很多，包括遺傳、代謝和多種環境因素，體重只是原因之一。如家族性高膽固醇血症是一種常染色體顯性遺傳性疾病，體內存在低密度脂蛋白清除障礙，總膽固醇和壞膽固醇也因此顯著升高。瘦的人血脂不但可以升高，而且還可能明顯升高。因此，無論誰也不能對血脂異常掉以輕心。

代號	項目	結果	參考值
ALT	谷丙轉氨酶	35	0—40U／L
AST	谷草轉氨酶	21	0—40U／L
TP	總蛋白	73.3	60—80g／L
ALB	白蛋白	41.8	35—55g／L
GLO	球蛋白	31.5	20—45g／L
A／G	白／球蛋白	1.3	1.2—2.3%
TBIL	總膽紅素	10.0	5—21μmol／L
DBIL	直接膽紅素	2.7	0—7μmol／L
IBIL	間接膽紅素	7.3	0—17μmol／L
ALP	鹼性磷酸酶	66	40—150U／L
GGT	麩胺醯轉移酶	79↑	0—50U／L
CHOL	總膽固醇	300	＜200Mg／dl
TG	三酸甘油脂	500	＜150Mg／dl
HDL-C	高密度脂蛋白膽固醇	75	40~59Mg／dl
LDL-C	低密度脂蛋白膽固醇	130	70~100Mg／dl

據瞭解，這位患者40歲，沒有冠心病、中風和糖尿病。根據血脂的檢查結果顯示，他的總膽固醇、三酸甘油脂、好膽固醇、壞膽固醇均高出正常範圍，總膽固醇高於200毫克／分升，需要開始藥物治療降脂了。

血脂異常門診常見疑問

總膽固醇低，不能確保杜絕冠心病

問題

一位61歲的患者在診所隨訪了5年，他的總膽固醇水準為110毫克／分升，遠低於正常參考最高值200毫克／分升。但他卻患了心肌梗塞、冠狀動脈，全身其他動脈也發生了硬化。為什麼這位患者總膽固醇不高，還是發生了冠心病呢？

答案

他的高密度脂蛋白膽固醇（好膽固醇）水準很低，僅為30毫克／分升。

即便有高量好膽固醇，也不能絕對避免心臟病

問題

一位從事跑步15年的51歲資深運動員，到診所檢查身體，他的身體看上去很健康，而且好膽固醇水準為80毫克／分升，遠高於正常參考最高值60毫克／分升。但他的心電圖有改變，進一步檢查發現他已經罹患嚴重的冠心病，藉由冠狀動脈繞道手術才挽救了生命。為什麼他的好膽固醇很高，又長期參加運動，還會發生冠心病呢？

答案

他的總膽固醇值高達400毫克／分升。

降低血黏稠度，不需要去醫院打點滴

問題

某人罹患糖尿病已5年，血糖控制尚可，但血脂檢查一直不達標，而且醫生還説他的血液黏稠度也很高。可是血脂異常與血液黏稠度高有正相關嗎？也有報導説「血黏稠度與血脂無關」，這是對的嗎？

答案

這種説法不正確。「血黏稠度」是與血脂異常形影不離的一個概念。臨床上應用降脂藥物，既能降低血脂，也可降低血黏稠度。每天至少喝水1200毫升，是降低血黏稠度很好的方法。

04

糖尿病，別讓血糖坐雲霄飛車

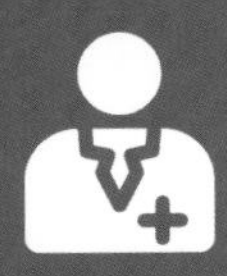

糖尿病分1型糖尿病和2型糖尿病

大家最常聽說的是1型糖尿病和2型糖尿病，前者也叫「胰島素依賴型糖尿病」，後者則是「胰島素非依賴型糖尿病」。這兩型在糖尿病族群中所占的比例最高達到90%。其他類型的糖尿病，我們統稱為「繼發性糖尿病」。

胰島素分泌量不足導致1型糖尿病，無法預防

有些糖尿病是從小就得的，患者形體消瘦，原因是分泌胰島素的細胞出了問題，體內的胰島素嚴重不足，血糖就相應升高。這種糖尿病叫1型糖尿病，是胰島素分泌量不足的問題。

因為體內的細胞需要糖才能生存，胰島素有著「餵」飽細胞的作用。因此這類患者需要打胰島素，而且現在沒辦法預防1型糖尿病。

胰島素的敏感度異常導致2型糖尿病

絕大多數糖尿病患者比較胖，是長大成人後才得的。這種糖尿病不是因為胰島素分泌得少，而是因為身體對血液中的胰島素不敏感，這類糖尿病叫2型糖尿病，是胰島素的需求出現問題。

人吃得越多，身體分泌的胰島素就越多，這樣才能把吃進體內的糖和其他營養儲存起來。長此以往，由於細胞長時間處於胰島素水準很高的環境中，慢慢就變得對胰島素不敏感了。就和人如果天天吃藥，吃多就沒效果了。對胰島素不敏感的細胞，需要更多胰島素才能發揮同樣作用。最終，身體分泌的胰島素不足以應付吃進去的糖，血糖就開始升高了。

心臟病好發於糖尿病患者

1型糖尿病和2型糖尿病的共同特點是血糖值高，時間一長，身體就受不了了。血糖高會損害小血管，引起小面積出血。心臟病就好發於體質弱的糖尿病患者了。

1型糖尿病和2型糖尿病患者都需要降糖治療。1型糖尿病患者需要補充胰島素。2型糖尿病患者可以先吃藥看看，當用藥也無法降低血糖時，也得考慮使用胰島素。很多2型糖尿病是透過服藥，並改變生活方式來控制好血糖。

醫生的關鍵叮嚀

記住標準值

空腹血糖代表體內基礎血糖代謝情況，餐後血糖代表胰島素的利用能力。兩者高低成正相關。糖化血紅蛋白代表近2～3個月的平均血糖水準，它和血壓一樣隨時波動，所以如果偶測血糖高於正常值，而糖化血紅蛋白在正常範圍，代表血糖大部分時間控制得都很好。

監測空腹血糖和糖化血紅蛋白很重要，兩者上限值分別為110毫克／分升和6%（60歲以上的老年人可以適當放寬對糖化血紅蛋白的要求）。因此要記住，早期診斷和早期治療糖尿病，使空腹血糖和糖化血紅蛋白分別小於110毫克／分升和6.5%，非常重要。

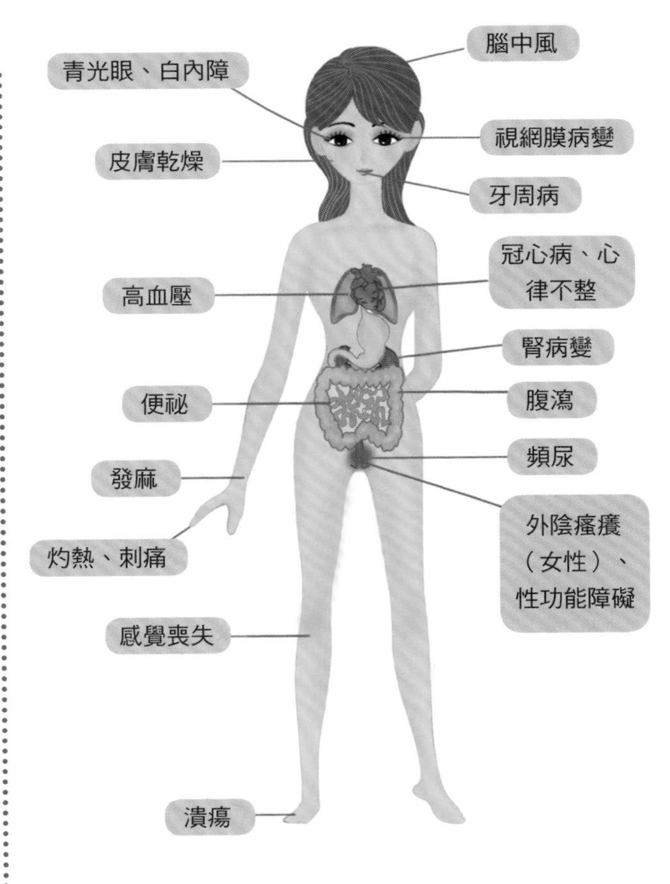

糖尿病對身體的危害

如何正確自測血糖

正確測量方法

首先注意血糖儀的各種提示信號，並確保操作前有充足的電量。然後調整好血糖儀代碼，使之與試紙代碼相同。每次自測時，都要察看試紙表面有無受潮或受其他汙染，切忌用手觸摸試紙條表面。

採血前先用溫水或中性肥皂洗淨雙手，反復揉搓準備採血的手指，直至血量豐富。然後用75%的酒精消毒指腹，待酒精揮發完後再扎手指。

將一滴飽滿的血吸入試紙的吸血槽中，將試紙插入血糖儀中等待結果即可。需要注意的是，將血吸到試紙上後不要再追加吸血，否則測試結果不準。

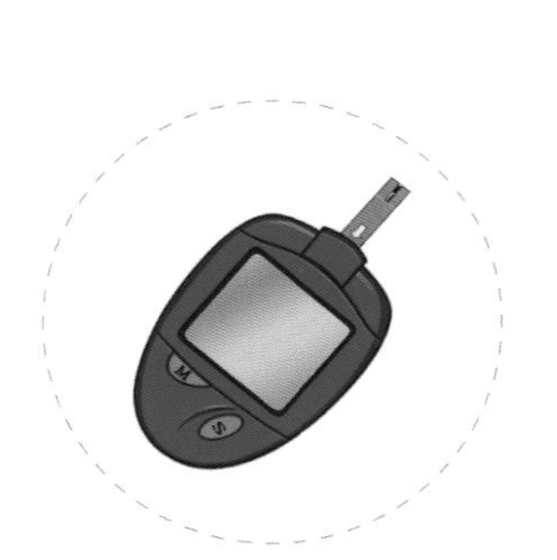

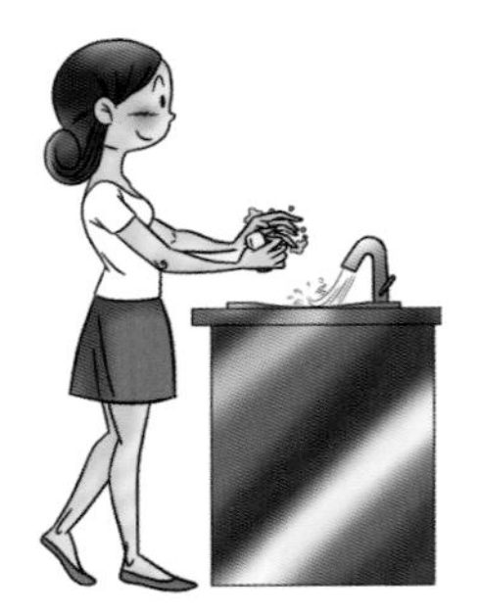

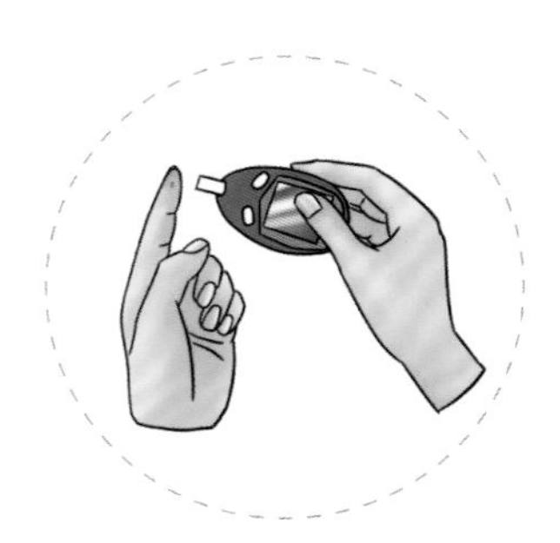

採血注意事項

採血部位要交替輪換，因長期刺扎一個地方，易形成疤痕。

扎針時需要注意千萬不要擠壓採血的手指，因為太用力擠壓手指會稀釋血液，影響檢測結果。

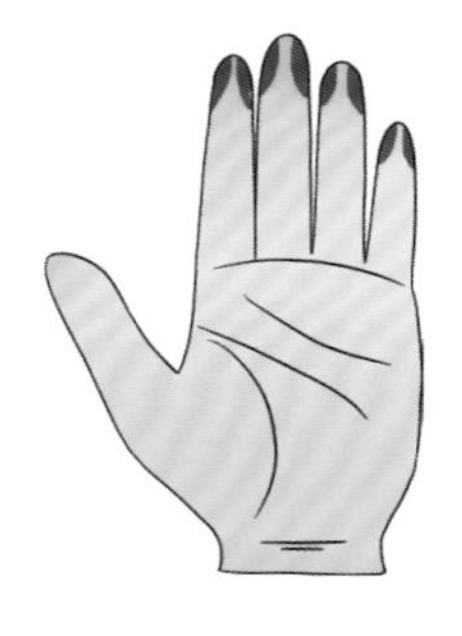

在手指側邊採血不僅疼痛較輕，且血量充足。

戰勝糖尿病的飲食方法

五穀雜糧勿精緻化，GI不升高

從食物血糖生成指數的概念出發，控制糧食碾磨的精細程度很關鍵。把五穀雜糧研磨成粉、粉碎成小粒、壓成泥或熬成軟爛的粥等，都是精緻化。精緻化會加快血糖上升速度，而較大顆粒的五穀雜糧需口腔咀嚼和胃部磨碎，延長消化和吸收時間，血糖反應是緩慢、溫和的形式。

糖尿病患者應選用複合碳水化合物和五穀雜糧，尤其是富含膳食纖維的全穀物（全麥粉、燕麥、糙米、玉米等）。以麵包為例，白麵包的血糖生成指數為70，但摻入75～80％大麥粒的麵包則為34，故提倡糖尿病患者用雜糧粉或帶碎穀粒製成的麵包，代替精細糧食。

吃完整食物好過細碎狀，可降GI

越「碎」的食物GI越高，比如白米煮成粥，米變碎了，GI自然就升高了。甚至還有的人把米打碎再熬粥，這樣GI就會更高，糖尿病患者絕對不適合。還有，蔬菜瓜果等切成小塊或碎末，有助於吸收，但GI也會增高。所以，糖尿病患者最好吃完整食物，餐點簡單即可。

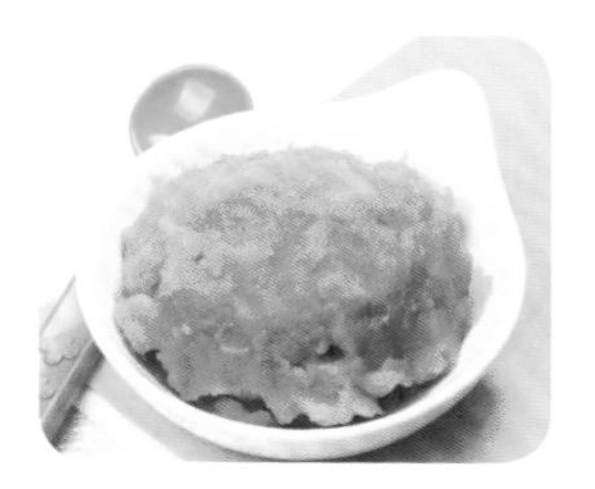

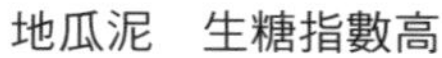

地瓜泥　生糖指數高

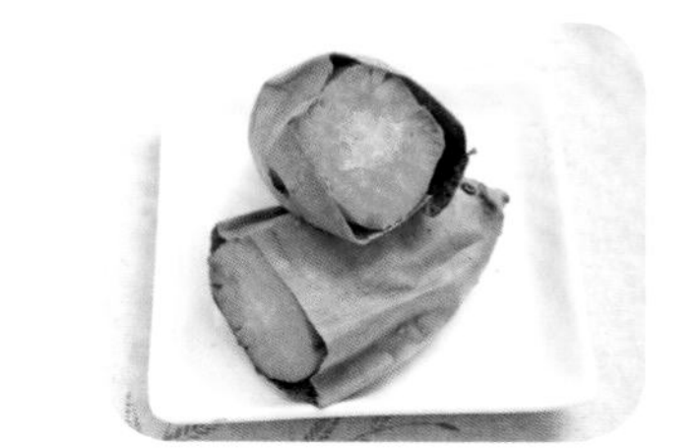

烤地瓜　生糖指數低

蔬果吃生不吃熟，GI更低

成熟的蔬果糖含量，高於沒有成熟的蔬果；因此，生食的GI相對比熟食低。蔬菜如果　燙一下就能吃，就不要長時間煮，能生吃的不熟吃。另外，糖尿病患者最好不要選那些熟透，甚至有酒精發酵味道的水果。而快火煮、少加水，降低溫度和糊化程度，也能降低血糖影響。

先吃蔬菜後吃米飯，降餐後血糖

蔬菜含有豐富的膳食纖維和維生素，可延長碳水化合物的分解時間，延遲糖分在小腸的吸收，進而延緩餐後血糖升高。因此哪種食物升高血糖速度較慢，就先吃、多吃，最後再吃米飯以延緩血糖上升；此時應該不會感覺很餓，就不會一下子吃太多主食。

湯：暖胃，緩解饑餓感
青菜：增加飽足感，不自覺減少主食攝取
飯：粗細搭配，血糖上升速度慢
肉類：放在主食後，減少攝取量
水果：餐後半小時吃水果

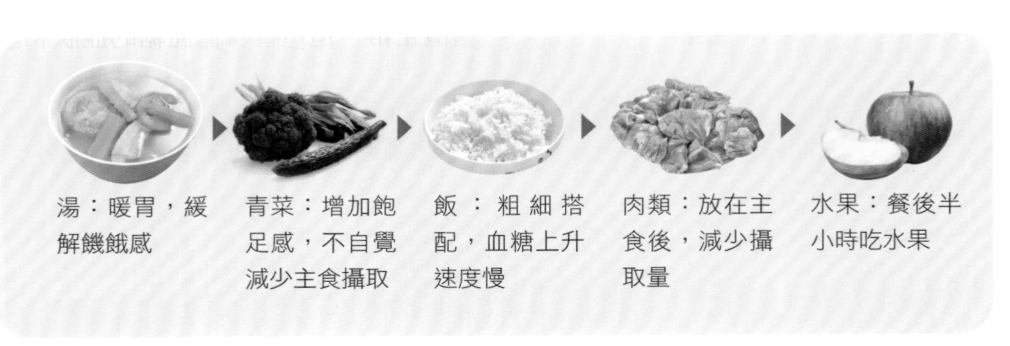

調味不用糖，選用甜味劑

糖尿病患者想吃甜品有個辦法，就是用甜味劑來代替糖。常用的甜味劑有菊糖、木糖醇、羅漢果、AK糖、元貞糖等，它們的甜度遠強於糖，熱量極少或沒有熱量。

副食中加醋，降GI

醋有助於降低血糖，有兩方面原因：一是因為醋中含有的醋酸能抑制澱粉酶的活性，減慢澱粉分解成葡萄糖的速度；二是醋酸可使食物在胃裡停留較久，延緩胃排空時間，降低血糖反應速度，增加飽腹感，使人不容易感到餓。

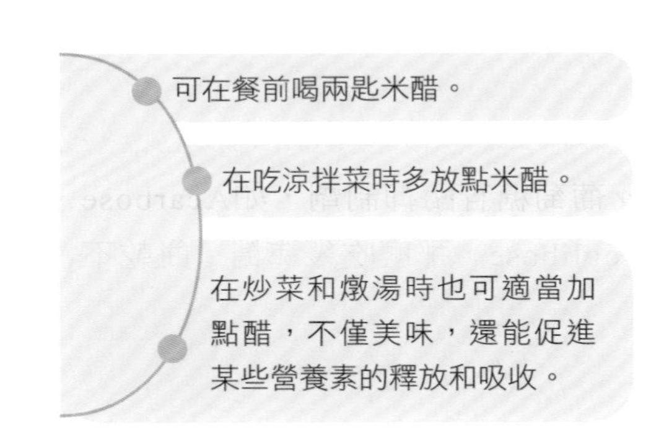

糖尿病患更要小心低血糖

低血糖的診斷標準

已確診的糖尿病患者，當血糖低於70毫克／分升，即是低血糖。或出現低血糖症狀和體徵：血糖值不低於此值，但因血糖短期內下降太快，例如由180毫克／分升快速下降至80毫克／分升，雖然血糖值正常，但也會有低血糖的症狀和體徵，屬於低血糖。

看清低血糖的「真面目」

出現下列情況應高度懷疑低血糖症：①強烈的饑餓感；②手抖；③手心或額頭出虛汗；④全身大汗淋漓；⑤雙腿軟弱無力，步態不穩；⑥心跳加快，心慌；⑦視物模糊，眼冒金星；⑧頭暈或頭痛；⑨說話含糊，精力不集中；⑩行為舉止異常。嚴重時可能出現抽搐、意識喪失，甚至發生昏迷，危及生命。

發生低血糖該怎麼辦？

第一，先吃幾塊餅乾、巧克力、糖果或其他含糖食物，看能否緩解症狀。進食後，一般低血糖症狀會在15分鐘內緩解；若未能緩解，情況許可者馬上送醫院打葡萄糖；或再食用上述食物，若仍不緩解，應及時到醫院診治。

第二，如果平時用的降血糖藥是α葡萄糖苷酶抑制劑，如Acarbose、Voglibose，那麼吃幾塊糖、餅乾不會有效果，因為α葡萄糖苷酶抑制劑的作用原理，就是阻止和延緩腸道將多糖轉化為葡萄糖，減少後者吸收入血。因此，這類患者補充一般的糖無效，必須用葡萄糖急救。家裡有葡萄糖粉的，應該迅速沖水喝下，或送到醫院靜脈推注葡萄糖。建議這類患者家裡常備葡萄糖粉，可以在藥局買到。

醫生的關鍵叮嚀

出門攜帶三樣東西

由於糖尿病患者隨時可能發生低血糖，所以平時出門時最好隨身攜帶三樣東西以備不測。第一樣是含糖食物，如糖果、餅乾、巧克力、麵包、果汁等；第二樣是水；第三樣就是病歷卡，卡上寫明本人姓名、地址、連絡人、急救中心電話及所患疾病名稱等以備急用。

05

心臟衰竭是「殺手」

預防是最好的治療方法

既然心臟衰竭是各種心臟疾病發展到終末階段表現出的一種臨床綜合症，那麼預防心臟衰竭就是做好心血管疾病（包括危險因素）的全面防控，如心肌疾病、瓣膜病和先天性心臟病的早期發現和及時治療，從源頭阻斷心力衰竭發生的誘因。而已有左心室功能不全者，不論是否伴有症狀，應用ACEI均可防止發展成嚴重心臟衰竭；當心臟病患者出現憋喘、下肢水腫時，就要懷疑發生心臟衰竭。

去除加重病情的誘因

針對已經患有心臟衰竭的患者，評價和治療心臟衰竭的基本病因，去除心室功能不全的誘因，例如感染（尤其肺部感染）、心肌缺血、有毒物質、酒精、藥品、甲狀腺疾病，特別是防止心動過速性心律失常，或盡可能將其轉為竇性心律（正常心律）。

去除加重心臟衰竭的誘發因素，也是防治心臟衰竭的重要組成部分，譬如控制感染（如使用流感和肺炎疫苗）、心律失常（特別是心房顫動合併快速心室律）、糾正貧血／電解質紊亂，注意是否併發肺梗塞等。

醫生的關鍵叮嚀

保持電解質平衡。電解質是指血液中鉀、鈉、氯等離子的濃度。心臟衰竭患者自身對於電解質的調節能力降低，而治療心臟衰竭的多種藥物，會影響血鈉和血鉀，容易導致電解質紊亂。建議心臟衰竭患者嚴格控制血鉀，縮小正常範圍，保持在4.0～5.0毫莫耳／升，即使進入3.5～3.8毫莫耳／升或5.2～5.5毫莫耳／升範圍等邊緣地帶，更要及時糾正。

心臟衰竭患者的注意事項

積極配合治療，避免加重心臟衰竭的誘發因素

1　一旦被診斷為心臟衰竭，不要灰心喪氣。積極地面對生活，樹立戰勝疾病的信心，相信醫學可以戰勝心臟衰竭。

2　嚴格按處方服藥；有關治療和康復的問題（如藥物的名稱、劑量、療效、不良反應及對策）要諮詢醫生；及時回饋用藥過程中的任何不良感受。

3　按時複診。

4　觀察病情變化，當出現呼吸困難（喘憋、活動後上不來氣）、乏力、下肢水腫或脫水、多汗等情況，及時回饋給醫生。

5　特別關注體重變化。每天早上起床後、早餐前的同一時間，同樣衣著，自測體重。若體重增加1～2公斤、1～3天內體重實增2公斤或6個月內體重下降5公斤以上，應加以警惕，立即就診。

6　學會摸脈搏，數心跳率。將右手中間三個手指的指肚，輕輕放在左手手腕處，然後數15秒鐘，得數再乘以4，就可以數出每分鐘心臟跳動的次數（即心跳率）。

生活注意事項

1　戒菸、限酒，控制體重。

2　保持低鹽飲食，限制鈉的攝取。

3　心臟衰竭患者每晝夜攝取的液體總量不應超過1.5升。

4　食慾缺乏的患者可採用少食多餐。

5　按康復計畫參加經常性的運動訓練和壓力鬆弛技術訓練。病情穩定的心力衰竭患者應在醫生的指導下，從事低強度的耐力性活動（如散步）。這些活動以不引起症狀為前提，改善受損的運動能力和提高生活品質。長期休息會使肌肉代謝發生變化，加重症狀。

6　心臟衰竭患者抵抗力較弱，建議所有心臟衰竭患者，特別是晚期心臟衰竭患者接種疫苗，預防流感和肺炎等疾病。

7　育齡婦女要注意避孕。心臟衰竭患者妊娠生育危險性極高，孕前必須諮詢醫生。

8　心臟衰竭患者的性生活具有一定危險性，可事先含服硝酸甘油，並避免過度激動。

心臟衰竭患者更要堅持運動鍛鍊

心臟衰竭患者需經醫生指導適當運動

心臟衰竭患者開始運動康復之前，為了安全起見，需要先進行運動試驗或心肺運動評估，以幫助醫生掌握適合患者的運動量，以便為患者制訂切實可行的運動處方。運動試驗可以採用6分鐘步行試驗或平板運動試驗。

許多心臟衰竭患者在開始運動時感到緊張。由此，有必要制訂康復計畫，確保鍛鍊的安全性，幫助患者建立自信心，和促進他們養成規律的鍛鍊習慣。剛開始運動康復時，應有醫護人員在現場指導和監護，每週進行幾次室內跑步機或踏車等運動鍛鍊，觀察運動中出現的不適感或症狀變化。

運動時的注意事項

運動從慢到快，時間從短到長，逐漸增加到每次30分鐘，每週3～4次或按醫生建議進行運動。若不能達到每次30分鐘，可以一天內分兩次15分鐘或多次5～10分鐘運動。將運動情況記錄下來，如行走的時間長短、距離和每次運動後的感覺。

避免競技性、爆發性運動（如負重），避免過度疲勞。

在相同的時間進行運動，使生活更加規律。如在每週一、三、五午休後運動30分鐘。如果停止運動3週，需要重新開始逐漸增加運動強度和長度，不能馬上回到停止前的運動量。

穿寬鬆的衣服和合腳的平底鞋。避免飯後立刻運動，或在很熱、潮濕的環境中運動。運動前、中、後各喝一杯水（最好先諮詢醫生，因為有些患者需要控制液體攝入量）。

諮詢醫生意見，如果身體條件允許，參加健康俱樂部或病友之家等團體組織，有益維持運動康復。與家人或朋友一起運動，更易於堅持，也更安全。

有意尋找更多的運動機會，如步行購物，爬樓梯而非搭電梯，看電視時不時起身活動10～15分鐘。

Tips：

心臟衰竭患者要在醫生建議的運動範圍內運動，以不引起症狀為準，出現不適感覺（如胸痛、呼吸困難、頭暈或頭重腳輕）更要立即停止運動，並及時諮詢醫生。

重度心臟衰竭的康復運動

嚴重心臟衰竭以及用利尿劑難以控制的嚴重下肢水腫患者，可採用被動運動。家屬幫助患者進行肢體運動，避免因長期臥床引起靜脈血栓、褥瘡等問題。

對於重度慢性心臟衰竭患者，可先採用床邊坐立法，坐立於床邊的椅子上，每日2次，每次10～30分鐘。依病情改善程度逐漸增加強度，直至步行、爬樓梯等肢體活動。

重度慢性心臟衰竭患者運動的開始階段，可能出現暫時性水腫加重，這主要是運動使循環血容量增加的緣故，可在醫生指導下使用利尿劑或增加利尿劑的用量，並堅持運動康復。

若心臟衰竭症狀持續惡化，應及時就醫，按照醫囑調整康復計畫，以確保運動的安全性。

制訂長期運動訓練計畫

慢性心臟衰竭的治療計畫包括長期運動訓練，特別是有氧代謝運動可以改善症狀，提高生活品質。這些作用通常在運動訓練4週後開始顯現。運動訓練的強度可以分三個階段。

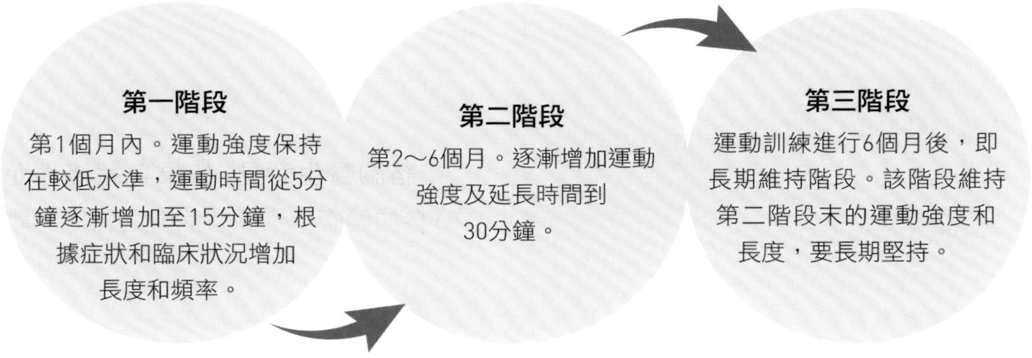

第一階段

第1個月內。運動強度保持在較低水準，運動時間從5分鐘逐漸增加至15分鐘，根據症狀和臨床狀況增加長度和頻率。

第二階段

第2～6個月。逐漸增加運動強度及延長時間到30分鐘。

第三階段

運動訓練進行6個月後，即長期維持階段。該階段維持第二階段末的運動強度和長度，要長期堅持。

附錄 拒絕過度檢查和治療

看病、檢查、治療、用藥，整個就診流程下來，常常能聽到患者抱怨：「這個檢查反復做了好幾次。」或是「這個藥又開多了！」若患者能瞭解一些心血管方面的知識，對疾病有個判斷，就會避免這種情況了。下面是整理出日常醫療工作中發現患者的常見疑問，希望對大家有幫助。

期前收縮不代表有病

期前收縮本身不代表有病、無病或病情輕重。無器質性心臟病的期前收縮，若無明顯症狀，最佳治療是不治療。有症狀時要區分是直接與期前收縮相關，還是焦慮抑鬱症狀。有器質性心臟病（如心肌梗塞、心臟衰竭），治心臟病不治期前收縮。

期前收縮是兒童、青少年時期常見的心律失常，健康的學齡兒童、青少年有0.5～2.2%出現過「心臟期前收縮」。多數孩子沒有自覺症狀，也不會影響日常活動和生長發育。

竇性心律不整是正常健康的心律

不少患者看到心電圖上報告「竇性心律不整」時，誤認為自己出現了心律失常。實際上，竇性心律不整不但正常，而且健康。

人的心臟是先有電興奮後有機械收縮。心臟的電興奮由右心房上方的竇房結首先發放電脈腫，竇房結活動的頻率受自主神經（交感和迷走神經）控制。交感神經興奮時心跳率就快，迷走神經興奮時心律就慢。運動、激動、受驚嚇、飲濃茶、咖啡時交感神經興奮，竇房結的電活動就加快；安靜、入睡時竇房結電活動就減慢。甚至一呼一吸，交感神經和迷走神經就會交替興奮，吸氣時竇性心跳率就稍快，呼氣時竇性心跳率就減慢。

因此竇性心律不整是正常健康的表現，而非心律失常。

正確對待心跳率減緩

有的患者看到心電圖上報告竇性心動過緩，也會緊張。有時冠心病、心絞痛或心肌梗塞患者吃了β受體阻斷劑，心電圖報告説心跳率53次／分或48次／分，患者無任何症狀，但也不敢再吃藥了，自己停藥。實際上，心跳率的合理適度減慢是在保護心臟。

人的一生無論白天黑夜，工作或入睡，心臟都在不停跳動。心跳率慢一些，讓心臟不過勞，有益於心臟健康。大家都知道，長期堅持有氧代謝運動的人更健康，他們的心跳率也比較慢。

值得注意的一個有趣現象是，無論是動物還是人，一生心跳似乎是「定數」。心跳率慢的壽命往往超過心跳率快的。老鼠心跳每分鐘500次，壽命2年；烏龜心跳率每分鐘6次，可活200年。只要無不適症狀，心跳率靜息時每分鐘在50次以上，甚至每分鐘47～48次都不必緊張，不需用起搏器治療。冠心病患者用β受體阻斷劑後，心跳率降至53次／分，偶爾47～48次／分，只要無不適感覺，別停藥也不需減量。

不盲目接受起搏治療

24小時動態心電圖很普及。心房顫動患者尤其無症狀的老年患者，做動態心電圖容易發現夜間有心跳的長間歇。如果一個長間歇是2秒，每分鐘60秒，60除以2就是每分鐘最慢心跳率30次；如長間歇為3秒，每分鐘最慢心跳率就是20次；長間歇如為4秒，每分鐘最慢心跳率就是15次。這些數字往往會令人焦急、緊張，甚至驚恐。

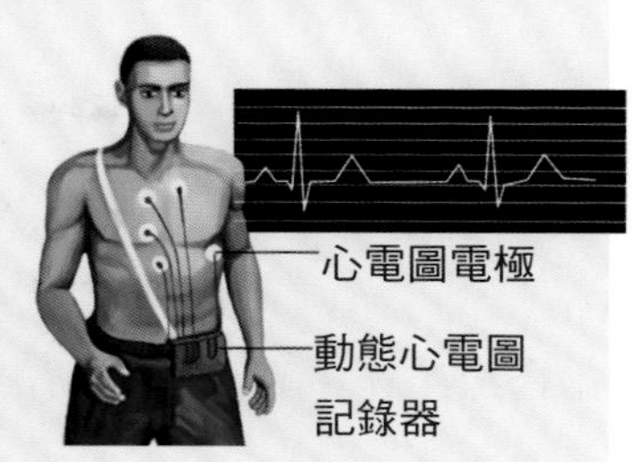

過去長間歇2秒、3秒可能就會被植入起搏器。現在指南提出，長間歇5秒（最慢心跳率12次／分）須植入起搏器。沒有症狀，夜間有長間歇，無須急於「治療」。

女性 ST-T 波改變大多不是冠心病

不止一次聽到一些六七十歲女患者講起病史，很認真地說自己被診斷冠心病三四十年了，最近接受冠狀動脈CT或冠狀動脈造影正常。被戴上冠心病「帽子」的起因就是心電圖當年報告有ST-改變，結論是心肌缺血，心肌缺血就是冠心病。

事實上，中青年女性，如無高血壓、糖尿病、血脂異常，不吸菸，沒有早年患冠心病家族史，患冠心病的可能性較小。這些心電圖的ST-T改變並不代表有心肌缺血和冠心病。

這些中青年女性常描述有胸悶、憋氣甚至有夜間驚醒，自述瀕死感，大多為焦慮驚恐症狀。在雙心門診治療後療效非常好。這些中青年女性中不少僅因為心電圖報告的ST-T改變，接受CT、造影檢查，不僅花了錢，大量放射線還帶來罹癌風險。

正確理解心臟超音波圖報告

心臟超音波圖報告單上有時會寫著很多術語，如二尖瓣輕度關閉不全、三尖瓣輕度關閉不全、主動脈瓣輕度關閉不全等。上述這些情況是正常人可見的正常現象，就像家裡的門，關得再嚴也有空氣能透過來，千萬別緊張。

心電圖要注意區分類型

心電圖或心臟超音波圖上如報告為 II 度房室傳導阻滯，要區分是 I 型還是 II 型。如為 I 型又無臨床症狀，不需治療；如為 II 型，可能需要起搏治療。

我看到不少心臟超音波圖報告常把 I 型誤報為 II 型，易誤導「過度起搏」。如看到心電圖報告為 II 度房室傳導阻滯，又毫無症狀，要找有經驗的醫生認真看看，別盲目接受起搏治療。

不要盲目接受支架或冠狀動脈繞道手術

CT檢查報告常看到一些不同程度的冠狀動脈斑塊。如無症狀，沒有心絞痛，別輕易進行造影和安裝支架；必要時可做心電圖活動平板運動試驗評估。

如有胸痛胸悶症狀，要找常年從事臨床工作的醫生好好分析一下是不是心絞痛。

如果在門診碰到「三句半」：「有胸痛，不典型，怎麼辦？造影！」這時要謹慎決策。冠狀動脈CT發現心肌橋，千萬不要盲目接受支架治療或冠狀動脈繞道手術。

穩定的心絞痛不一定要做支架

急性心肌梗塞千萬不要猶豫，置入支架越快越好！得了急性心肌梗塞或嚴重的不穩定型心絞痛，支架可挽救生命。

在心絞痛穩定的狀況下，但用藥後心絞痛控制不滿意，支架有助於更好緩解心絞痛症狀；如藥物治療後病情穩定，症狀控制滿意，不要輕易放支架，要找臨床醫生評估；如用藥後症狀消失或很少發生，沒有必要做支架。

我完全不同意以下一些說法。

1.只要狹窄70%就置入支架

體檢冠狀動脈CT發現70%左右或更輕的狹窄，沒有症狀或症狀不典型，做心電圖負荷試驗，陰性，做支架意義不大，甚至可能帶來風險。這種情況下支架可能比自身病變風險更大。

狹窄不到70%不需置入支架。但是，狹窄70%是否一定要置入支架，要認真評估下列臨床症狀後決定：有無心絞痛？病情是不是穩定？狹窄血管供血的心肌範圍？藥物的療效如何?

如病情穩定，藥效好，狹窄血管不是主要大血管，不需置入支架。

2.不置入支架隨時會有危險

需要注意的是，如病情穩定，置入支架比不置入支架危險！支架會擴破穩定斑塊，斑塊破裂，血栓隨之而來。尤其藥物支架本身是個長期有血栓風險的血管內金屬異物，放多了風險更大。

3.左主幹、多支血管病變，又有糖尿病，「能繞道手術也能支架，繞道手術要開胸，支架不開胸」

這是騙人的說法！這種情況繞道手術的遠期效果優於支架。

4.繞道手術效果只有10年

不對。用患者自身的乳內動脈進行繞道手術，10年後95%的繞道血管還通暢。保護好主幹道（左主幹），長治久安。

支架不過三

即使需用支架治療，大多數情況下置入支架不應超過3個。需要3個或更多支架的患者，要由心內外科進行會診。左主幹、前降支近端、多支血管有病變，尤其有糖尿病者，繞道手術遠期效果優於置入支架。

哪些患者不要做導管射頻燒灼術

心房顫動患者發作不頻繁，症狀不明顯，尤其老年人的持續性房顫，不需射頻燒灼術治療。

德國著名心臟專家公佈過這樣的資訊：陣發房顫燒灼術成功率50%，持續房顫燒灼術成功率40%，永久房顫燒灼術成功率30%。

成功的定義：燒灼術後一年不需服抗心律失常藥物，無心房顫動、心房撲動和陣發性心房搏動過速。

很多老年人的房顫無任何症狀，心室率也不快，不需燒灼術，也不需要用抗心律失常藥物，主要應預防中風，用好Warfarin，有條件也可選新的抗凝藥物。